Maria L. Schasteen
Gabriela Ristow-Leetz

Duft MEDIZIN der Liebe

33 Seelenöle auf dem Weg zum Glück

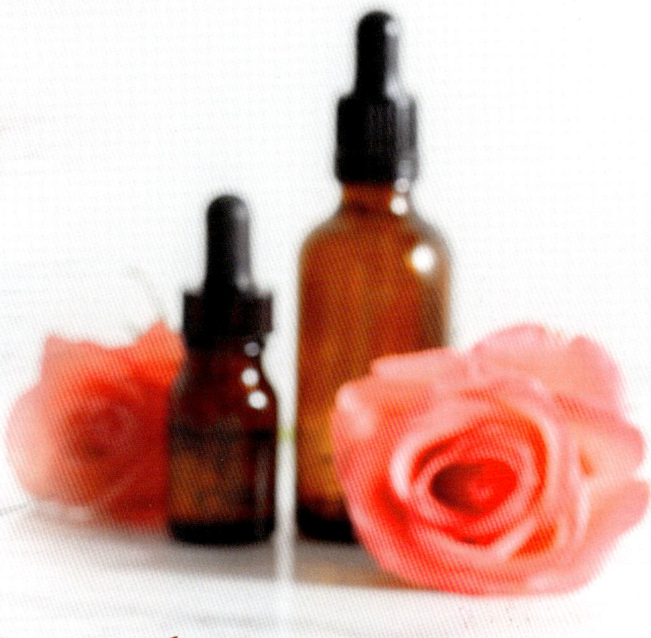

Crotona

Es ist natürlich selbstverständlich, dass bei ernsthaften Erkrankungen ärztliche Hilfe unumgänglich ist. In einem solchen Fall kann eine Selbstbehandlung sogar lebensgefährlich werden.

Was hier gesagt und geraten wird, soll also keinesfalls den Arzt oder Heilpraktiker ersetzen, sondern es will vielmehr das Allgemeinwissen und den Wert natürlicher Heilkräfte erweitern, damit man sich bei Bedarf mit einfachen, natürlichen Mitteln selbst helfen kann.

Die Autorin und der Verlag können jedoch keine Haftung für Folgen aus dem richtigen oder unrichtigen Gebrauch der hier dargestellten Methoden und Rezepte übernehmen.

Die Namen in den Fallbeispielen wurden geändert, um die Privatsphäre des Einzelnen zu wahren.

Originalausgabe | 2. Auflage 2025

www.crotona.de

Kontakt: kontakt@crotona.de

© der Fotos: shutterstock.com | Druck: Finidr | ISBN: 978-3-86191-216-3

Dem Leben selbst gewidmet,
das aus dem goldenen Faden der Liebe gewoben ist.

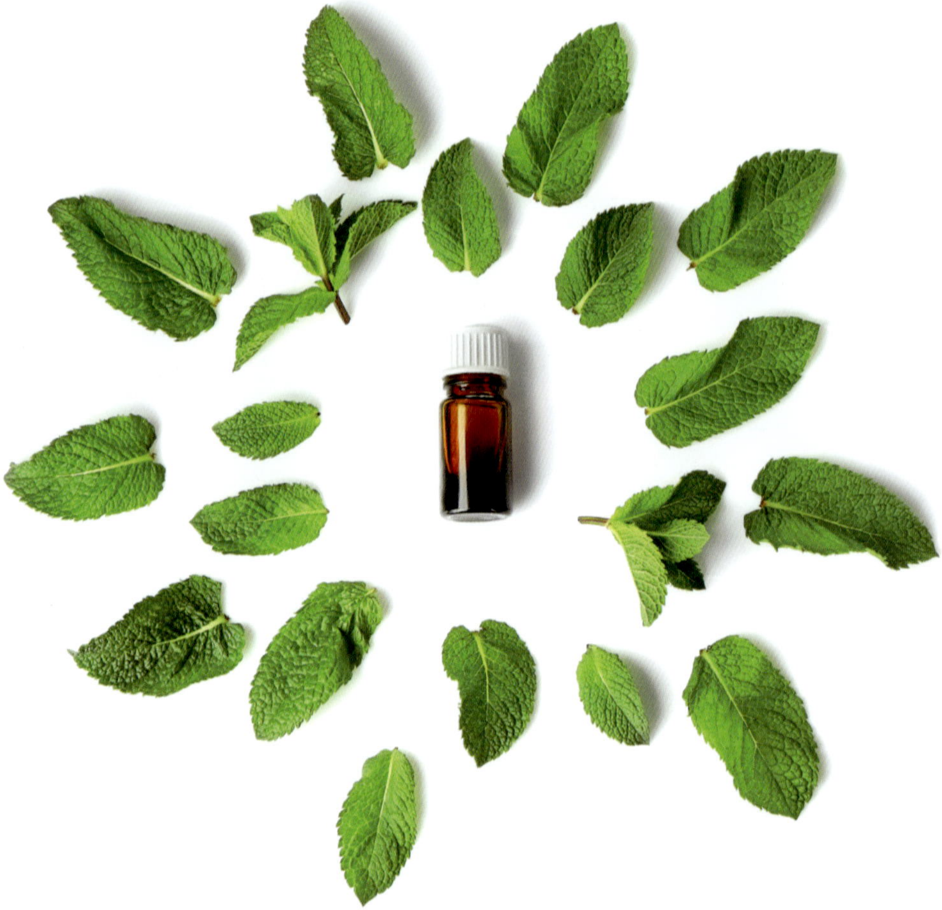

Inhalt

»…denn die Liebe ist die Quintessenz des Lebens.«

Albert Einstein

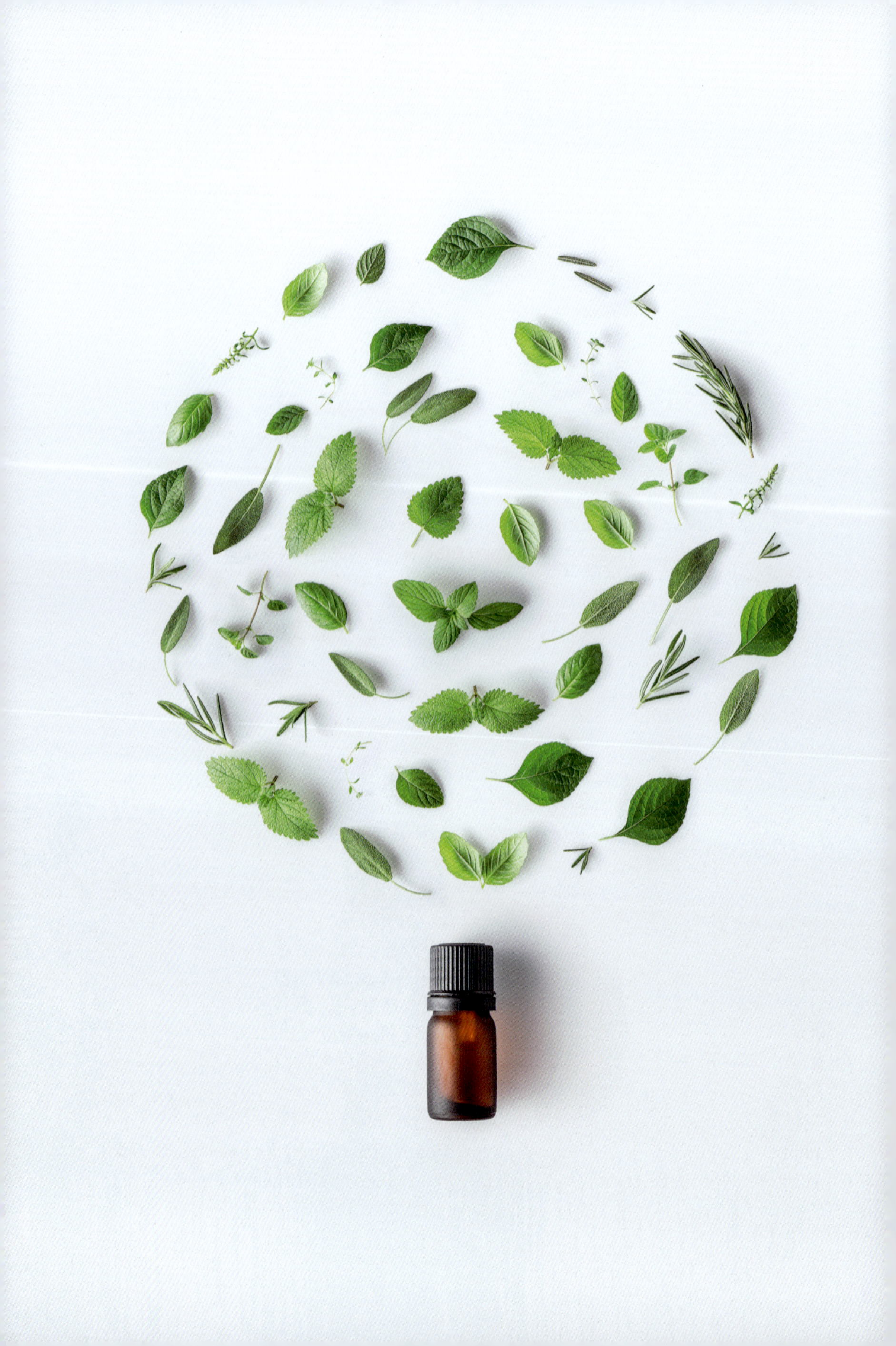

VORWORT
von Helmuth Matzner

Schwere Traumata lasteten auf meiner Seele, die dem Leben einen kriegerischen Charakter verliehen, nachdem ich aus den Fängen des katholischen Klosters in Oberösterreich entlassen wurde. Neben dem sexuellen Missbrauch waren die gehirnwäscheartigen Informationen über eine Religion voller Zwiespälte noch weit schlimmer, denn durch die ständigen Drohungen von Fegefeuer und Hölle entstanden irrationale Ängste höchster Dimension, unterlegt von unbändigem Zorn und einer Wut auf Gott und die Welt.

Nur der unbedingte Wille zum Überleben verhinderte in der 2. bis 4. Klasse den Sprung vom Fenster des obersten Stockwerkes in die Tiefe, um den Grausamkeiten endlich das erlösende Ende zu bereiten.

Die Flucht in die realere Welt gelang durch ein vielleicht komisch anmutendes Gefühl – ein Sieger in seinem eigenen Universum zu sein. So half mir der Spitzensport aus der tiefsten Tiefe der Misere, um meinem Körper und auch meiner geschundenen Seele eine freudvollere Richtung zu geben. Auf diesem Weg wurde dann ein weiteres Gefühl geboren – nicht nur genau zu wissen, um was und wie es geht, sondern diesem Wunsch auch den nötigen Ergebnisdruck zu verleihen, um irgendwann das ersehnte Ziel zu erreichen.

Daher konnte ich auf körperlicher Ebene die gewünschten Höchstleistungen in Form von österreichischen Staatsmeistertiteln im Weit- und Dreisprung mit ebenso österreichischen Rekorden erzielen, die mit äußerster Disziplin täglichen Trainings und ebenso penibler Trainingsplanung und deren Umsetzung in den Siebzigerjahren zum ultimativen Ergebnis führten.

Durch eine schwere Verletzung im Jahr der Olympischen Spiele 1976 geriet ich wieder in größere Schwierigkeiten, weil mich die aufgeworfene Frage und die damit verbundenen Traumata wieder einholten. So begann eine Odyssee der Suche nach Wahrheit in verschiedenen Gruppen und Organisationen, die letztlich alle nicht zum Ziel führten und nur aufzeigten, wie verwirrt, brutal und kontrollierend religiös angehauchte Sekten und Gruppierungen sein konnten.

Der endgültige Befreiungsschlag gelang erst 2005. In Gomera, einer wunderschönen Vulkaninsel südlich von Teneriffa, erkannte ich auf einem wunderschönen Plätzchen am Panoramaweg auf 1150 Metern Seehöhe, dass nicht nur ich unendlicher und ewiger Geist bin, sondern wir alle dieser *unendliche und ewige Geist* und somit die Schöpfer unseres wunderschönen Universums sind.

Diese tiefgreifende Erkenntnis brachte mich wieder zurück in die volle Verantwortung gegenüber meiner beziehungsweise unserer gemeinsamen Schöpfung. Jetzt bekam plötzlich das Buch »Eure Rückkehr in das Paradies«, das ich 2002 geschrieben und veröffentlicht hatte, seinen letzten Sinn.

Mit dieser bahnbrechenden Erkenntnis eröffnete sich die Welt der Wissenschaft, meiner eigenen Wissenschaft, die durch die Überwindung schwerster Erkrankungen meiner Frau und meiner selbst zur höchsten Priorität wurde. Wieder genesen, fragte sie mich, warum wir wieder gesund geworden seien – und das eröffnete mir, aus dem Spitzensport und Spitzenmanagement gewappnet mit der unbedingten Gabe einer Zielerreichung, ein Betätigungsfeld, das mich zu den ureigensten Wurzeln unserer faszinierenden Schöpfung führte und führt.

Mit der Zeit konnte ich die Geheimnisse der Schöpfung durch intensives Studium der Naturwissenschaften – mit tatkräftiger Unterstützung meines Lehrers Shilaton aus meinem oben beschriebenen Buch – mehr und mehr erkennen und vertiefen.

Und eine Frage stand schon seit meiner Internatszeit im Raum, da ich den Sinn und Zweck der körperlichen und seelischen Misshandlungen nicht verstehen konnte: Gibt es eine Seele? Wo ist sie? Hat sie eine reale Existenz?

Je tiefer ich in die naturgesetzlichen Vorgänge einer Körperzelle eindrang, die Genetik und auch deren Programmierung als Epigenetik studierte und verstand, desto stärker wurde das Verlangen, endlich zu dem Punkt zu gelangen, wo die Seele in der Materie ihren Sitz hat. So gelang es mir nach jahrelangem Suchen, diese beinahe unendliche Informationsquelle innerhalb der Zellkerne zu finden. Es ist eine faszinierende Gruppe von Aminosäureketten, die höchst intelligent miteinander verbunden als Histone den 3,27 Milliarden Basenpaaren nicht nur eine Ordnung zu geben, sondern diese auch über den unendlichen und nie versiegenden Energiestrom des Geistes so oder so zu aktivieren imstande sind, um damit die Gene für den Kopiervorgang freizugeben. Eine unglaubliche Entdeckung; denn damit war klar, dass die Seele etwas vom Geist Geschaffenes ist und einen Platz in seiner Schöpfungswelt hat.

Was war die Folge? Eine unendlich schwere Last fiel plötzlich von mir ab, denn nun erkannte ich, dass ich als Geist den Energiestrahl auf diese Seeleninhalte oder Informationen lenken konnte und so direkt die Schaltung der Gene und die damit verbundene Proteinbiosynthese (die Herstellung von Eiweißen in der Zelle) beeinflussen konnte. Das war das Ende der Produktion von Zorn-, Hass- und Wut-Eiweißen.

Da ich im selben Jahr die phantastische Welt der ätherischen Öle kennengelernt hatte und diese sofort für die Optimierung der Körperzellen intensiv anwendete, ergab sich natürlich die weitere Frage wie von selbst: Haben diese wunderbaren Moleküle der Pflanzenwelt zu diesem Erkenntnisvulkan beigetragen?

Heute weiß ich, dass es so war und ist. Ich begann, alle Bücher aus dem Englischen ins Deutsche zu übertragen, holte mir alle erdenklichen Informationen bezüglich dieser Moleküle aus Wissenschaft und Forschung und konnte so einen tiefen Einblick in unsere Schöpfungswelt bekommen.

Da ich noch viele dramatisch negative Informationen aufzuarbeiten hatte, verband ich die wunderbaren ätherischen Öle mit den naturwissenschaftlichen Erkenntnissen, sodass sich ein Pfad eröffnete, der mittlerweile für viele Menschen ebenso erfolgreich begangen wurde beziehungsweise wird wie ich ihn selbst begangen habe und noch immer begehe.

Das Heben dieses Seelenschatzes wurde nun schon seit vielen Jahren mein dringendstes und wichtigstes Vorhaben meines Lebens.

Ich danke Dir, liebe Maria, dass Du mir nun eine große Arbeit abgenommen hast, nämlich alle meine Erkenntnisse in dieses wunderbare Buch zu bringen. Ich weiß das sehr zu schätzen, da dadurch viele Menschen ebenfalls in die Möglichkeit versetzt werden, ihren unendlichen Energiestrahl in die Richtung zu lenken, wo echte und dem Geist würdige Liebe offenbart wird.

Die Liebe ist ja nichts anderes als das wunderschöne Gefühl, das wir von der eigenen Schöpfung als Reflexion, als Echo zurückbekommen.

Ich liebe meine Schöpfung, denn sie steht nun genau auf dem Podest, wo wir sie als Geist immer haben wollten. Dort, wo wir von unserer eigenen Schöpfung das Gefühl bekommen, dass alles wunderschön und unserer würdig ist.

In diesem Sinne wünsche ich allen Lesern dieser zauberhaften Zeilen alles Liebe und Gute, viele Erkenntnisse und wunderschöne Gefühle.

Oktober 2020,
Helmuth Matzner

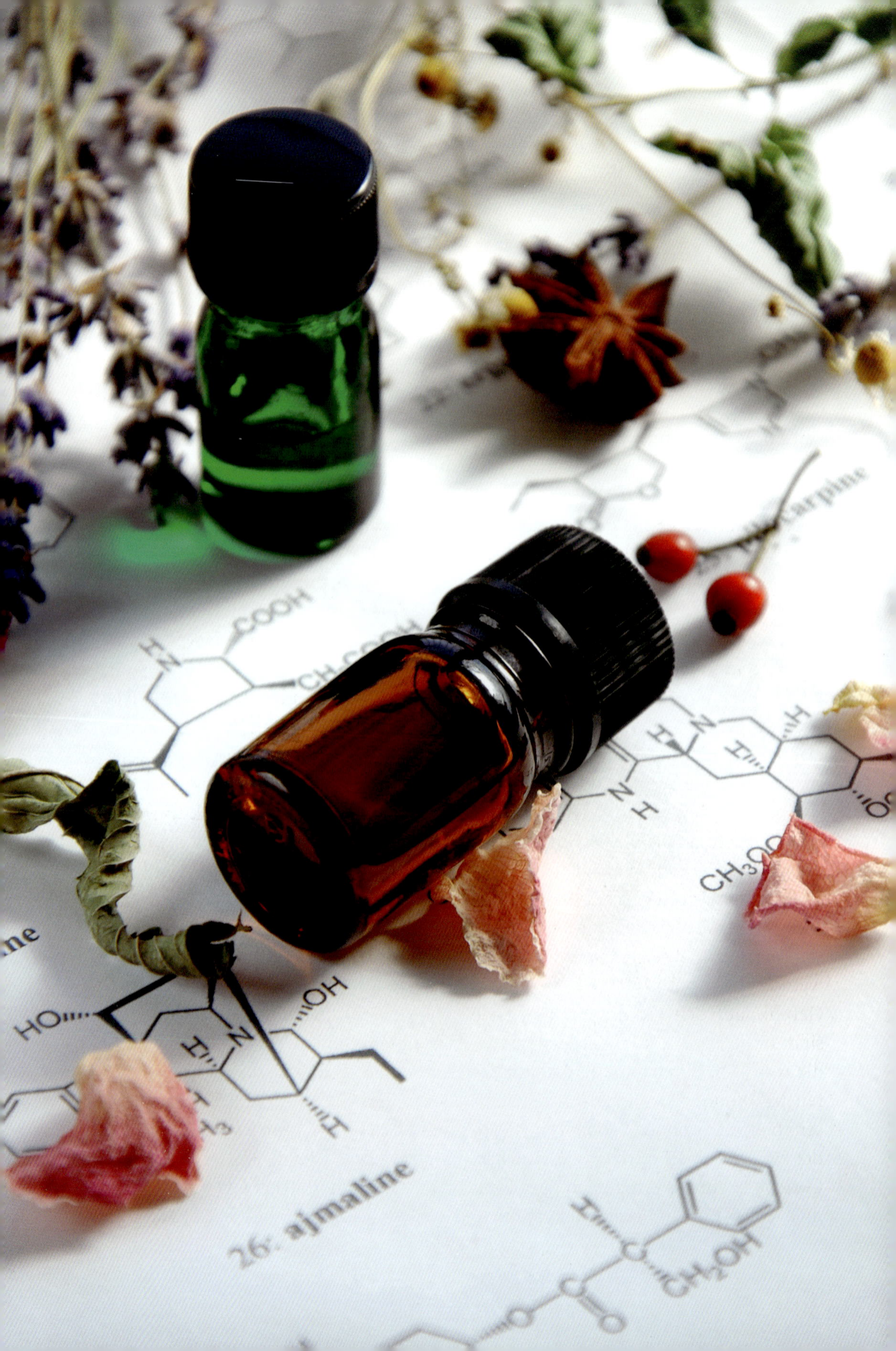
26: ajmaline

Ein besonderer Dank an Helmuth Matzner, dem Entwickler des 33 »Seelenöle«-Programms

Es ist dem genialen Forschergeist eines unermüdlichen Wissenschaftlers auf dem Gebiet der Genetik, Epigenetik und Aromatherapie – **HELMUTH MATZNER** – zu verdanken, dass wir mit diesem Buch erstmalig einen unmittelbaren Einblick in seine Forschungsarbeit über die einzigartige Wirkungsweise ätherischer Öle auf Zellebene erhalten, einem Wissensgebiet, das bislang unerforscht geblieben ist.

Die hier vorgestellten *»33 Seelenöle«* bieten eine spannende Reise in das eigene Selbst. Sie lüften das Geheimnis von Gesundheit und Krankheit auf Zellebene, und mithilfe ihrer Anwendung erhaschen wir das exakte Wirken eines Naturgesetzes auf unseren Genen: Ätherische Öle beeinflussen unser Verhalten. Unsere Lebensumstände werden gemäß unserer Gedanken und Gefühle auf den Genen geregelt. Wir sind der Herr unserer eigenen Welt, die wir selbst gestalten oder von anderen Menschen für uns bestimmen lassen können. Dieses Forschungsgebiet der Wirkweise ätherischer Öle auf das Genom ist ein dringend benötigtes Studiengebiet für künftige Generationen von Wissenschaftlern, für die Helmuth Matzner den Weg bereitet.

Aber auch wenn man sich von diesem Buch nur Ratschläge für sein eigenes Leben erhofft, ohne sich mit Wissenschaft beschäftigen zu wollen, erhält man neue Erkenntnisse und wertvolle Hilfen, mit denen man sein Leben grundlegend nach seinen eigenen Vorstellungen und Wünschen verändern kann. Die Reihenfolge der »Seelenöle« und deren Anwendung, wie von Herrn Matzner festgelegt und auf den folgenden Seiten beschrieben, folgt dem natürlichen Rhythmus der Erkenntnis von Zwang und Unfreiheit hin zu persönlicher und verantwortungsvoller Freiheit. Daher nennen wir dieses Buch auch liebevoll ***»33 Seelenöle auf dem Weg zum Glück«***.

Helmuth Matzners Lebensaufgabe ist die tiefgründige Erforschung der Hintergründe von Krankheit und Heilung. Als Autor hat er seine Erkenntnisse in einem von ihm entwickelten *Neun-Punkte-Programm nach Helmuth Matzner* niedergelegt. Helmuth Matzner gibt sein Wissen auch durch zahlreiche Online-Vorträge (www.helmuthmatzner.com) sowie Vorträge, Workshops und Schulungen an der von ihm gegründeten Akademie im Rahmen der Ausbildungsreihe *Salutogenese und Prävention* weiter.

Lieber Helmuth, wir sind für Dein Wissen und Deine unermüdliche Forschung auf dem Gebiet der Aromatherapie von Herzen dankbar und wünschen Dir für Deine noch bevorstehenden Entdeckungen und bahnbrechenden Erkenntnisse zum Wohle der Menschheit weiterhin viel Freude und Erfolg!

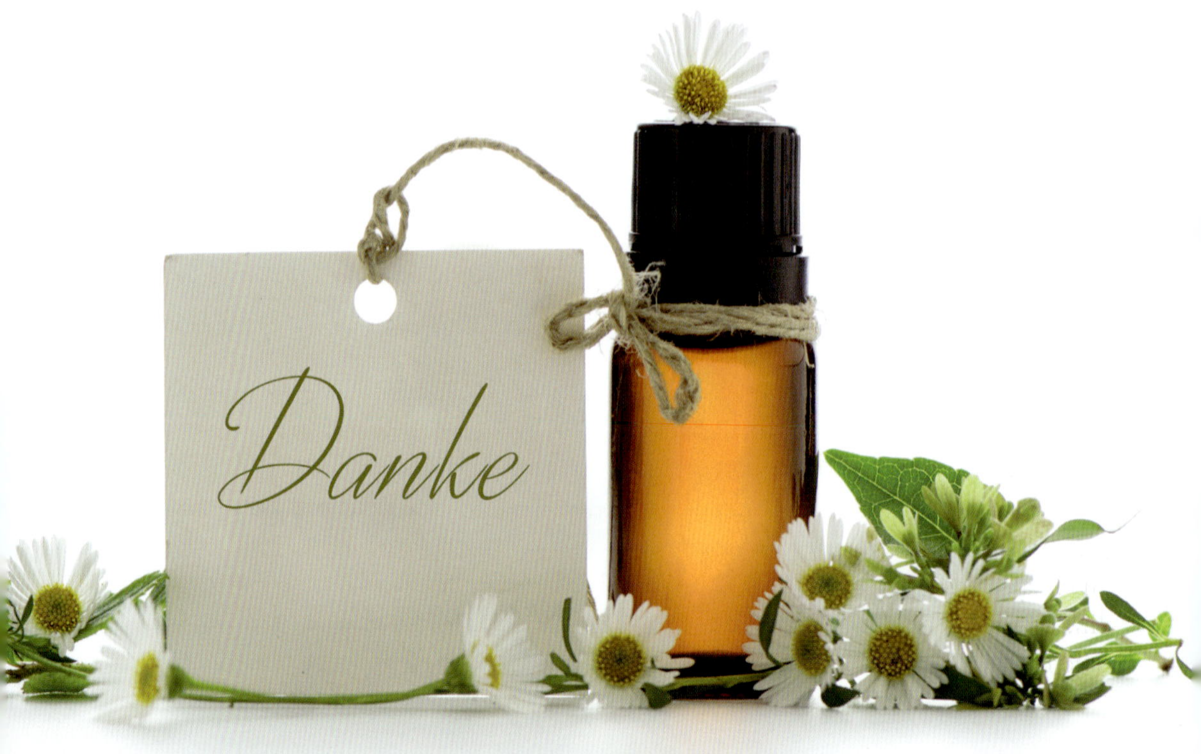

Gabriela Ristow-Leetz persönlich

Als ich 2011 auf einer Reise zu meiner Freundin nach Malaysia mit reinen ätherischen Ölen in Berührung kam, ahnte ich noch nicht, wie sehr sie mein Leben beeinflussen würden. Hatte ich meine Freundin Elke doch schon so lange einmal besuchen wollen, aber immer stand irgendetwas im Weg. Jetzt waren meine Kinder größer, und gemeinsam mit meinem Mann machte ich mich auf den Weg zu ihr.

Direkt nach meiner Ankunft nahm mich Elke zu einem besonderen zweitägigen Öle-Ritual mit. Es war sehr beeindruckend für mich, obwohl ich nach einer intensiven Öle-Anwendung an jenem ersten Abend eine kleine Entgiftungserscheinung mit Kopfschmerzen hatte. »Wow!«, dachte ich. »Diese Öle haben wirklich eine Wirkung!« Zurück in Frankfurt, beschloss ich, mich näher mit dem Thema Reinigung zu beschäftigen. Auf meiner Suche fand ich eine Ausbildung zur Ernährungsberaterin auf Rohkostbasis. »Das wird mir helfen, die Giftstoffe aus meinem Körper zu bringen!«, dachte ich und machte mich alsbald auf den Weg nach Berlin. So war es öfters bei mir. Wenn ich mich für etwas begeisterte, wollte ich es gleich richtig wissen und machte eine Ausbildung.

Während der Zeit der Ausbildung benutze ich vermehrt die ätherischen Öle für die Reinigung und lernte, dass es zur emotionalen Begleitung auch sogenannte »Seelenöle« gab. Die hatten es mir besonders angetan. Doch muss ich etwas weiter zurückgehen in meiner Vergangenheit, um zu erklären, wie ich die Zusammenhänge zwischen körperlicher und geistiger Reinigung immer besser verstehen konnte. Sie wurden mir erst nach und nach in meiner therapeutischen Tätigkeit mit den ätherischen Ölen klar.

Es war 1992. Ich war mit meinem zweiten Kind schwanger, und kurz vor dem errechneten Geburtstermin hatte ich eine dumpfe Vorahnung. Ich fühlte intuitiv, dass etwas mit meinem Baby nicht stimmte. Alles war so ruhig. Ich spürte keine Kindsbewegungen mehr. Kurz vor der Geburt war das eigentlich nichts Ungewöhnliches, das wusste ich bereits. Doch meine Ahnung sollte sich bald bestätigen. Als ich endlich den Mut fasste, um zur Ärztin zu gehen, suchte sie vergebens nach den Herztönen meines Babys. Beim Ultraschall schüttelte sie betroffen den Kopf, und die Worte kamen hilflos aus meinem Mund: »Mein Baby ist tot.« Die Ärztin erklärte mir liebevoll und mitfühlend, was die nächsten Schritte nun sein würden: »Ich schreibe Ihnen eine Überweisung ins Krankenhaus. Eine natürliche Geburt wird eingeleitet.« Aber ich hörte ihre Stimme nur von Weitem. Alles war wie im Traum. Die Geburt wurde sanft eingeleitet, und ich war ein paar Stunden, bis die ersten Wehen einsetzten, mit mir und meinem toten Kind in mir alleine im Krankenzimmer.

Plötzlich breitete sich eine tiefe Ruhe in mir aus. Ich hatte das Bedürfnis, ans Fenster, ans Licht zu gehen. Es war, als ob die Seele meines Kindes sich verabschieden wollte. Ich war einverstanden. Etwas zutiefst Friedvolles hatte von mir Besitz ergriffen. Ich war achtundvierzig Stunden lang wie in der Fülle der Schöpfung, in der Einheit geborgen. Die Geburt verlief für mich voller Kraft und Freude. Die Ärztin legte behutsam das tote Baby auf meinen Bauch. Meine Schwester, die mir bei der Geburt beistand, weinte bitterlich. Doch in mir war nur Freude und Dankbarkeit, mein Baby Cleo, mein kleines Mädchen, hautnah an meinem Herzen zu spüren und Abschied von ihr nehmen zu können. Alle um mich herum, meine Familie, die Hebamme, die Ärzte, und Schwestern waren tief traurig, das konnte ich fühlen. Mein Mann, der sich zu der Zeit in London befand, war sprachlos und erschüttert. Doch ich fühlte mich getragen. Heute weiß ich, dass der Tod meines Babys mir eine glückselige Einheitserfahrung geschenkt hat. Nach achtundvierzig Stunden kam dann bei mir eine Welle der Trauer und des Schmerzes an.

Die Frage nach dem Warum und Wofür beschäftigte mich lange Zeit. Auf das Warum gab es nie eine Antwort, aber das Wofür hat mich nach und nach beschenkt. Ich erkannte, dass der Tod für mich keinen Schrecken mehr hatte. Diese tiefgreifende Erfahrung hat mir für mein Leben Tapferkeit, Einfühlungsvermögen und Herzensstärke geschenkt. Über dieses spirituelle Erlebnis konnte ich lange Zeit mit niemandem sprechen. Nach Jahren der Akzeptanz und Heilung war mein Herz erweckt, und ich fühlte die Berufung, zu helfen und anderen Frauen und Familien bei ihrer Verarbeitung der Trauer beizustehen.

Ich machte Ausbildungen in Systemischen Familienaufstellungen sowie Tiefen- und Farbpsychologie und beschloss mit siebenunddreißig Jahren, Hebamme zu werden. Ich bekam sogar einen Ausbildungsplatz, was zu der Zeit nicht selbstverständlich war. Zugunsten meiner beiden Kinder trat ich aber diese dreijährige Ausbildung doch nicht an. Es hätte viel Entbehrung bedeutet. Stattdessen entschloss ich mich, meine Abschlussprüfung als Heilpraktikerin

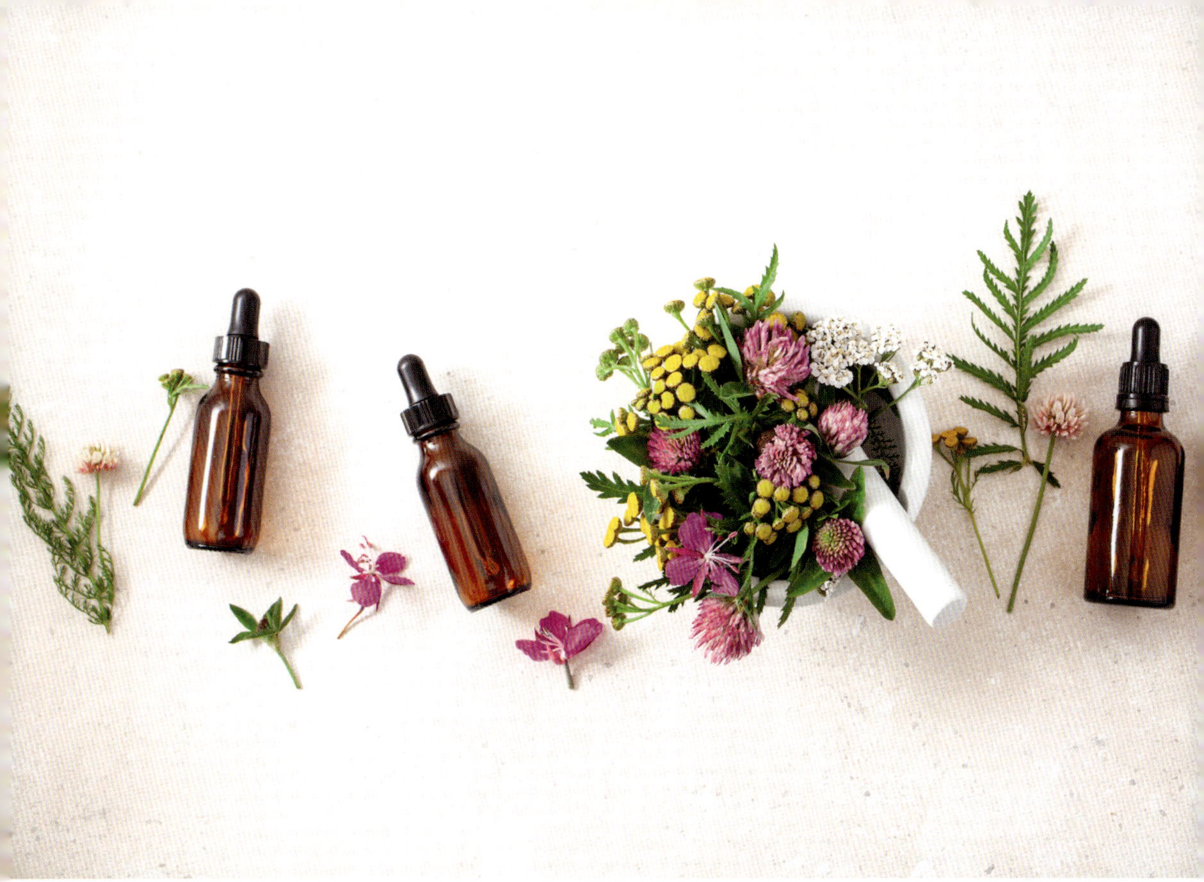

für Psychotherapie im Mai 2000 zu absolvieren. Fortan begleitete ich Menschen in Gruppen- und Einzeltherapie – und so schließt sich der Kreis. Meine tiefen Erfahrungen und die wirksamen Anwendungen der »Seelenöle« haben meine Arbeit so viel reicher gemacht. Ich konnte Menschen noch umfassender bei ihren traumatischen Erlebnissen helfen und begleite Hilfesuchende auf dem Weg in die Freiheit. Daraus ist meine Berufung geworden.

Ich möchte allen Therapeuten Mut machen, ätherische Öle mit in ihre Heilungsarbeit aufzunehmen, denn das Leben der Klienten ist zu kostbar, um an traumatischen Erlebnissen zu verzweifeln.

Die Liebe ist das Leben. Wollen wir nicht alle das Leben lieben, um das Leben zu leben, zu dem wir hier auf diese Welt gekommen sind!

Gabriela Ristow-Leetz

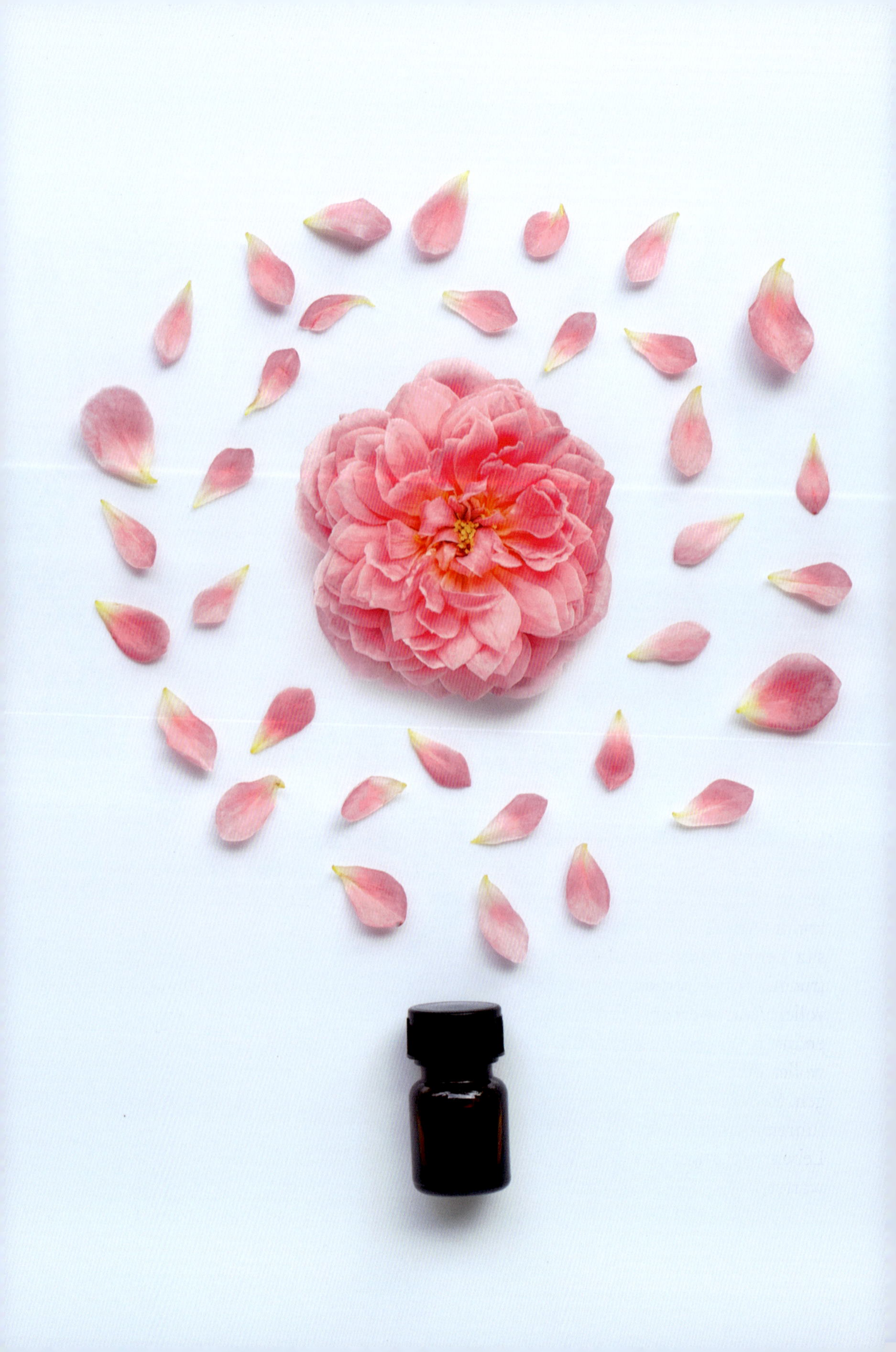

Das Geheimnis des Lebens ist Liebe

Suche das Geheimnis der Liebe
nicht im Äußeren,
du wirst es niemals finden;
denn es ruht verborgen in dir, in jeder
Zelle deines Körpers,
dem menschlichen Auge unsichtbar,
doch für das Überleben unentbehrlich.

Geheimnis = Geh-heim... geh nach Hause, kehre zurück zum Ursprung, zur Quelle allen Seins. »Ich gehe heim!«

»33 Seelenöle« auf dem Weg zum Glück

Dieses Geheimnis des Lebens – die Liebe, *göttliche Liebe* – wird eines Tages in jedem Menschen zur Vollendung kommen. Wir werden das Erbe in Besitz nehmen und unser Leben in ein fruchtbares Paradies verwandeln, in voller Verantwortung, Freude und Vollendung. Dieses Geheimnis des Lebens wollen dir die »33 Seelenöle« näherbringen. Sie nehmen dich an der Hand und führen dich in ein erfülltes, glückliches Leben, wo ungeahnte Freude auf dich wartet.

Woher kommen wir?

Vor Jahrmillionen hatte *»der Geist der ewigen Liebe«*, der, unzugänglich für menschliche Sinne, im unermesslichen *Ozean der Liebe und Güte* wohnt, eine Idee. Er wollte eine Welt erschaffen, um Seinen Kindern, die aus Seinem Herzen geboren waren, einen Ort des Lernens zu bereiten. Diese glücklichen Wesen kannten nämlich nur himmlische Freuden und spielten im Land des Lächelns, sorglos und unerfahren, ohne irgendjemandem nützlich zu sein. Sie wurden geboren aus der ewigen Substanz des *Allerhöchsten* und besitzen Seine göttlichen Attribute. Diese Wesen sind – jeder für sich – ein leuchtender ***Funke unendlicher, ewiger Geist***, unsterblich, ein funkelnder Tropfen göttlicher Liebe aus dem unermesslichen Ozean der Liebe, doch sie wissen es nicht.

Wohin gehen wir?

Sind wir aus der Liebe geboren, müssen wir wohl eines Tages zu dieser Liebe zurückkehren, um Liebe zu sein.

Warum sind wir hier?

Doch der Weg in das **Geheimnis der Liebe** ist unbekannt. Es ist dem Menschen nicht bewusst, dass dieses Geheimnis nur selbst durch Opfer und Mühsal, oft unter Tränen und Schmerzen, in der Einsamkeit des Herzens gefunden wird. Nicht unter Fanfaren und Lobpreisungen der Massen, sondern im stillen Kämmerlein ringt der Sucher nach der Wahrheit. Nur wer danach sucht, wird sie finden. Das Gold könnte offen vor unseren Augen auf der Straße liegen, wir würden den Schatz nicht erkennen, wenn wir nicht danach suchten.

Hast du gewusst, dass der einzige Grund, warum wir hier auf Erden sind, darin besteht, das Geheimnis der Liebe zu finden: *Liebe zu werden*? Zu erkennen, dass wir bereits dieser Tropfen göttlicher Liebe sind? Hast du gewusst, dass das Geheimnis der Liebe nicht draußen im Weltall gesucht werden muss, sondern in deinen Körperzellen verborgen liegt?

Die Schöpfung war bereits vollendet, als der erste Mensch im Goldenen Zeitalter vor Millionen Jahren die Erde betrat und seine Unterweisung begann.

Es hatten sich aus dem Meer Pflanzen entwickelt, die als Nahrung das Leben auf der Erde garantieren sollten.

Schaue dich um. Die ganze Natur arbeitet zusammen, um dich gesund und glücklich am Leben zu erhalten. Welche reiche Ernte liegt in den wogenden Feldern; welch Stille und Friede in den Wäldern; welche Freude und welches Versprechen in den duftenden Blumenwiesen! Die Natur trägt die Lösung für jedes unserer Probleme in sich. Sie ist jederzeit bereit, uns tatkräftig zu unterstützen.

Oft fühlst du, du bist nicht frei

Warum ist das so? Warum sinkt unser Mut, wenn wir ihn am nötigsten brauchen? Warum liegt ein grauer Schleier von unbewusster Trauer über unserer Jugend, die doch hell und spannend hätte sein können? Warum folgen wir pflichtbewusst einem Lebensweg, der uns aufgezwungen ist und nicht unseren Neigungen und Talenten entspricht?

Die Laune des Schicksals?

Nicht die Laune des Schicksals bestimmt unsere Lebensumstände. Mit dem Eintritt in dieses Leben haben wir uns eine Aufgabe gesetzt, die wir erfüllen möchten. Vielleicht wollen wir eine alte Schuld begleichen, mehr Geduld und Anteilnahme lernen oder eine Prüfung, die wir zuvor nicht bestanden haben, diesmal bestehen. Wir bekommen Eltern, die uns fördern oder unterdrücken; Eltern, die Raucher sind, oder solche, die auf die Gesundheit achten. Wir werden in Kriegswirren und Flüchtlingssituationen hineingeboren oder in die Geborgenheit einer schützenden Familie.

Warum kommen Kinder mit Behinderungen zur Welt? Warum stirbt die

Mutter bei der Geburt und lässt einen Waisen zurück? Warum haben Menschen im Leben immer Glück, fahren die schönsten Autos und leben in Reichtum und Fülle, während andere sich wünschten, sie hätten doch wenigstens ein wenig davon für sich, aber schaffen es dennoch nie zu Wohlstand. Warum stirbt der Geliebte in den Armen der Geliebten? Warum gibt es auf Erden so viel Leid, Enttäuschung und Prüfung?

Dieses »**Warum**«, das seit Menschengedenken die Herzen der Erdenbewohner bewegt, wird mit dem einfachen, doch exakten Gesetz von **Ursache und Wirkung** erklärt. Es ist hart, sich eingestehen zu müssen, dass man selbst einst **Täter** war. In diesem Leben erfahren wir das Leid, das wir anderen angetan haben. Wir sind **Opfer**. Nichts geschieht ohne Ursache, das ist ein *Gesetz der göttlichen Liebe*. Die Ursache haben wir selbst gesetzt, in oft längst vergessenen Tagen, in früheren Leben. Das Leben bringt uns Erfahrungen. Erfahrungen machen uns weiser, demütiger und achtsamer. Alle diese Erinnerungen, gute wie böse, sind in unseren Zellen gespeichert, und zwar in allen hundert Billionen Zellen, in jeder einzelnen.

Es ist das Leben, das wir bewusst angetreten haben, um Schuld abzuzahlen und Schätze der Liebe zu sammeln, Erkenntnisse, die uns an unsere wahre Heimat erinnern, an den *Ozean der Liebe*, von dem wir ausgegangen sind und wohin wir einst zurückkehren werden. Mit dem Eintritt in die Welt hat sich ein tiefes Vergessen auf unsere Erinnerung gelegt, ein unendlich gütiger Akt. Wir können neu beginnen, ganz ohne uns unserer Altlasten bewusst zu sein.

Die Reise in die neue Welt

Es ist der Duft, ein lieblicher Maiglöckchenduft, der die Samenzelle anlockt, um die Eizelle zu finden. Das Leben auf dieser Erde ist ein unermessliches Geschenk. Es gibt uns die Möglichkeit, aus der Unwissenheit herauszutreten und den nächsten Schritt in unserer Entfaltung zu machen.

Schon im Mutterschoß lernt das Kind. Es nimmt Geräusche wahr und unterscheidet Licht- und Wärmeempfindungen. Es fühlt und rätselt, warum die Mutter weint oder sich einsam und verlassen fühlt, und speichert diese Empfindungen – Einsamkeit, Verlassenheit, Schutzlosigkeit, Lieblosigkeit – in seinen Zellen. Hat das Kind das Glück, eine glückliche, liebende Mutter zu haben, die sich auf das kleine Leben in ihrem Schoß freut, alles vorbereitet, von ihrem Umfeld liebevoll getragen wird, so schreibt das Kind diese wunderbaren Gefühle auch sorgsam in seine Zellen ein: Liebe, Schutz, Geborgenheit, Wärme und Zärtlichkeit.

Kommt das Kind schließlich zur Welt, ist es bereits »geprägt« von seiner Umwelt. In seinem Verhalten merkt man vielleicht Anzeichen von Geborgenheit oder Unruhe. Das Kind ist ganz auf seine Mutter ausgerichtet – es ist ihr ja schutzlos ausgeliefert, und sein Überleben hängt von ihrer Fürsorge ab. Der Lebensrhythmus, die Rituale, bestimmen den Alltag, und ehe man sich versieht, beginnt das Kleine zu laufen und die Welt für sich zu erobern. Im Kindergarten lernt es den Umgang mit anderen Kindern. Die Schule beginnt den Heranwachsenden zu bilden und zu prägen; und eines Tages ist das Kind erwachsen und überträgt alle seine Prägungen, Meinungen und Ideen auf seine Nachkommen, Freunde, Bekannten und Untergebenen.

Warum haben wir so viele Probleme?

Alles begann lange bevor wir als Baby auf die Welt kamen. Wir kommen und gehen über die Jahrhunderte, bis wir an dem Punkt angelangt sind, wo wir das Geheimnis des Seins lüften und »*Wissende Zeugen*«* werden. Davon erzählt dieses Buch.

Die Wissenschaft steht staunend vor dem großen Plan der Schöpfung und bewundert seine unglaubliche Einfachheit und zugleich geniale Komplexität. Aus zweiundneunzig Elementen, wovon zweiunddreißig essenziell, das heißt zum Überleben lebensnotwendig sind, setzen sich alle bekannten Stoffe zusammen, vom Eisenerz bis zum flüchtigen Gas. Noch erstaunlicher ist der Lebensplan einer jeden Zelle, die den Körper bildet und ihm Gesundheit und Kraft verleiht – und der Mensch hat hundert Billionen davon.

Der Mensch aß Früchte vom Baum und pflückte am Wegrand seine Heilkräuter. Von dem uralten Volk, das einst den Kontinent Atlantis bewohnte, wird überliefert, dass sie Gemüse anbauten und sich von Feldfrüchten, etwas tierischem Eiweiß und Obst ernährten. Ob sie es wussten oder nicht, sie ernährten sich »elektronenreich«.

Wie nahezu jede Krankheit entsteht

> Fast jede Krankheit ist ein akuter Elektronenmangel. Ätherische Öle sind geniale Elektronenspender.

Fast jede Krankheit ist ein Elektronenmangel. Unsere duftenden Heilkräuter, Blüten, Gräser und Bäume sind voller Elektronen, die unser Körper als Nährstoffe braucht, um gesund zu bleiben. Ätherische Öle sind umso stärkere Elektronenspender, weil sie durch die Dampfdestillation hochkonzentriert sind. Daher ist die Anwendung ätherischer Öle sowie das Essen der farbigen Gemüse- und Obstsorten, die reich an ätherischen Ölen sind, für die Gesundheit ausschlaggebend und durch nichts zu ersetzen.

* Alice Miller, Die Revolte des Körpers

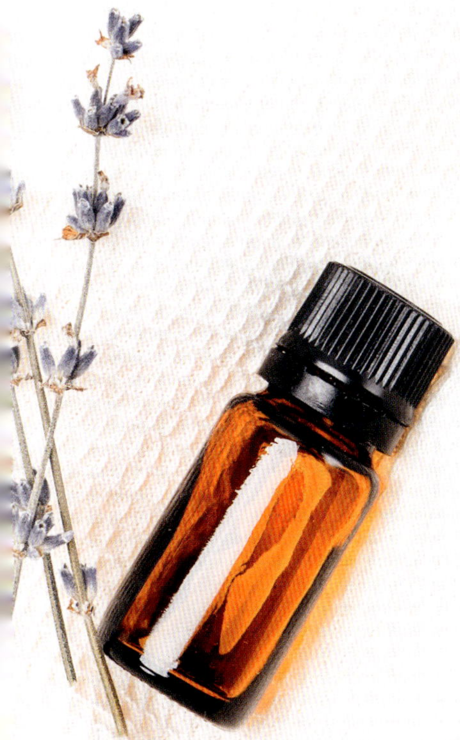

Anwendung ätherischer Öle

Ätherische Öle werden pur oder verdünnt auf die Haut aufgetragen, eingeatmet oder als Aroma mit dem Essen gegessen. Oft wird vor dem Auftragen eines unverdünnten ätherischen Öls gewarnt. Es könnte Hautreizungen verursachen. Diese Warnung ist berechtigt, wenn es sich um unsachgemäß hergestellte, verfälschte oder gar synthetische ätherische Öle handelt oder unser Körper mit Giften vorbelastet ist.

Das Auftragen eines ätherischen Öls erfordert, wie bei allem, den gesunden Menschenverstand. Manche Menschen haben eine empfindliche Haut und werden daher selbstverständlich das ätherische Öl mit reinem Pflanzenöl verdünnen. Das ätherische Öl wird per se nicht verdünnt, sondern das reine Pflanzenöl verzögert das rasche Eindringen des ätherischen Öls in die Haut und mäßigt den Elektronenschub. Andere Menschen vertragen ein ätherisches Öl pur auf der Haut. Fußsohlen sind unempfindlich und daher ein guter Ort, um ätherische Öle aufzutragen.

Oft fragen Leute nach der Anzahl der Tropfen. Sie wünschen sich ein »Rezept«. Rezepte, die für alle Menschen gleichermaßen gültig sind, gibt es nicht, denn wir Menschen sind alle unterschiedlich, abhängig von Alter, Vererbung, Erfahrungen und Lebensereignissen. Wenn daher »Rezepte« für ätherische Ölmischungen angegeben werden, sind es Richtwerte, die nach den Vorlieben und der Art der Behandlung angepasst werden können. (Siehe die *Richtlinien für die sichere Anwendung ätherischer Öle* am Ende des Buches.) Teste ätherische Öle an dir selber aus. Du weißt am besten, was dir guttut.

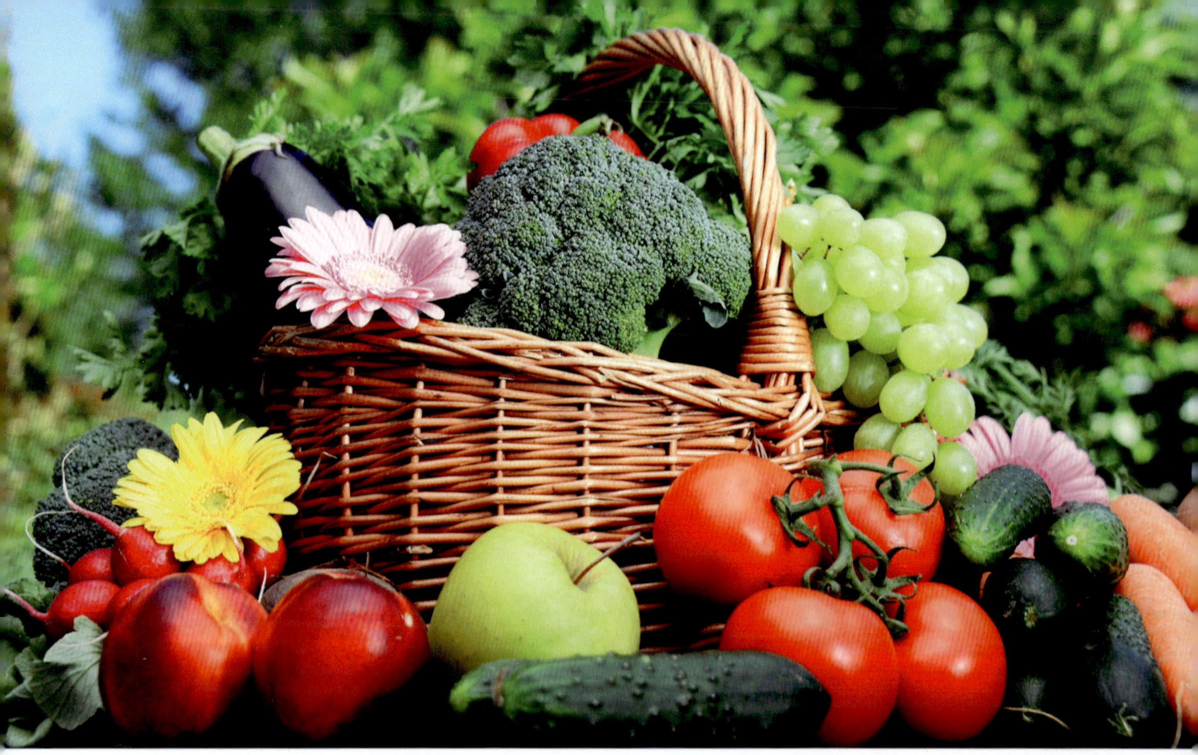

Wer daher kein Gemüse und Obst isst, die in der Natur vorkommen und für unseren Körper gemacht sind, der wird früher oder später dafür die Rechnung bezahlen. Wer sich von Dingen, die nicht in der Natur vorkommen (nicht »am Baum wachsen«) ernährt, etwa strukturverändernde Industrieprodukte, Kuchen, Brot und Nudeln und andere Getreideprodukte aus Auszugsmehlen, bezahlt den Preis mit seiner Gesundheit, ob er es nun weiß oder nicht; denn diese Nahrungsmittel sind aggressive Elektronenräuber.

Der Wissenschaftler erklärt das so ...

OH-Gruppen sind Sauerstoff-Wasserstoff-Gruppen.

Alle auch noch so schweren Krankheiten wie Krebs, Diabetes oder Alzheimer sind ein Zustand des Elektronenmangels, ein Mangel von Sauerstoff im Mitochondrium, und können durch ausreichende Zufuhr von Elektronen oft wieder völlig behoben werden. Chlorophyllreiches Gemüse und ätherische Öle liefern den Zellen diese Elektronen.

Es versteht sich aber, dass ein einziger elektronenreicher Tropfen eines ätherischen Öls oft nicht gleich das gewünschte Resultat erzielen kann. Wir haben unsere hundert Billionen Zellen in unserem Körper mit sehr vielen Elektronen zu versorgen, und da bedarf es mehr als eines gelegentlichen Tropfens eines ätherischen Öls. Es gilt:

Je mehr Elektronenmangel
ein Körper aufweist, desto mehr
Elektronen müssen zugeführt werden.

Tipp:

Reibe zweimal am Tag zehn Tropfen eines Zitrusöls auf die rechte Fußsohle und zehn Tropfen auf die linke Fußsohle, um dem Körper reichlich Elektronen zuzuführen.

Der kleine, aber entscheidende Unterschied zwischen Krankheit und Heilung

Diesen Unterschied findest du nur, wenn du durch das Mikroskop der Biochemie tief im Zellkern deiner Billionen Zellen suchst. Niemand scheint diesen Unterschied zu kennen. Das Geheimnis von Krankheit und Heilung liegt wie Perlen verstreut auf dreißig Millionen Strukturproteinen, die **Histone** genannt werden. Um diese Histone sind die vier Grundbausteine der Gene gewickelt (Adenin und Thymin, Cytosin und Guanin). Die Aktivierung dieser Histone entscheidet, ob die Schalter auf den Genen ein- beziehungsweise ausgeschaltet sind – so wie wir mit dem Lichtschalter das Licht ein oder ausschalten. Sitzt einer dieser Schalter, den die Wissenschaft **Methyl** nennt, auf dem falschen Platz oder fehlt gänzlich, ist Krankheit vorprogrammiert. Sitzt der Schalter hingegen am richtigen Ort und enthält das richtig aktivierte Informationsprogramm, sind wir gesund und glücklich.

Das **Wunder unseres Lebens** ist aber dem Umstand geschuldet, dass wir als *unendlicher, ewiger Geist* selbst diese Glücks- oder Trauer- beziehungsweise Krankheits-»Schalter« in unsere Zellen setzen. *Wir sind die Urheber unseres Glücks!* Nichtwissenheit schützt vor Schaden nicht. Wenn du nicht selbst die Initiative ergreifst und dich für die richtige Programmierung entscheidest, kommt es eventuell zu einer Fremd-Methylierung. Das geschieht laufend. Wir lassen äußere Umstände, fremde Meinungen und nicht reflektierte Stimmungen anderer unser Leben bestimmen. Oft nehmen wir Fremd-Programmierungen als unsere eigene Wahrheit wahr und leben ein fremdbestimmtes Leben, besonders in der Kindheit, wo wir auf unsere Umgebung zum Überleben angewiesen sind.

Jeder Mensch ist von seiner Umgebung geprägt und trägt dementsprechend die Methylgruppen (Verhaltensmuster, Glaubenssätze, Meinungen) in seinen Zellen; und was im Menschen drinnen ist, das kommt heraus.

- Sind Erziehungsberechtigte in ihrer Jugend unterdrückt und geschunden worden, kann diese Prägung sich später als übermäßiger Machtanspruch gegenüber anderen äußern. Dann herrscht die Lateinlehrerin wie eine Hyäne über ihre Klasse, hält sie in Angst und Schrecken, während sie betont langsam und genüsslich ihr nächstes Prüfungs-Opfer aus dem Klassenbuch auswählt.

- Ängstliche Mütter, die noch die Erinnerungen des Krieges in ihren Zellen tragen, könnten ihren Kindern den Höhenflug abenteuerlicher Ideen verwehren. Sie flößen ihnen bewusst oder unbewusst Warnungen und Ängste ein, die das Kind in seiner späteren Entwicklung behindern können. Solche Menschen werden sich im Erwachsenenalter wohl eher für Sicherheit statt Abenteuerlust entscheiden.

- Viele Leute beten Glaubenssätze nach, die sie nicht verstehen und auch nicht glauben können, statt selbst Erfahrungen zu machen.

- Andere ordnen sich unter und halten sich klein und unsichtbar, minderwertig in ihren eigenen Augen, nur um nicht aufzufallen und den Zorn ihrer Mitmenschen auf sich zu ziehen und Konfrontationen möglichst aus dem Weg zu gehen.

Dabei können wir unseren Erziehern für das Kleinhalten, für die Verbote und Erniedrigungen, für die gestutzten Flügel und die verpassten Höhenflüge nicht einmal böse sein. Unsere Erziehungsberechtigten haben oft keine Ahnung, dass auch sie mit Fremdideen, Ängsten und Bitterkeit infiltriert sind, und dieser Fremdeinfluss geht laut Wissenschaft mindestens sieben Generationen zurück.

Blicke zurück in die Geschichte der letzten 150 Jahre, und du wirst manche deiner inneren Regungen verstehen. In den Zellen sind furchtbare Hungersnöte, Angst und Schrecken durch Kriege, Vergewaltigung, Entbehrungen, Kälte und Schutzlosigkeit, Geldentwertungen und unvorstellbare Armut, um nur einige Schreckgespenster zu erwähnen, gespeichert. Zellen vergessen nichts. Vor allem wissen wir nicht, dass wir dagegen etwas tun können. Wir wissen nicht, dass unser Geburtsrecht **Freiheit** ist, und finden uns mit einem Durchschnittsleben ab.

Das wird ab sofort für dich anders!

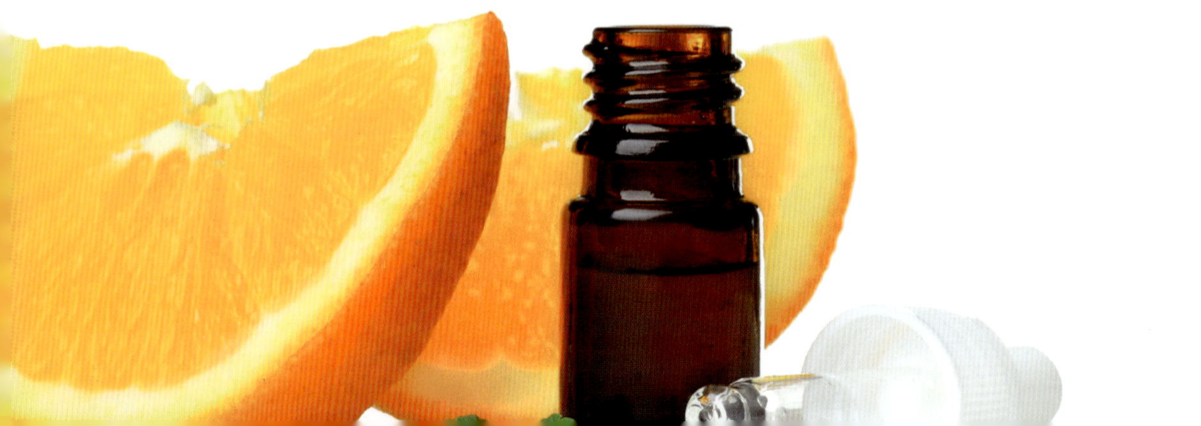

Wir nehmen unser Schicksal selbst in die Hand

Als *unendlicher, ewiger Geist* hast du einen unbegrenzten Schatz an funkelnden »Perlen«, mit denen du dich schmücken und in Freude und Liebe leben kannst. Du kannst aber auch in die kalte, ausgebrannte Feuerstelle greifen und ein Stück schwarze Kohle auf deine Informationsträger setzen, negative Ideen, die dich zurückhalten und dein Gemüt schwärzen. **Alles beginnt im Geist.** Sind die Ideen dunkel, wird bald auch dein Gemüt dunkel, und über kurz oder lang wird dein Körper davon krank. **Heilung** beschreitet den umgekehrten Weg. Wenn der Körper krank ist, sucht man nach den Gefühlen und Gedanken, die den Körper geschwächt haben, und findet so zurück zur Heilung.

Unsere **Zivilisationskrankheiten** haben zum Beispiel alle ein gemeinsames Grundübel: die unausgewogene **Ernährung**. Bekommt der Körper nicht die natürlichen Baustoffe, die er zum Überleben braucht, wird er krank, wie ein Auto, das ohne Brennstoff nicht fahren kann und stehen bleibt.

Nun haben wir in unseren Zellen die Informationsprogramme unserer Jugendzeit, die uns eingetrichtert wurden, zum Beispiel:

- Die Menschen brauchen nicht Freiheit, sie brauchen Brot. (Dostojewski, 1821-1881) Das ist eine prägende Aussage, die einen Menschen in Abhängigkeit hält. Du kannst beides haben, Freiheit und Nahrung!

- »Geld ist schmutzig.« Geld ist ein neutrales Tauschmittel. Es ist weder schmutzig noch sauber. Doch ein Mensch, der mit diesem Leitsatz indoktriniert ist, wird niemals reich werden können. Er lehnt ja innerlich das Geld, den Reichtum, als etwas Schmutziges ab.

- »Du bist meine Tochter nicht mehr!« Dieser im Zorn ausgesprochene Satz eines Vaters könnte für eine junge Frau niederschmetternd sein und ihr ganzes Leben belasten, wenn sie nicht weiß, dass diese Aussage nur durch ihre eigene Energie aktiviert wird. Wenn sie darüber lacht und denkt: »Das geht ja gar nicht!«, wird ihr Leben davon nicht betroffen sein.

Ein psychisches »Trauma«, schmerzhafte Erinnerungen sowie unreflektierte Floskeln, die einem Menschen – besonders im Kindesalter – zugefügt oder übertragen werden, sind nichts anderes als ein Methyl, eine »schwarze Perle«, die auf das Genom gesetzt wird, die nicht den natürlichen Ansprüchen des Menschen gerecht wird.

Es ist also an der Zeit, unsere internen Programmierungen zu untersuchen und notfalls zu revidieren und die Methyl-Schalter zu versetzen. Wir können unser Leben, unser Glück und unsere Zufriedenheit neu schreiben – und zwar auf der Zellebene.

Es steht dir frei, dein Programm zu wählen. Wähle, welcher Idee du deine Energie schenken willst, damit sie sich manifestieren kann.

Du bist der Schöpfer deiner Welt.

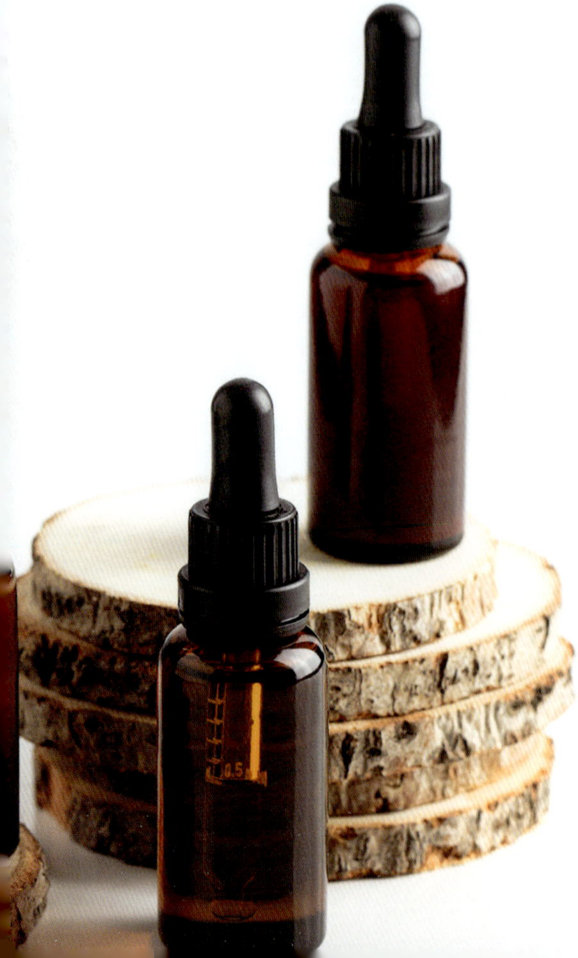

»33 Seelenöle« als mächtiges Werkzeug zur Selbsthilfe

Um sich aus dem Gefängnis der Fremdbestimmung zu befreien und sich auf sein eigenes, selbstbestimmtes Leben zu besinnen, werden in diesem Buch dreiunddreißig besondere Ölmischungen angeführt. Sie haben die Kraft, unseren Mut und unsere Lebensfreude zu stärken, Fremd-Programmierungen bewusst zu machen, Unfreiheit aufzudecken und in selbstbestimmte Aktivitäten umzugestalten. Sie helfen uns dabei, unsere Talente zu erkennen, unsere Lebensaufgabe zu finden und ihr mit Freude und Begeisterung zu folgen. Mit ihren mächtigen Wirkstoffen fachen diese ätherischen Öle unsere Kreativität an und helfen dabei, unsere Intuition freizulegen.

Diese »33 Seelenöle« sind kräftige Werkzeuge auf unserem Weg der Transformation von einem fremdgesteuerten Leben in die selbstbestimmte Freiheit.

Nicht, was ich mir wünsche, sondern was ich »erwarte«, geschieht.

Auf dem Weg zur Erkenntnis vom fremden zum eigenen Selbst

Im ersten Abschnitt unserer Transformation vom fremden zum eigenen Selbst werden uns die folgenden sieben Ölmischungen begleiten:

MUT:
Wir brauchen MUT, wenn wir den Scherbenhaufen unseres Lebens betrachten und die fehlerhaften Programmierungen in uns selbst korrigieren wollen.

STRESSFREI:
STRESSFREI ist ein Öl, das den Druck von den fremden Ideen wegnimmt, die uns ständig übergestülpt werden. Wir können in unserem eigenen Selbst ausruhen.

HOFFNUNG:
In dem Moment, wo der Stress sich legt, keimt HOFFNUNG auf. Unser Ausblick auf das Leben erweitert sich. Wir sehen das eigene Bild mit all unseren Lebensträumen.

ERWACHEN:
Wir ERWACHEN und verstehen unsere Situation plötzlich und erkennen, wie Prägungen aus der Jugend und im Alltagsleben uns am eigenen Fortschritt hindern.

MENSCHLICHKEIT:
Das erste Mal fühlt das dankbare Herz die eigene MENSCHLICHKEIT. Das Fremde, das Andere, das Versklavende, das Beherrschende findet hier ein Ende. Das Eigene erscheint wie am dunklen Horizont als ein leuchtender Lichtschimmer. Die ersten feinen Silberstreifen am Morgenhimmel kündigen einen neuen Tag an.

MOTIVATION:
Mit MOTIVATION fassen wir neue Vorsätze, finden unseren eigenen Weg, leben unsere Talente konzentriert und verwirklichen unsere Lebensträume.

FREUDE:
Unser Herz wird mit FREUDE erfüllt, eine unbeschreibliche Freude, die mit der Gewissheit einhergeht, unseren wahren Lebensweg gefunden zu haben und zu gehen: Mutig, gelassen, hoffnungsvoll, erwacht, dem höchsten Wohl ergeben, motiviert und voll Freude.

In diesem Abschnitt werden wir uns die wesentliche Frage stellen: **Lebe ich nach meinen eigenen Bedürfnissen oder bin ich gezwungen, die Bedürfnisse anderer zu befriedigen?**

- Bin ich voll Begeisterung für meine Arbeit? Kann ich mich ungehindert fortbilden, meinen eigenen Ideen folgen, mich weiterentwickeln? Das heißt, kann ich meine **Erfolgs-Eiweiße*** produzieren und dementsprechend meine Ideen in der Wirklichkeit realisieren?

- Oder arbeite ich ausschließlich aufgrund von Grundbedürfnissen, die aufgebaut sind auf Ängsten, Drohungen, Geboten und Verboten sowie auf falschen Versprechungen oder einem fehlgeleiteten Pflicht- oder Schuldgefühl?

Bevor wir uns mithilfe der »Seelenöle« der Aufarbeitung von Fremdeinflüssen in unserem Leben widmen, hier noch ein paar Anregungen zur Arbeit mit ätherischen Ölen.

Wie du mit den »33 Seelenölen« arbeiten kannst

Die Reihenfolge der ätherischen »Seelenöle«, vom ersten bis zum letzten, folgt einer exakten Ordnung, und jedes »Seelenöl« verfolgt eine ganz bestimmte Absicht. Ein »Seelenöl« folgt dem anderen mit Intention, wie Stufen, die zum ersehnten Ziel führen. Erkenntnis über Erkenntnis vervollständigt das Mosaik des Lebens nacheinander. Es empfiehlt sich daher, diese Reihenfolge einzuhalten und schrittweise vorzugehen.

Lasse dich von einem »Seelenöl« so lange begleiten, bis du dessen Geheimnis gemeistert hast. Suchst du Mut oder arbeitest du an Vergebung, bleibe dem Öl so lange treu, bis es dir den erwünschten Erfolg gebracht hat. Eilst du mit deinem Verstand durch das Programm, ohne dein Herz einzuschalten, kannst du keinen bleibenden Erfolg erwarten.

Solltest du ein besonderes Anliegen haben, das eines der »Seelenöle« anspricht, vertiefe dich in die Arbeit mit diesem speziellen Öl. Begib dich jeden Abend für etwa zwanzig Minuten an einen stillen, ungestörten Ort, rieche an dem Ölfläschchen und nimm dir Zeit, seinem Duft in lichte Höhen zu folgen. Das Öl ist ein sicherer Wegweiser.

Du fragst dich vielleicht, wie lange du bei jedem Seelenöl verweilen solltest.

* (Erfolgs-Eiweiße) Siehe das Kapitel Wissenschaft

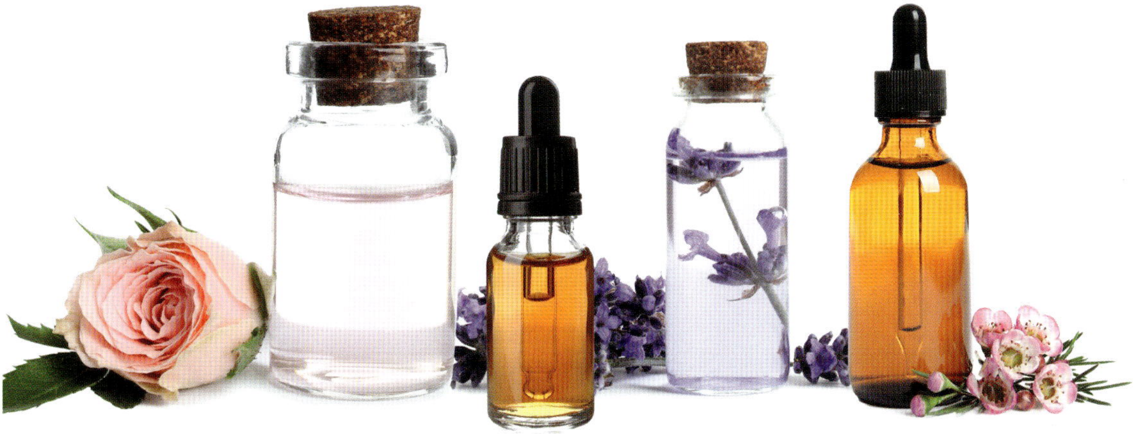

Das kann unterschiedlich sein. Es könnten einige Tage oder Wochen sein, wo du am selben Ölfläschchen riechst, um tiefe Wunden in deinem Herzen zu heilen. Du wirst vielleicht auch bemerken, dass mit der Zeit tiefe Seufzer aus deiner Brust hochsteigen, die immer leichter und leichter werden, bis du fühlst, dass die schwere Last, die du dein Leben lang mit dir herumgetragen hast, von deinen Schultern abgefallen ist. In jedem Fall wird das Öl dir zeigen, wie lange du es brauchst.

Sollte der Duft einer Ölmischung dich vielleicht nicht so erfreuen, verwende das Öl trotzdem weiter. Meist ist genau dieses Öl mit dieser Schwingung das Mittel, das du jetzt brauchst. Mit Erstaunen wirst du feststellen, dass, je länger du daran festhältst, es lieblicher und lieblicher duftet. Am Ende wird dieses Ölfläschchen zu deinem Lieblingsöl werden. Also bleibe dran!

Wir haben unsere »Seelenöle« aus verschiedenen Einzelölen zusammengestellt. Solltest du das ein oder andere Öl nicht zu Hause haben, beginne mit den Ölen, die du zur Verfügung hast. Natürlich kannst du intuitiv deine eigene Ölmischung mit verschiedenen Einzelölen zusammenstellen. Die ätherischen Öle sprechen zu dir, wenn du hinhörst. Wenn du nur ein einziges Öl zu Hause hast, zum Beispiel Weihrauch, verwende es im Sinne der »Seelenöle«, und du wirst erstaunliche Veränderungen hin zur Freiheit feststellen.

Das Einatmen des Öls aus dem Fläschchen ist kein Ritual oder gar eine religiöse Handlung. Es ist einfach das Einatmen der Natur, die nur dazu da ist, uns Erdenbewohner gesund und glücklich zu erhalten. Die Öle wirken durch ihre einzigartigen biochemischen Wunderkräfte und lassen nicht locker, bis sie dein Methylom (die Summe all deiner Methylgruppen, die Schalter der Gene) in den göttlichen Urzustand zurückgebracht haben.

**So nehmen uns die »33 Seelenöle« – die Duftmedizin der Liebe –
mit auf die Reise in das eigene Selbst, den Sitz der ewigen Liebe.**

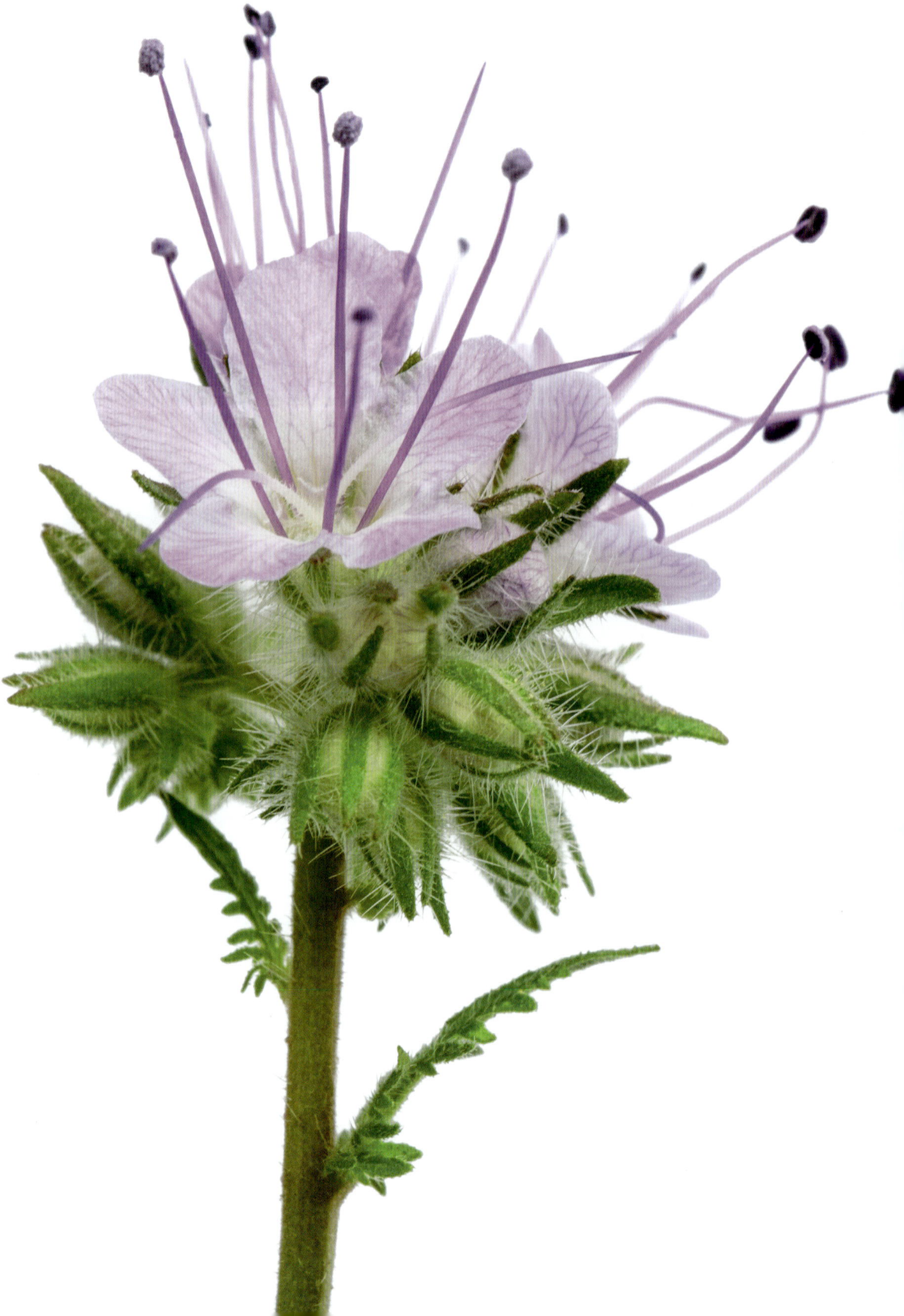

Phase 1

»AUF DEM WEG ZUR ERKENNTNIS VON FREMDBESTIMMUNG ZUM EIGENEN SELBST«

7 Ölmischungen

Mut, Stressfrei, Hoffnung, Erwachen, Menschlichkeit, Motivation, Freude

1. »Seelenöl«: Mut
Erwarte das Abenteuer deines Lebens

Es erfordert *Mut*, sich seine eigene Abhängigkeit und Unfreiheit eingestehen zu müssen. Es tut weh zu sehen, wie die schillernden Zukunftsträume wie ein Kartenhaus vor den eigenen Augen zusammenfallen und von den Hoffnungen und Träumen von einst nur ein schwaches Nebelbild übrig geblieben ist. Vielleicht steht man sogar vor dem Trümmerhaufen seiner Existenz.

Was ist aus uns nur geworden? Einst voll Tatendrang und Elan, scheinbar unbesiegbar, haben wir immer wieder Schläge einstecken, Rückschläge hinnehmen und gegen die abwertenden Meinungen wohlmeinender Menschen – Familie und Freunde – ankämpfen müssen. Sie haben uns unseren Schneid abgekauft, unsere Träume geraubt, unsere Visionen als unmachbar hingestellt, unseren Mut beschnitten, uns lächerlich gemacht, sich nicht zu uns bekannt und uns im Stich gelassen, als wir die Unterstützung am nötigsten gehabt hätten.

All das haben wir meist von frühester Kindheit an erlebt und bis heute im Herzen mit uns herumgetragen. Wir sind müde und mutlos geworden und haben uns schließlich gefügt, das Kämpfen verlernt und unsere Träume begraben. Das Leuchten in unseren Augen ist eines Tages unter dem Druck des Widerstandes völlig erloschen. Wir wollen an unsere Misserfolge nicht denken, sie unter dem Schutzmantel des

Vergessens zudecken und unsere Wunden im Stillen lecken. Wir haben es uns untersagt zu träumen, wohl »wissend«, dass Träume für uns noch nie Realität geworden sind.

Doch all das, was wir betrauern, ist das **»falsche Selbst«**.

Die Wahrheit macht dich frei

Das Wissen, dass wir von unserer Umwelt durch ständige Wiederholungen bestimmter Gedankenmuster, Ideen und Verhaltensmuster seit frühester Kindheit an geprägt sind (Du sollst nicht, Du darfst nicht ...) und diese Muster auf unserem Genom durch uns selbst jederzeit verändert werden können, dieses Wissen ist befreiend.

Wir erkennen nun, dass unsere **Verhaltensweisen** ausschließlich nur von diesen **Prägungen** bestimmt sind. Betrachten wir nun unser Methylom, die Summe aller unserer Methylgruppen, so werden wir erkennen, dass wir faktisch nichts anderes sind als die Summe all dieser, meist von außen eingebrachten Ideen oder Schaltungen. Wo ist unser eigenes Selbst geblieben? Unser Selbstbewusstsein? Unser autonomes Selbst?

Je mächtiger der Einfluss von außen ist, unter dem wir stehen (Diktator, Chef, Lehrer, Vater etc.), desto schwieriger wird es sein, aus diesem Joch auszubrechen. Da greifen wir nun zum 1. »Seelenöl« – ***Mut*** – als mächtiges Hilfsmittel aus der Natur. Die Natur, Jahrmillionen älter als der Mensch, besitzt ungeahnte Kräfte, die die Gefängnismauern des eigenen Selbst wie durch eine Sturzflut niederreißen, Angst und Mutlosigkeit mit sich fortreißen und unsere Unfähigkeit und Begrenztheit auf Zellebene mit Lebenskraft, Lebensmut und ungeahnten Energien ersetzen können. Diese Hilfe bietet dir das »Seelenöl« *Mut* an!

Mut unterstützt mit seiner energetisierenden Wirkung den Geist, unsere Energie in Richtung Vertrauen und Selbstachtung neu auszurichten und zu verstärken. Die Ölmischung hilft der Körperzelle, ihre innewohnenden Selbstheilungskräfte zu mobilisieren und mithilfe dieser Naturkraft ihren gesunden Idealzustand wieder zu erreichen. Wir werden im wahrsten Sinne des Wortes für das tägliche Leben wiedergeboren. Diese Aufrichtigkeit uns selbst gegenüber lässt uns mutig in Selbstbestimmtheit und Freiheit leben.

***MUT:* Schwarzfichte,**
Blauer Rainfarn und Weihrauch

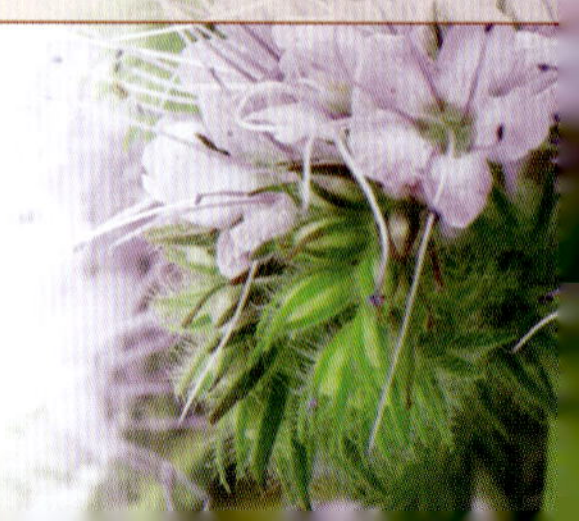

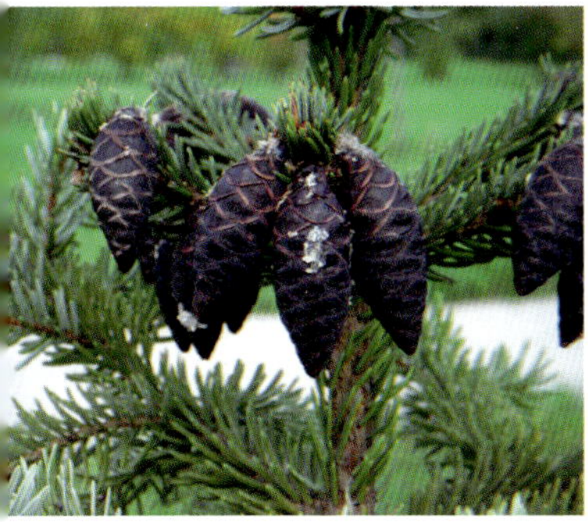

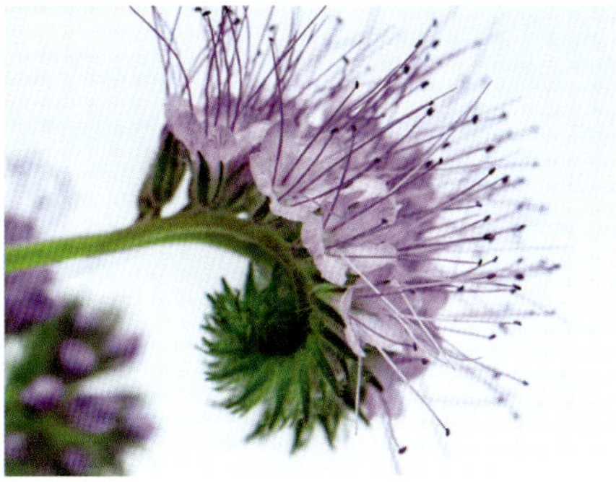

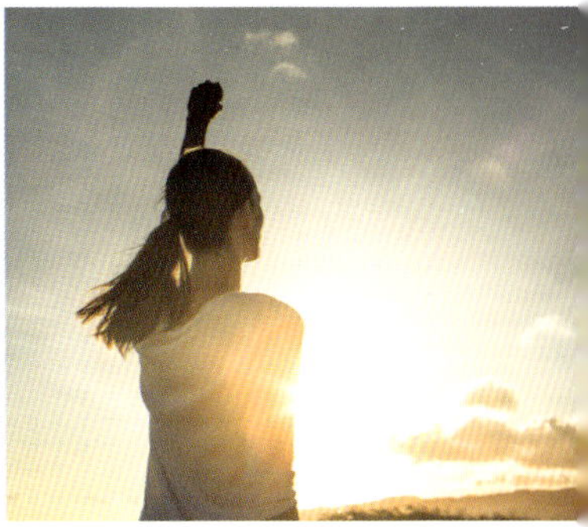

Erinnern wir uns: *Seele*, dieser *unendliche, ewige Geist* – also jeder von uns – hat unendlich viel Energie zur Verfügung, um seine Vorhaben zu verwirklichen. Diese Energie wird auf eine Idee gerichtet, sodass diese in Bewegung/Schwingung versetzt wird. Daraus resultieren unsere Erfahrungen, positive wie negative. All unsere Erfahrungen, unsere Energie, die wir mit Herz und Gehirn in unser Leben investieren, wird auf unserer DNA in Form von Schaltungen auf den Genen (Methylierung) gespeichert.

- Sind es unsere eigenen Ideen, so ist alles in Ordnung.
- Sind es aber fremde Ideen, die wir nicht wollen, weil sie nicht unserem eigenen Bedürfnis entsprechen, dann müssen wir diese fremden Ideen zwangsweise durchführen, oft unter Zorn und mit Widerwillen. Um weiterleben zu können (besonders als Kind), wird dieser zwanghafte, ungewollte Zustand verdrängt. Jede Verdrängung ist eine **Lüge, eine verdichtete Energie**, die im Unbewussten (in der DNA) abgespeichert wird und sich in der realen Welt verwirklicht.

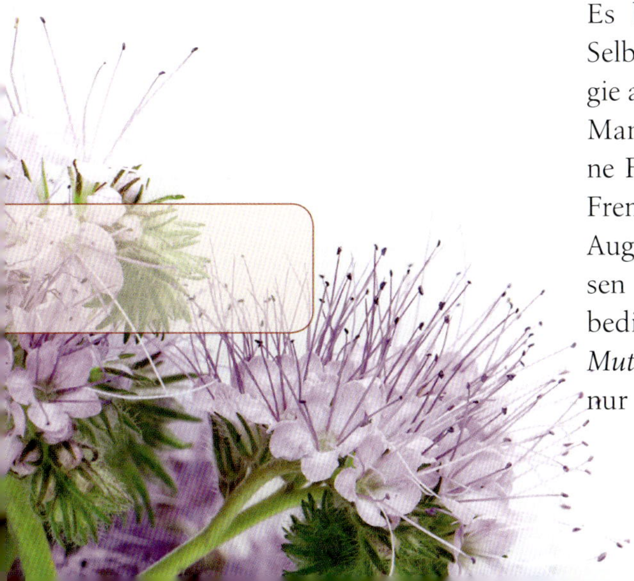

Es braucht viel Mut, Vertrauen und Selbstvertrauen, diese verdrängte Energie anzusehen und sie herauszufordern. Man stellt sich gegen die aufgezwungene Fremdbestimmung und sieht dieser Fremdprägung einmal ganz konkret ins Auge. Um sie ein für alle Mal loszulassen und aus der Erinnerung zu lösen, bedienen wir uns des ätherischen Öls *Mut*. Was unser unruhiger Verstand nur schwer von selbst erreichen kann,

das schaffen die Wirkstoffe dieser besonderen Ölmischung *Mut* mit Leichtigkeit. Sie bringen Ruhe und Ordnung in unser Leben. Das ist ihre Aufgabe.
Da alle Erinnerungen und damit Energien – gute wie schlechte – auf der Zellebene gespeichert sind, liefert das ätherische Öl der Zelle zur Aufarbeitung die nötigen Elektronen. Es programmiert die Schalter der Gene neu und stellt durch die richtige Programmierung ein Equilibrium her. Dadurch hellt sich unser Gemüt auf, und der befreite Verstand wird von der Last negativer Erinnerungen gereinigt. So wird durch das Lösen der Fremdenergie der ganze Körper auf Zellebene korrigiert. Wir fühlen uns stark und mutig.

Wir haben unseren »Computertest« mit Auszeichnung bestanden. Wir sind begeistert, inspiriert und zutiefst mit Freude erfüllt.

Alle diese wunderbaren Umprogrammierungen können allerdings nur dann erfolgen, wenn wir uns dessen bewusst sind, dass es so etwas wie Fremdprogrammierung in unserem Leben überhaupt gibt und wir uns davon befreien wollen und können. Ätherische Öle sind die einfachste und angenehmste Art und Weise der Selbsthilfe.

Wie wissen wir, dass wir fremdbestimmt sind?

Gesundheit heißt:

1. Unser Körper hat genügend Methylgruppen (Schalter der Gene) zur Verfügung.
2. Die Methylgruppen sitzen auf dem richtigen Gen und sind entweder ein- oder ausgeschaltet, wie es die Ordnung verlangt.

Ätherische Öle sind ausgezeichnete Methylspender.

Das Methylom (die Gesamtheit aller Methylgruppen, die unsere Gene programmieren und steuern) wird also neu geschrieben. Es ist wie bei einem »Computertest«, wo wir ein Häkchen in das richtige Kästchen setzen oder es nicht anklicken. Methylgruppen (die Schalter der Gene) werden neu und richtig gesetzt. Durch diese Neuprogrammierung tritt Ordnung in unsere Zellen ein.

Wir fühlen uns unterdrückt, geschunden und freudlos. Die Arbeit geht schwer von der Hand. Wir wollen eigentlich davonlaufen, bleiben aber trotzdem aus Pflichtgefühl, Angst oder aus anderen Gründen.

Ganz anders ist es, wenn wir selbstbestimmt durch das Leben gehen. Wir haben eine Idee und sind sogleich Feuer und Flamme, diese Idee zu verwirklichen. Unser Herz ist von Freude erfüllt bei dem Gedanken, ein Ziel zu vollenden, das wir uns selbst gesetzt haben.

Die Ölmischung *Mut* hilft dabei.

Mutlosigkeit in der Praxis mit Duftmedizin behandeln

Angst vor der Schule und das Öl für Mut: Wie dein Kind sich nicht unterkriegen lässt

(Eine Geschichte aus dem Buch *Duftmedizin für Kinder*)

Eine Mutter kam mit ihrem Sohn Felix zur Behandlung in die Praxis. Der Junge war übergewichtig und in seiner Bewegungsfreiheit stark eingeschränkt. Still hielt er sich in einer Ecke des Behandlungszimmers auf, als wollte er sich verstecken. Er musterte die ungewohnte Umgebung verunsichert, während die Mutter mit dem Heilpraktiker sprach.

»Weil er dick ist und mit seinen Klassenkameraden nicht so mithalten kann, haben sie ihn ständig im Visier. Sie hänseln ihn. Er fürchtet sich jeden Tag vor der Schule!« Der Heilpraktiker hörte aufmerksam zu und riet der Mutter schließlich: »Reiben Sie abends und morgens diese spezielle Ölmischung auf seine Fußsohlen. Sie enthält Fichte, Rainfarn und Weihrauch. Öle, die Mut und Stärke fördern. Sehen sie, was passiert.«

Nicht lange danach änderte sich die Situation.

»Hey, kleiner Dicker«, fuhren die Schulkameraden fort ihn zu hänseln, aber Felix reagierte nicht mehr darauf. Er beachtete sie gar nicht einmal. Das verdutzte die Schulkollegen, und sie versuchten noch heftiger, ihn zu provozieren. Sie wollten ihn so richtig zornig machen. Das bereitete ihnen Spaß. Aber Felix blieb ruhig und gelassen und machte sogar Scherze darüber.

Das verdarb den Angreifern nicht nur gehörig den Spaß am Hänseln, sondern es imponierte ihnen, wie gut Felix mit diesen Attacken umging. Nach einer Weile hatten die Mitschüler sogar Respekt vor ihm und seinen Strategien. Sie ließen ihn in Ruhe, und er fand sogar einige Freunde unter ihnen.

Die Mutter erzählte dem Heilpraktiker später: »Der Junge hat sich total verändert. Er geht jetzt gerne zur Schule. Die Mitschüler respektieren ihn auf einmal, und er hat sogar begonnen, Sport zu treiben, um Gewicht zu verlieren.« Beglückt fügte sie hinzu: »Danke für dieses wunderbare Öl!«

Das Öl für Mut – eine psychotherapeutische Analyse

Wie konnte ein einfacher Duft eine so unerwartete Wirkung erzielen? Wie ist es möglich, dass die belastende Situation sich in so relativ kurzer Zeit in Wohlgefallen aufgelöst hat? Im Leben des Schülers hatte sich nichts geändert, außer der Einführung eines duftenden, beruhigenden ätherischen Öls. Und es waren jeweils nur ein paar Tropfen, die auf die Fußsohlen aufgetragen wurden. Die Mutter hatte diese Öle-Routine irgendwie nebenbei gemacht, ohne wirklich an eine Wirkung zu glauben. Die äußeren Umstände hatten sich also nicht geändert, und die Mitschüler waren, wie in der Vergangenheit, Felix gegenüber weiterhin gehässig und aggressiv eingestellt. Es musste also die unglaubliche Wirkung irgendwie mit dem ätherischen Öl in Zusammenhang stehen.

Aus der Wissenschaft weiß man, dass der Duft hochwirksamer ätherischer Öle ohne unser mentales Mitwirken direkt in das Erinnerungszentrum der Körperzelle vordringt. Dort wird »das Problem«, eine verdrängte Schwingung, ein fehlgelenktes Methyl, in Angriff genommen.

Ätherische Öle arbeiten wie Informationssender. Wenn die Wogen auf der einen Seite der negativen Erinnerungsenergien hochgehen, wir Angst und Mutlosigkeit verspüren und uns selbst nicht zu helfen wissen, hält auf der anderen Seite das ätherische Öl mit seinen heilenden Energien dagegen. Schließlich wird, wie bei einer austarierten Waage, Gleichgewicht wiederhergestellt. Die natürliche Ordnung, das Naturgesetz, wurde ja ursprünglich durch die falschen Informationen und Programmierungen seitens der Eltern, Lehrer oder Freunde aus dem Gleichgewicht gebracht. Langsam und stetig gleicht sich das Problem der harmonischen Schwingung des ätherischen Öls an. Ausgeglichenheit statt Erregung, Zuversicht statt Mutlosigkeit, ein Lächeln statt Angst spiegeln sich in der Außenwelt wider. Unsere Kinder entwickeln ein gesundes Urvertrauen. So wird unser Alltagserleben verändert.

Ätherische Öle sind die besten Psychotherapeuten

Ätherische Öle wirken im Stillen. Es fällt kein Wort der Ermutigung oder Rüge. Alles, was diese himmlischen Boten der Liebe tun, ist, den gesunden Urzustand auf dem Genom wiederherzustellen. Der Originalzustand ist der Idealzustand: Sicherheit und ein gesundes Selbstvertrauen. Wie oft hatte Felix ein Gespräch zwischen seiner Mutter und der wohlmeinenden Oma mitgehört: »Der Bub ist viel zu dick. Gib ihm weniger zu essen.« Er hatte die mitleidigen Blicke so mancher Passanten im Park auf sich ruhen gefühlt, die ihn unmissverständlich wissen ließen, dass er »nicht in Ordnung« war. Der Kinderarzt hatte die Stirn gerunzelt und mit seiner sonoren Stimme dem Kleinen ins Gewissen geredet: »Felix, iss weniger und mache mehr Sport. Du bist zu dick.« Alle diese Aussagen haben sich in das Zellbewusstsein des Kindes eingeprägt und ihm seine **Sicherheit** und **Zuversicht** geraubt. In der Schule verhielt er sich zwar »normal«, aber jede seiner Körperzellen signalisierte seiner Umgebung unmissverständlich: »Ich bin nicht wie ihr. Ich gehöre nicht dazu. Ich bin zu dick!«

Ätherische Öle werten nicht

Ätherische Öle legen den Schalter um. Sie »überschreiben« einfach die negativen Informationen und Prägungen, denen Felix seit seiner frühen Jugend ausgesetzt war. Das geschieht in einer liebevollen, stufenweisen Art und Weise, die es dem Menschen, der durch ein Problem geht, erlaubt mitzuwachsen.

Ätherische Öle sind *Boten der Liebe*. Die Liebe klagt nicht an. Sie hadert nicht und sucht nicht nach Rache. Ätherische Öle haben uns viel zu lehren. Sie führen auf leisen Sohlen, unbemerkt und unbedankt, ihre unterstützenden und segensreichen Aktivitäten aus und ermöglichen dadurch eine Veränderung und Transformation programmierter Erinnerungen und Verhaltensmuster. Sie sind aus der psychotherapeutischen Praxis nicht wegzudenken!

Verzweiflung, Depression und Selbstmordgedanken

Die meisten **depressiven** oder **suizidgefährdeten** Menschen haben das Problem, dass sie mit diesem fremden Selbst nicht fertig werden oder nicht fertig werden dürfen, weil sie in einer Umgebung leben, wo eine Machtperson – das kann die Mutter, der Vater, ein Therapeut, eine Autoritätsperson oder eine Anstalt sein – sie gar nicht dazu kommen lassen, ein eigenes Selbst aufzubauen.

Alice Miller beschreibt in ihrem Buch *»Die Revolte des Körpers«*, wie durch diese zwanghafte Fremdbestimmung der vitalste Teil eines Menschen, sein eigenes Selbst, abgespalten wird und nicht in die Persönlichkeit integriert ist. **Vitalität** heißt Lebendigkeit. Die meisten Menschen haben diese natürliche Lebendigkeit verloren, die sie selbst Fußballspielen oder Skifahren gehen oder in einer romantischen Liebesbeziehung leben lässt. Stattdessen sitzen sie vor dem Fernseher und schauen einem Fußballspiel oder Slalom zu oder sehen sich einen Liebesfilm an. Das eigene Selbst ist scheinbar nicht vorhanden. Man lebt fremdgesteuert. Das führt zu einer emotionalen Verunsicherung, Verarmung und zum Selbstverlust.

Wenn wir unser eigenes Selbst aufbauen wollen, müssen wir den *Mut* haben, uns gegen das Fremde, oder wie Alice Miller es nennt, gegen das *»Falsche Selbst«*, zu stellen.

Darum ist das erste »Seelenöl« ***Mut*** von höchster Bedeutung.

MUT bedeutet,
LIEBE an die Hand zu nehmen
und einfach zu gehen.

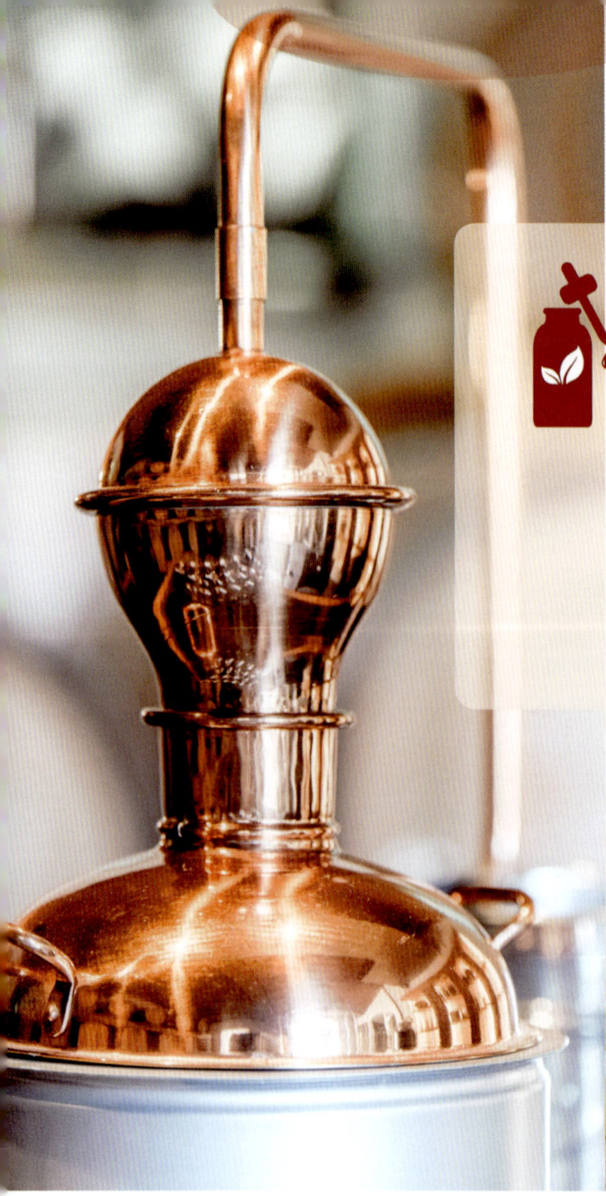

Trage einen Tropfen ***Mut*** auf die Innenseite deines linken Handgelenks auf: Lege das linke auf das rechte Handgelenk, sodass die Innenseiten sich berühren, und halte dies für einen Moment. Konzentriere dich auf deine Balance und halte die Handgelenke in Position. Die kraftvolle Kombination der Inhaltsstoffe in dieser Ölmischung hat stärkende und erfrischende Qualitäten und unterstützt ein Gefühl von Mut und Selbstwert.

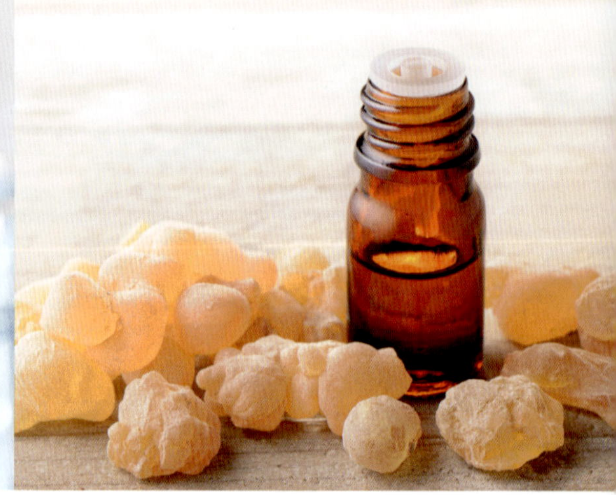

Die Arbeit mit ätherischen Ölen:

Mut vereint den lieblichen Duft von Schwarzfichte, Blauem Rainfarn und Weihrauch in einer Ölbasis. Es wird tief eingeatmet, und fünf Tropfen werden auf das Herz aufgetragen und eingerieben, um den Körper zu stärken und die Zellen neu zu programmieren. Bei empfindlicher Haut wird das Öl auf die Fußsohlen aufgetragen.

Ätherische Öle wirken auf der Schwingungsebene. Wenn der Rose erfahrungsgemäß eine der höchsten Schwingungen im Pflanzenreich innewohnt, wie hoch muss wohl erst die *Schwingung der Liebe* sein, die ein Menschenherz erzeugen kann? Ein inniges Wort ins Ohr des Geliebten geflüstert, ein Liebeslied gesungen – es kann Wunder in deinem Leben bewirken!

Eine spirituelle Übung:

Willst du den Duft des Öls und die Arbeit an dir selbst in spiritueller Hinsicht vertiefen, so findest du hier eine Anleitung, wie du – vom Fluss des Lebens getragen – inmitten von Angst, Aufruhr und Chaos, Frieden und Liebe finden kannst.

Wunder in deinem Leben

Es gibt ein Wort ... einen Ton,
der den Himmel mit der Erde in einem Herzschlag verbindet.

Ein einfaches Wort mit zwei Buchstaben, das wenige Menschen kennen,
doch das viele nun entdecken.

Der Unterschied, den dieses einzelne Wort in deinem Leben bewirken kann,
mag dich in Erstaunen versetzen.

Dieses Wort zu singen, kann ein gebrochenes Herz heilen,
in Leidenszeiten Trost spenden und inneren Frieden und Ruhe bringen.

Dieses Wort ist über Jahrtausende in vielen Ländern
zur spirituellen Anhebung gesungen worden.
Es kann deine Wahrnehmung tiefgreifend erweitern.

Das Wort ist *HU* – ein uralter Name für Gott,
ausgesprochen »hju«.

Wenn du *HU* singst, bemerkst du möglicherweise,
wie sich ein Gefühl von Frieden, Wärme und Wohlbefinden einstellt,
während es deine Welt mit Liebe erfüllt.

Ein paar Minuten *HU* zu singen, kann dich von deinen inneren Spannungen
befreien und dir bei der Lösung deiner täglichen Probleme helfen.
Es kann bewirken, dass du ruhiger, stärker und ausgeglichener wirst.

Jeder kann daraus Nutzen ziehen, wenn er *HU* singt.
HU ist für alle Menschen da, ganz gleich welchen Glaubens.

HU ist der goldene Faden der Liebe, der die Seele näher zu Gott zieht.
Es dient zur Anhebung aller.

Singe *HU* laut oder leise im Inneren,
immer wenn du mehr Einblick in dein Leben gewinnen möchtest.

Wenn du *HU* singst oder in Zeiten der Not daran denkst,
wird es zu einem Gebet der höchsten Art.

HU, das schönste Gebet, kann dich in das wahre Herz Gottes anheben,
wo du entdeckst, wie wahrhaft und tief du geliebt wirst.

***HU* kann Wunder in deinem Leben bewirken.**[*]

[*] Quelle: Wunder in deinem Leben: https://bit.ly/hu-gebet

Nachdem wir *Mut* und Kraft gefunden und die Gewissheit erlangt haben, dass wir uns vom fremden Joch und von Unterdrückung befreien können und unsere ureigenen Ziele, Hoffnungen und Träume verwirklichen dürfen, brauchen wir nun das 2. »Seelenöl«. Es wird uns *Ruhe und Frieden* schenken, während wir uns in einer Zeit des Umbruchs befinden.

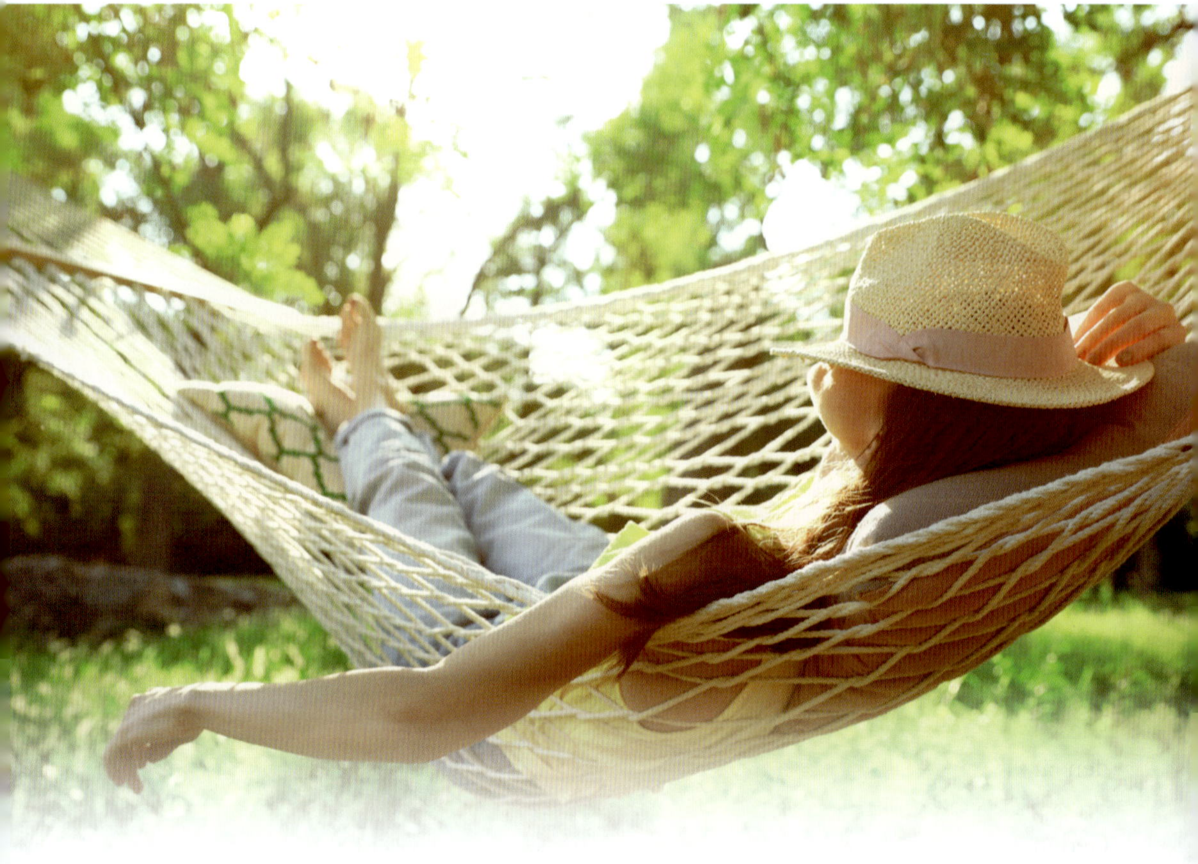

2. »Seelenöl«: Stressfrei
Folge dem Fluss deines Herzens

Diese sanfte, aromatische Mischung erzeugt ein Gefühl von Frieden und Ruhe sowohl bei Kindern als auch bei Erwachsenen. Sie hilft, den täglichen Stress und die nervöse Anspannung zu lindern, verbessert die mentale Leistungsfähigkeit, schafft Gleichgewicht und fördert Entspannung.

STRESSFREI: Copaiba, Lavendel, Limette, Ocotea, Vanille und Zedernholz

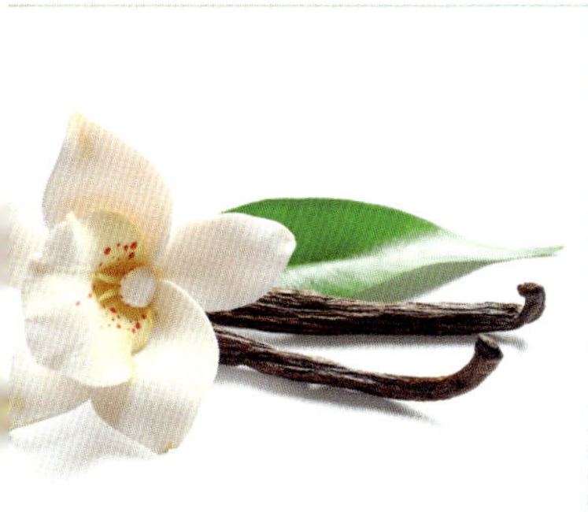

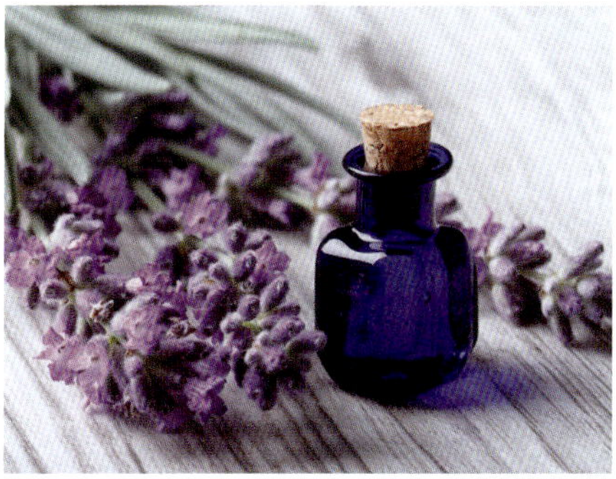

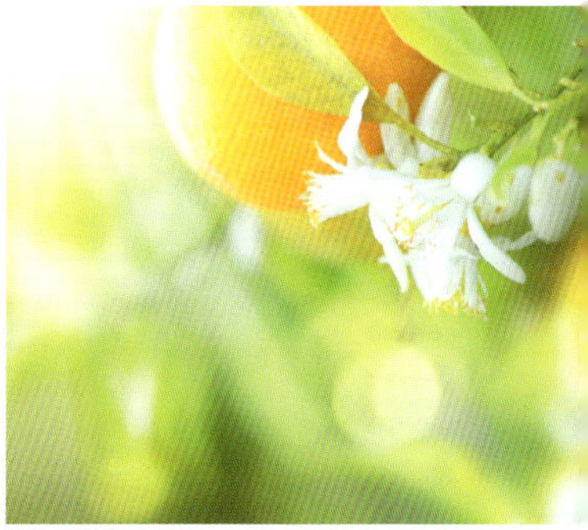

Diese beruhigenden und besänftigenden ätherischen Öle im 2. »Seelenöl« ***Stressfrei*** wollen Körper, Gefühle und Gedanken in ruhigeres Fahrwasser bringen, indem sie ihre ausgleichende Wirkung auf den Menschen übertragen. Das erklärte Ziel dieser Ölmischung ist es, Ordnung auf zellulärer Ebene zu schaffen, Spannungen auszugleichen und den Zellen ruhige Gelassenheit einzuflößen.

Das Gefühl des Friedens und der Ruhe gibt es nur im eigenen Selbst

Also nehmen wir **das Öl gegen Stress** zu Hilfe, um nun mutig alles Fremde in uns aufzuspüren, zu erkennen und zu eliminieren. Das bedarf tiefer und gründlicher Betrachtung der eigenen Gefühle und Motive und der Bewertung der eigenen Vorgehensweisen in den alltäglichen Angelegenheiten des Lebens. Verrichten wir eine Arbeit aus eigenem Antrieb und aus Freude an der

Sache oder tun wir sie nur, weil es von uns erwartet wird, weil wir allfälligen Auseinandersetzungen aus dem Weg gehen wollen oder weil wir Angst vor unliebsamen Konsequenzen haben?

Viele Menschen halten daheim im stillen Kämmerlein das Ölfläschchen ***Stressfrei*** dankbar und liebevoll vor die Nase und spüren in die Ölmischung hinein, um ein Gefühl des Friedens und der Ruhe zu erhaschen. Diese Phase auf dem Weg zur Erkenntnis ist eine oft ruhelose, angespannte Zeit, in der wir auch unliebsame Entscheidungen treffen müssen, um uns von dem Griff einer fremden Macht und des Ausgenutztwerdens zu befreien.

Während das eine Öl dieser Ölmischung das Nervensystem stimuliert und den warmen Mantel der Ruhe über ein aufgewühltes Herz legt, fächelt ein anderes Öl uns gute Gedanken und wegweisende Träume zu, um uns zu helfen, das wahre Selbst zu finden. Wieder ein anderes Öl klärt die Gedankenwelt und fegt unnütze Ideen fort. Die Aura wird gereinigt und beginnt zu strahlen; und die tiefen Töne der Duftmischung stabilisieren und erden zutiefst, eine Hilfe, die gerade in einer Zeit des Umbruchs besonders wertvoll ist.

Kräftige Stützen in der Zeit des Umbruchs

Viele Menschen besuchen den Psychotherapeuten und erhoffen sich professionelle Hilfe und Ratschläge. Gerade Psychotherapeuten, die um die Kraft ätherischer Öle Bescheid wissen, können dem Ratsuchenden mit dieser Ölmischung **Stressfrei** ein wertvolles Hilfsmittel an die Hand geben, um nicht nur die oberflächlichen Themen immer wieder aufzuwärmen und im Bewusstsein einzuzementieren, sondern bis auf den Grund des Problems vorzudringen. Ätherische Öle sind dafür besonders gut geeignet, denn sie gehen in das Erinnerungszentrum der Körperzellen und beginnen dort »aufzuräumen«. Mithilfe eines »wissenden Zeugen« – entweder eines Therapeuten oder des duftenden Therapeuten im Ölfläschchen – können die falschen Informationen und Fremdprägungen in der Zelle bewusst gemacht und eliminiert werden.

Ätherische Öle lösen Anspannungen auf Zellebene

Die Ölmischung *Stressfrei* kann dabei helfen, unsere geistige Energie so auf die DNA zu richten, dass unerwünschte nervöse Anspannungen gar nicht mehr entstehen können. Dadurch werden die Nervenbahnen für Aktivitäten im eigenen Selbst frei. Durch das Lösen der Blockaden werden unsere Gedanken klarer, und die mentale Leistungsfähigkeit wird gesteigert. Auch der Körper kann davon profitieren, denn durch das Lösen der Methylgruppen in der Zelle, die in weiterer Folge Stress hervorrufen, tritt Ruhe ein und sogar ein instabiler Blutdruck kann sich dadurch wie von selbst regulieren. Da sich auch falsch platzierte Methylgruppen lösen, kommt es in der Folge zu einer allgemeinen Entspannung – *Stressfrei!*

Stress – vom Baby bis zum Greis

Es scheint, als ob Stress jeden von uns im Würgegriff hält. Von der gestressten Mutter, die alle Aktivitäten ihrer Kinder unter einen Hut bringen und nebenbei Haushalt und Job meistern muss; dem Angestellten, der seinem Boss zeigen muss, wie wertvoll er für den Betrieb ist; zu den Großeltern, die oft schon müde sind und trotzdem auf die Enkel schauen, einkaufen, kochen und das tägliche Leben meistern müssen; bis zum Baby, das sich plötzlich in dieser oft kalten, unfreundlichen Welt wiederfindet, sich an sein himmlisches Zuhause erinnert und sich hier verlassen und einsam fühlt. Ätherische Öle können in all diesen Stresssituationen helfen. Die folgende Geschichte aus dem Buch *Duftmedizin für Kinder* zeigt, wie ein gestresstes Baby in den Armen duftender Öle nahezu augenblicklich Ruhe findet.

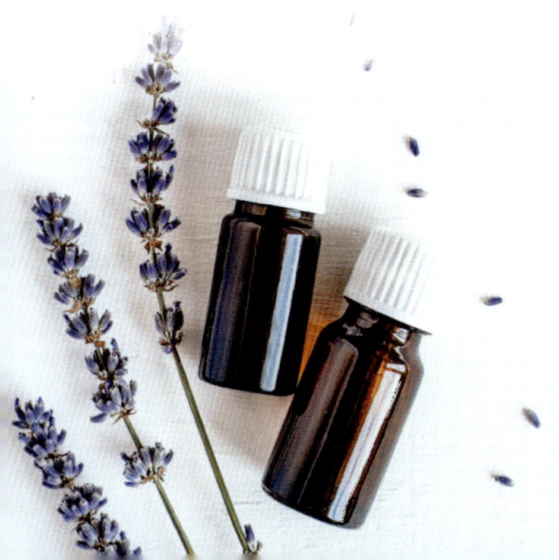

Das Schreibaby, das nach seinem Öl verlangte

(Nach einer Geschichte aus dem Buch *Duftmedizin für Kinder*)

»Ich bin verzweifelt«, klagte Barbara* ihrer Freundin ihr Leid. Die junge Mutter hatte dunkle Ringe unter den Augen, und es schien, als hätte sie die letzten Monate keine Nacht ein Auge zugedrückt. Übermüdet und verdrossen sagte sie: »Angela ist jetzt fünf Monate alt und schreit immer noch die ganze Nacht durch. Wenn ich aufstehe und nachsehe, hört sie zu weinen auf, doch sobald ich wieder zu Bett gehe, fängt das Geschrei erneut an. Sie kann nicht hungrig sein, denn sie trinkt genug.«

Die Freundin nickte: »Ja, das kenne ich von meinem Sohn. Er hatte den ganzen Tag hindurch friedlich geschlafen oder seiner Schwester beim Spielen zugeschaut. Aber sobald er sich alleine fühlte, fing er zu weinen an und hörte nur auf, wenn man sich mit ihm beschäftigte. Und in der Nacht weinte er durch. Das ging fast ein ganzes Jahr so.« Barbara rief erschrocken aus: »Ein Jahr!« »Ja«, sagte die Freundin, »und die Nachbarn waren mindestens so genervt wie ich.«

»Reibe der Kleinen doch die Füßchen mit Lavendelöl ein, das beruhigt«, riet sie. »Oder massiere dem Kind vor dem Schlafengehen die Füße mit einer beruhigenden Ölmischung. Ich verwende zur Beruhigung gerne eine Mischung aus *Copaiba, Limette,*

---

* Alle Namen im Text wurden geändert.

Zedernholz, Vanille, Ocotea und *Lavendel*. Diese Mischung schenkt jedem Kind Ruhe und Frieden.«

»Und wo bekomme ich so ein Öl?«, fragte Barbara interessiert. »Ich bringe dir diese beruhigende Ölmischung heute Nachmittag vorbei, dann kannst du abends gleich damit beginnen.«

Später erzählte Barbara ihrer Freundin: »Stelle dir vor, schon nach der ersten Anwendung schlief das Baby viel ruhiger. Nach vier Tagen sogar die ganze Nacht durch. Doch am fünften Tag hatte ich ganz vergessen, das Öl anzuwenden. Du wirst das jetzt nicht glauben, aber es ist wahr! Sie ›schnupperte‹ mit ihrem Näschen ganz auffällig. Erst wusste ich nicht, was das sollte, doch dann erinnerte ich mich an den Duft. Sie verlangte nach ihrem Öl!«

Aus der Sicht des Psychotherapeuten:

Die Geschichte mutet wohl unglaublich an, aber die Wissenschaft weiß, dass Kinder für die duftende Wirkung ätherischer Öle sehr empfänglich sind. Die rasche Wirkung der Öle lässt sich dadurch erklären, dass kleine Kinder offen und für alles, was in ihr Leben tritt, höchst empfänglich sind. Kinder von der Geburt bis zum dritten Lebensjahr verbringen vierundzwanzig Stunden im Delta-Tiefschlaf. In diesem Zustand können sie in einer Sekunde eine Million Mal mehr Informationen verarbeiten als wir Erwachsene! »Erwachsene können in derselben Zeit nur etwa vierzig Informationseinheiten verarbeiten, kleine Kinder hingegen vierzig Millionen«, sagt Andreas Bernknecht, Gründer der Firma DM-Harmonics.*

Früher wurde die harte Schule der Zucht und Ordnung angewandt. Man ließ die kleinen Kinder schreien und brüstete sich damit, dass durch das Schreien die Lungen gut ausgebildet würden. Blickt man aber hinter die Kulissen, erkennt ein feinfühliger Mensch, was von neuesten wissenschaftlichen Erkenntnissen bestätigt wird: Das Kind arbeitet eine Überfülle an Information auf, die es in jedem Augenblick seines Lebens wie ein nasser Schwamm aufsaugt. »Geprägt« von diesen Erlebnissen beginnt sein individueller Lebensweg mit seinen ureigenen Erfahrungen, Ängsten, Hoffnungen und Enttäuschungen.

Das nächtliche Weinen kann verschiedene Ursachen haben. Durchlebt das Kind vielleicht die Schrecken der Geburt erneut, den möglichen Sauerstoffmangel, das Hinausgestoßenwerden in eine kalte Welt, die Trennung von der Mutter und das Weggelegtwerden in ein hartes, ungeschütztes Bettchen? Leidet es unter der plötzlichen Stille und Einsamkeit? Der Herzschlag der Mutter ist verstummt. Es weiß nicht, wo es gelandet und warum es hier ist. Die grelle, dröhnende Welt ringsum ist verwirrend. All das könnten Gründe

* Mehr Information: www.secretsofnature.org/dm-harmonics

dafür sein, dass das Kind hilflos weint. Vielleicht erinnert es sich auch an die goldenen Zeiten in der anderen Welt, vermisst seine Spielgefährten von früher oder kann diese lieblose Behandlung in dieser neuen Welt nicht verstehen. Gerade erst geboren, schon wird es niedergeimpft, weggelegt und abgeschoben. Oder erinnert es sich an frühere Zeiten, als es einmal groß war und Dinge gemacht hatte, worüber es heute weint? Was in dem Kleinen vorgeht, wissen wir nicht. Oft leben ungelöste Erinnerungen über all die Jahre in unserem Erwachsenenleben weiter und warten auf Erlösung.

Alles, was wir wissen, ist, dass ein kleines Schreibaby Schutz sucht und Liebe braucht, um zu gedeihen. Für viele Mütter sind die Düfte der naturreinen ätherischen Öle dabei eine große Unterstützung – denn Duft ist ein starker Ausdruck der Liebe, der das Herz berührt. Ätherische Öle sind wahrhaft die *Duftmedizin der Liebe*.

Hier noch eine Geschichte einer jungen und gestressten Mutter.

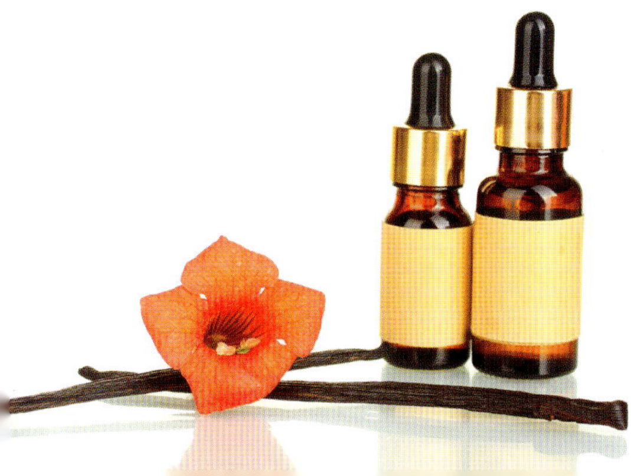

Die unerwartete Begegnung in der Yoga-Stunde

»Was ist los mit dir?«, fragte die Freundin, als sie Patrizia aufgelöst und schnaufend gerade noch rechtzeitig ins Yoga Studio hetzen sah. »Der Stress mit dem Babysitter! Die Überstunden im Krankenhaus!«, presste sie hervor. Patrizia war eine junge Mutter, die ihren Job als Krankenschwester, ihr Kind und ihre Familie meistern musste. Man sah sie immer nur gestresst und außer Atem.

Als Patrizia es sich auf der Yoga-Matte bequem gemacht hatte und ein wenig zum Durchatmen kam, schaute sie verwundert auf. »Riechst du das?«, raunte sie ihrer Freundin zu, die versunken neben ihr saß. Die Yoga-Lehrerin war dabei, einen Tropfen auf die Handfläche jeder Teilnehmerin zu tropfen. »Was ist das wohl«, rätselte Patrizia still, und als sie an die Reihe kam und an dem Tropfen in ihrer Hand roch, musste sie unwillkürlich lächeln. »Das ist ein ätherisches Öl«, flüsterte ihr die Freundin zu. »*Stressfrei* heißt es!« Sie freute sich für Patrizia, die dieses Öl sicher gut gebrauchen konnte.

Es war ein betörender Duft, der zugleich nach tiefblauen Lavendelfeldern und dem beruhigenden Vanilleduft roch. »Einfach himmlisch!«, lachte sie, und ein tiefer Seufzer entrang sich unwillkürlich ihrer Brust. »Ist es Einbildung oder fühlt es sich wirklich nach Erleichterung an?« Patrizia war sich dessen nicht sicher. Sie wusste noch nicht, dass hochwirksame Öle unsere tiefsten Gefühle und Probleme berühren können.

Jede Teilnehmerin erhielt eine hölzerne Perlenkette und durfte sich ein ätherisches Ölfläschchen aussuchen. Patrizia wollte unbedingt dieses Öl »*Stressfrei*«! Die Anleitung war, einen Tropfen des duftenden ätherischen Öls auf die Perlenkette zu tropfen und beim Einatmen an seine geheimsten Wünsche und Ziele zu denken – oder einfach nur ein Lebensziel zu erspüren und ins Wachbewusstsein heraufzuholen. Die Hausaufgabe war dann, das Öl täglich zum Yoga-Training auf die Perlen zu tropfen, den Duft einzuatmen und sich dabei an die Ziele und Erfahrungen in dieser Yoga-Stunde zu erinnern.

Als die Teilnehmer in der darauffolgenden Woche wieder zusammentrafen, tauschten sie begeistert ihre Erfahrungen aus. »Ich habe an meinen Ängsten gearbeitet«, berichtete eine Teilnehmerin begeistert. »Ich bin jetzt frei davon!« Eine andere sagte: »Ihr werdet es nicht glauben! Ich hatte eine kreative Blockade. Mir fiel für meinen Artikel einfach nichts ein, was ich schreiben könnte!« Gespannt lauschten die Zuhörer. »Aber plötzlich, beim Meditieren mit meiner ›Duftkette‹, flogen mir neue, unerwartete Gedanken und Ideen zu. Einfach großartig!« »Und stellt euch vor, was mir passiert ist«, berichtete eine andere Yoga-Teilnehmerin: »Ich habe sogar abgenommen!« Sie klatschte vor Begeisterung in die Hände. »Wie habe ich mich die letzten Wochen bemüht abzunehmen!«, platzte sie hervor. »Und da kommt ein einfacher Duft daher und hilft mir so toll dabei.« Ungläubig schauten die Frauen sie an: »Echt? Kaum zu glauben!«, schüttelten sie den Kopf. »Ja, ich glaub's ja selber kaum. Aber ich habe nichts anderes getan, keine neue Diät begonnen, keine besonderen Nahrungsergänzungsmittel genommen. Das Einzige, was anders war als sonst, war eben, dass ich hin und wieder an meiner ›Duftkette‹ geschnuppert habe«, beteuerte sie. »Der Heißhunger ist wie von selbst verschwunden!«

Bei Patrizia war die Wirkung des Öls augenscheinlich. Ihre Freundin erkannte sie kaum wieder. Sie kam beschwingt und rechtzeitig in die Yoga-Stunde, ganz locker und entspannt. Und sie duftete schon von Weitem! »Ich habe das Öl nicht nur auf meine Perlenkette getropft und daran gerochen«, erzählte sie schmunzelnd. »Ich habe das Öl jeden Morgen und Abend auf meine Fußsohlen aufgetragen und untertags als Parfüm getragen«, und sie ergänzte: »Etwas Ungewöhnliches geschah! Die Patienten im Krankenhaus scharten sich um mich, so als würden sie sich in meiner Gegenwart besser fühlen. Sogar meine kleine Tochter findet, dass ich zum Verlieben dufte!«

Es versteht sich von selbst, dass Patrizia ihren neuen, duftenden »Antistress«-Freund von nun an sowohl in der Arbeit als auch zu Hause immer dabei hatte und allen von diesem »Wundermittel« erzählte.

Aus psychologischer Sicht:

Es ist durch wissenschaftliche Studien hinlänglich belegt, dass Stress sich mit ätherischen Ölen leicht lindern lässt und Angst- und Unruhezustände sich legen können; dass ätherische Öle aber auch die Hormone in Balance bringen, Heißhungerattacken stoppen und dem Anwender dabei helfen können, überschüssiges Gewicht zu verlieren, dieses Wissen kommt so manchem Psychotherapeuten sehr gelegen. Es gibt viele Menschen, insbesondere Frauen, die unter Dauerstress leiden. Stress verhindert das Abnehmen. Sie wenden sich mit diesem Problem hilfesuchend an den Therapeuten, denn Übergewicht ist für viele eine große emotionale Belastung. Sie fühlen sich unsicher und unglücklich darüber, mit einem unförmigen, aus der Form geratenen Körper herumlaufen zu müssen. Ein paar gezielte Therapievorschläge wie bestimmte Essensregeln, essenzielle Nährstoffe, leichte Bewegung und ätherische Öle, die unseren Körper bei all diesen Lebensaufgaben unterstützen, können dem Klienten nachhaltigen Therapieerfolg bringen.

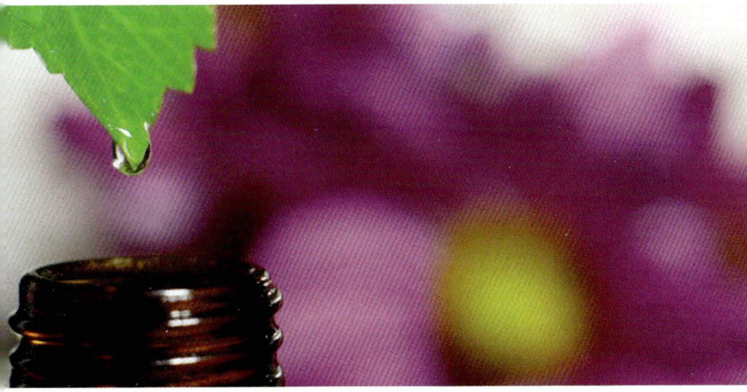

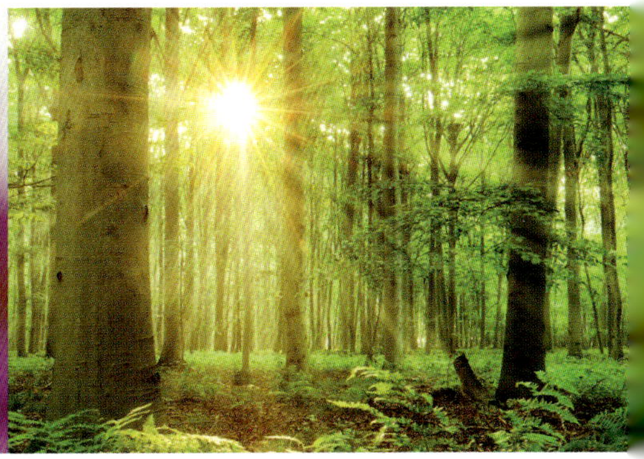

Die Arbeit mit ätherischen Ölen:

Stressfrei vereint also den lieblichen Duft von Copaiba, Lavendel, Limette, Ocotea, Vanille und Zedernholz. Die Ölmischung wird tief eingeatmet, und fünf Tropfen werden auf das Herz aufgetragen und eingerieben, um den Körper umzuprogrammieren, das heißt, die Schalter der Gene in die richtige Position zu rücken. Bei empfindlicher Haut wird das Öl auf die Fußsohlen aufgetragen.

In der Ölmischung ***Stressfrei*** spielen beruhigende Öle wie Lavendel, Vanille und Zedernholz einen duftenden Reigen mit dem anregenden Aroma von Limette, die der Mischung ein süßes Zitrusaroma verleiht. Rieche an diesem Fläschchen, wenn du nach Ruhe und Entspannung suchst. Mache dieses Öl zu deinem ständigen Begleiter – trage es als Parfüm.

Eine spirituelle Übung:

Willst du den Duft des Öls und die Arbeit an dir selbst in spiritueller Hinsicht vertiefen, so probiere diese spirituelle Übung aus, die dich in den treuen Armen der *ewigen Liebe* Ruhe finden lässt.

Der Sonnenaufgang – In den Armen der ewigen Liebe

Mache es dir auf einem Stuhl, am Sofa oder im Bett gemütlich. Nimm ein paar tiefe Atemzüge, um alte Gedanken gehen zu lassen. Fülle dein Herz mit Liebe. (Denke an einen Menschen, den du liebst, oder an dein geliebtes Haustier, das dein Herz zum Lächeln bringt. Vielleicht ist es auch dein Lieblingsplatz in der Natur.) Dann sieh dich an einem wunderschönen Ort. Das können die Berge, eine Blumenwiese oder der Meeresstrand sein.

Blicke dich um. Heute ist die Atmosphäre anders als sonst. Dunkle Wolken hängen am Himmel. Die Luft ist rein, denn ein Gewitter ist gerade vorübergezogen und hat die Erde gründlich gereinigt. Es wird plötzlich lichter. Du blickst erstaunt zum Himmel hinauf. Da bricht auf einmal mit voller Kraft die Sonne hinter den dunklen Wolken hervor. Erst ein paar goldene Strahlen – Speere der Liebe, die dein Herz mit Wonne treffen – dann die volle Wucht einer gleißenden Sonne, die dich in den Armen ihrer Liebe hält, geborgen und stressfrei. Lausche dem *Ton der Seele**, dem Ton hinter allen Tönen – *HU*. Verweile hier und tanke Kraft so lange du willst.

Gib das Geschenk der Liebe in deinem alltäglichen Leben weiter. Eine hungrige Welt wartet sehnsüchtig darauf.

Nachdem wir mit *Mut* an die Rettung unseres eigenen Selbst herangegangen sind und mit Hilfe des *Anti-Stress*-Öls Selbstzweifel und nervenaufreibende Fesseln der Angst und Unsicherheit hinter uns gelassen haben, keimt nun die *Hoffnung* in unserem Herzen auf, dass es möglicherweise doch einen Weg geben könnte, unser Leben lebenswerter zu machen. So greifen wir nun nach dem 3. »Seelenöl«: *Hoffnung!*

* The Sound of Soul: http://thesoundofsoul.org

3. »Seelenöl«: Hoffnung
Strahle vor freudiger Erwartung

Hoffnung ist lebensnotwendig, um im Leben voranzukommen. Hoffnungslosigkeit kann der Grund dafür sein, dass wir unsere Visionen, Zielsetzungen und Träume verlieren. Anstatt den Pfad bergauf zu gehen, um das Gipfelkreuz und damit unser Ziel zu erreichen, stehen wir enttäuscht am Fuße des Berges und kehren schließlich, ohne Bemühungen den Anstieg zu wagen, um. Diese Ölmischung ***Hoffnung*** *hilft, die Verbindung mit starken, erdenden Gefühlen und die Erwartung auf ein glückliches Morgen wiederherzustellen – ohne rückfällig zu werden und in Depressionen zu verfallen.*

HOFFNUNG: **Melisse, Myrrhe, Schwarzfichte und Wacholder**

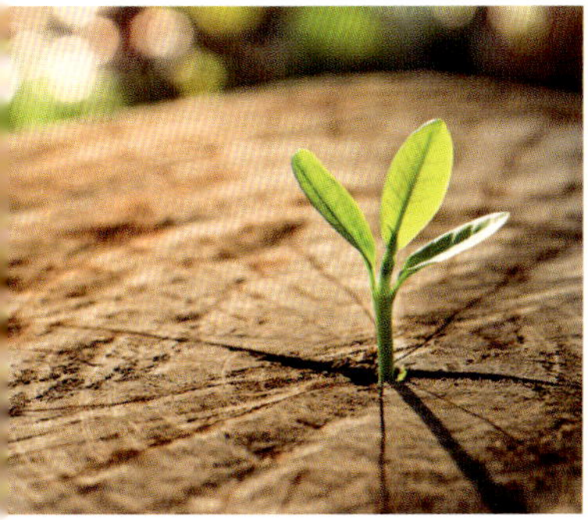

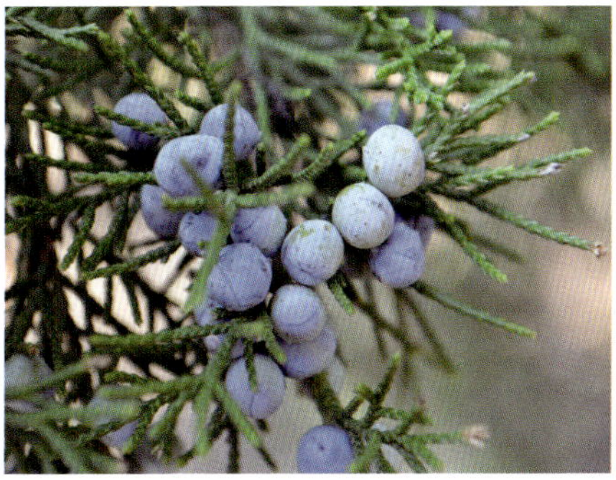

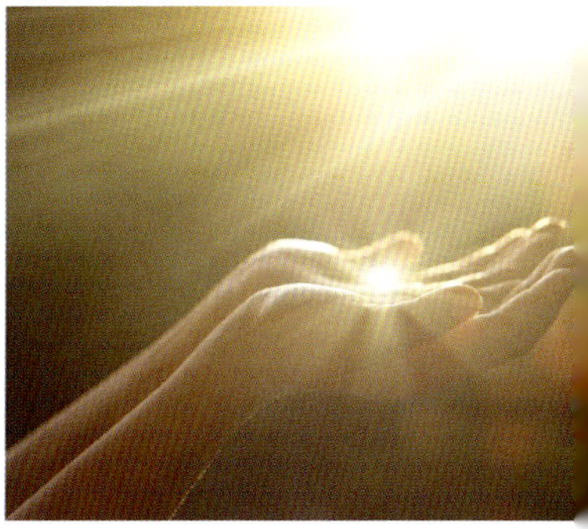

Jetzt bricht die Sonne hinter den dunklen Gewitterwolken hervor: *Hoffnung!* Ein hehres Gefühl, das tief in jedem Menschenherzen ruht und dann aufsteigt, wenn die Fesseln des Lebens unerträglich werden. Die Sehnsucht nach Freiheit bricht unbändig aus dem Inneren hervor. So viele Jahre waren wir fremdgesteuert, haben nach den Normen und Zwängen derjenigen gelebt, die uns fremdbestimmt haben.

»Jetzt nehme ich das Ruder meines Lebens selbst in die Hand.«

Alles ist möglich! Wir fühlen uns ermutigt (*Mut*) und gestärkt gegenüber allem Unbill des Lebens (*Stressfrei*). Wir wagen es, wieder zu träumen, und die *Hoffnung* keimt auf, erst vorsichtig, als wollten wir den Boden testen, um dann mit immer stärkerem Verlangen zielstrebig nach unseren Träumen zu greifen.

Ich bin der *unendliche, ewige Geist*, nach dem *Abbild Gottes*, dem *Abbild der Liebe* geschaffen! Ich mache mein Geburtsrecht wieder geltend. Ich bin der Herr über mein Leben, in Freiheit und voller Verantwortung, die mit Freiheit einhergeht – wohl wissend, dass meine Freiheit dort aufhört, wo die Freiheit eines anderen beginnt.

Die Macht der Hoffnung

Hoffnung ist die wichtigste Kraft, um das fremde Selbst auszurotten und das eigene Selbst aufzubauen. Doch wie oft wurde unsere Hoffnung bitter enttäuscht? Um unbeirrt an unserer Hoffnung nach einem neuen, gestärkten Selbst festzuhalten, gibt die tiefgreifende Wirkung der Ölmischung *Hoffnung* eine unschätzbare Hilfestellung. Während das eine Öl der Ölmischung beruhigt und Sanftmut fördert, arbeitet es gleichzeitig im Erinnerungszentrum des Gehirns, um unsere Emotionen auszugleichen. Es klingt wie eine Stimmgabel höchster Reinheit, die einen lieblichen Ton angibt, dem sich alle anderen Schwingungen angleichen.

Somit verschwinden Gefühle von Verletzungen, Ängsten und Ungerechtigkeit aus unserem Zellgedächtnis wie leichte Nebelschwaden, die sich schließlich in Nichts auflösen. Sie mögen wohl immer noch in der DNA gespeichert sein, aber sie berühren uns nicht mehr. Andere Menschen werden – wie so oft – unsere wunden Punkte reizen oder unsere Knöpfe drücken, aber zu unserer Freude werden wir feststellen, dass wir darauf nicht mehr reagieren. Spitze Bemerkungen tangieren uns nicht; und wie es eben im Leben so ist, verliert der andere dann den Spaß daran, uns zu reizen, wenn es kein Echo gibt.

Ein weiteres Öl der Ölmischung ***Hoffnung*** unterstützt dabei, das spirituelle Bewusstsein zu öffnen, und erzeugt dadurch ein Gefühl von Liebe und Frieden. Wieder ein anderes Öl stimuliert das Kontrollzentrum für Emotionen im Gehirn mit der Schwingung von Fülle und dem Wissen um Erfolg – was auch immer der Gegenstand unserer Hoffnung sein mag. Durch das Öffnen und Loslassen der emotionalen Blockaden tritt ein Gefühl von Ausgeglichenheit und Erdung in unser Leben, in unser eigenes Selbst ein.

Echtes Vorwärtskommen ist nur im eigenen Selbst möglich, denn im fremden Selbst gibt es keine Visionen von ureigenen Zielen und Träumen. Diese kommen nur im eigenen Selbst vor. Auch Erdung und Stärke kann man nur im eigenen Selbst erfahren, da im fremden Selbst alles leer und flüchtig ist.

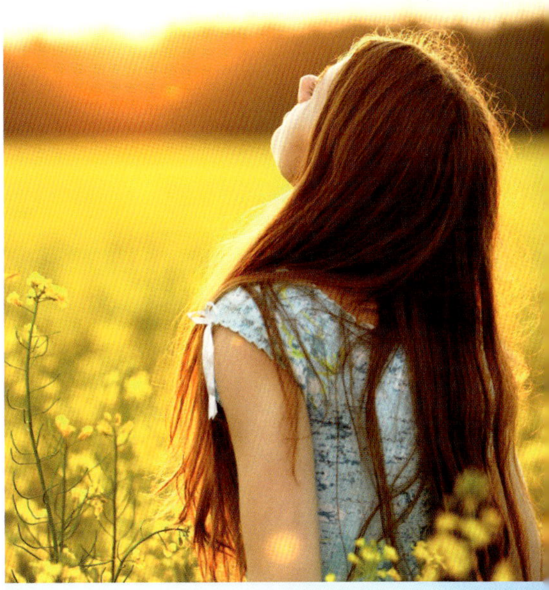

Die Arbeit mit ätherischen Ölen:

Hoffnung vereint also den lieblichen Duft von Melisse, Myrrhe, Wacholder und Schwarzfichte in einer Ölbasis. Die Ölmischung wird tief eingeatmet, und fünf Tropfen werden auf das Herz aufgetragen und eingerieben, um die Zellen mit hoffnungsvollen Inhalten zu programmieren. Bei empfindlicher Haut wird das Öl auf die Fußsohlen aufgetragen.

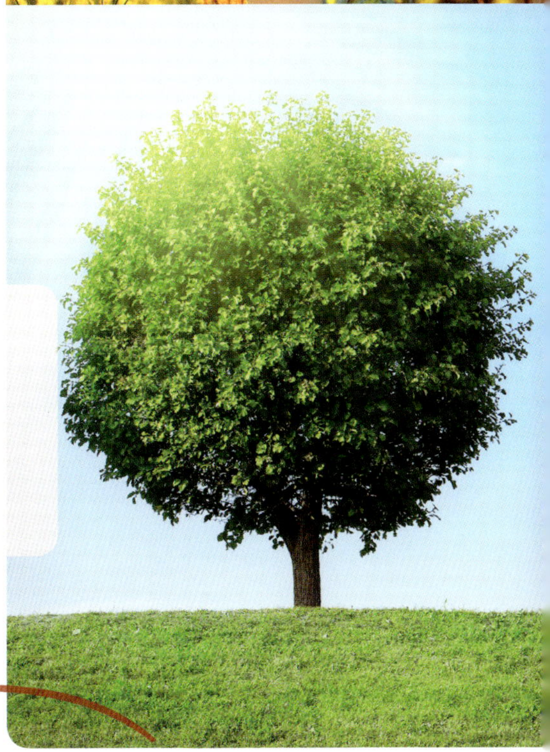

Trage einen Tropfen ***Hoffnung*** auf dein Herz auf und nähre das Gefühl der Zuversicht und Stärke in deinem Bewusstsein. Erträume Großes, und verfolge deine Träume, bis du das Ziel erreicht hast.

Eine spirituelle Übung:
Willst du den Duft des Öls und die Arbeit an dir selbst in spiritueller Hinsicht vertiefen, so probiere die folgende Übung, die deine kühnsten Hoffnungen übertreffen wird.

Die Antwort auf deine Hoffnung – Gottes süße Liebe

Du sitzt in der Einsamkeit der Natur und beobachtest ein Gebirgsbächlein, das leise wie ein *ewiges Lied* von der Anhöhe ins Tal gurgelt und verspielt dahinplätschert. Die Sonne funkelt wie strahlende Diamanten auf der Wasseroberfläche und bringt das kühle Nass für dich zum Leben.

Öffne bewusst dein Herz für die *Liebe des Höchsten*, die für immer zu dir fließt wie ein ruhiger Gebirgsbach. Fühle den Strom *ewiger Liebe* sanft in dein Herz und Sein eintreten und stimme ein in den *Ton der Seele*.

Von *Mut* beflügelt, beruhigt und ohne Hast und *Stress*, liegt dein Schiff im Hafen der *Hoffnung*, um auf das offene Meer hinauszufahren, deinem *Erwachen* entgegen. Das 4. »Seelenöl« erwartet dich nun auf deiner Reise zu deinem eigenen Selbst.

4. »Seelenöl«: Erwachen Zum Bewusstsein gelangen

Eine Fülle von Ölen arbeitet Hand in Hand, um dir dabei zu helfen, dich selbst zu finden und dich auf diesem Weg der Erfahrung zu stärken. Betörende Düfte berühren den Geist und stärken den Wunsch in dir, dein höchstes Potenzial zu erreichen. Sie regen die rechte Gehirnhälfte an und ermutigen dich, deiner Kreativität freien Lauf zu lassen. Sie verstärken die Funktion der Zirbel- und Hirnanhangdrüse und bringen die Energiezentren des Körpers ins Gleichgewicht. Dabei helfen die Düfte, unsere wahren Wünsche zu identifizieren und mit Freude zielgerade darauf zuzugehen und sie konsequent zu verfolgen.

***ERWACHEN:* Angelika, Anis, Bergamotte, Bitterorange, Geranie, Grapefruit, Grüne Minze, Immortelle, Jasmin, Kamille, Koriander, Lavendel, Limette, Mandarine, Melisse, Ocotea, Orange, Salbei, Schwarzer Pfeffer, Rainfarn, Rose, Sandelholz, Schwarzfichte, Wacholder, Weihrauch, Ylang Ylang, Ysop, Zitrone, Zitronengras und Zypresse**

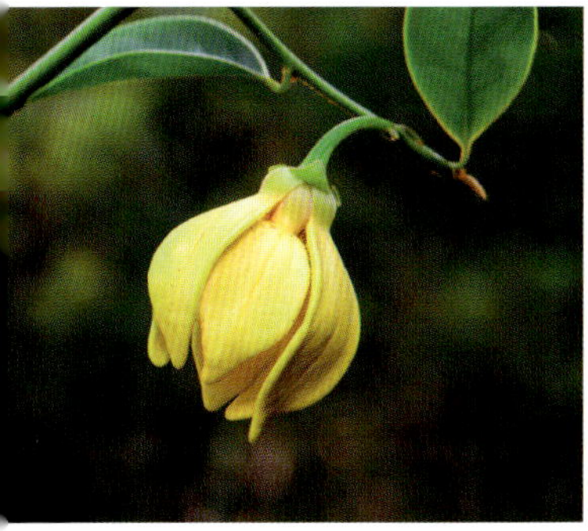

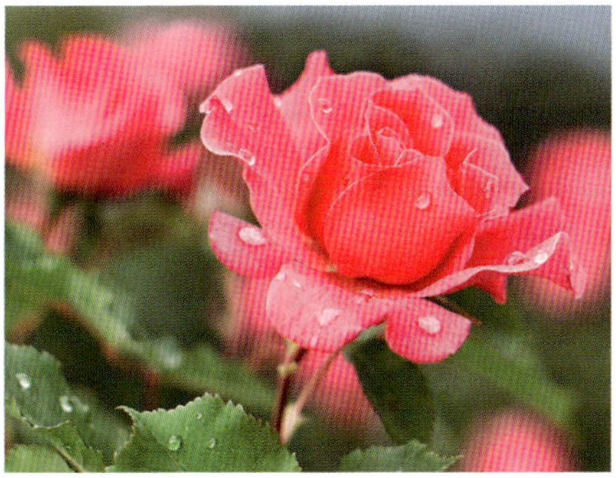

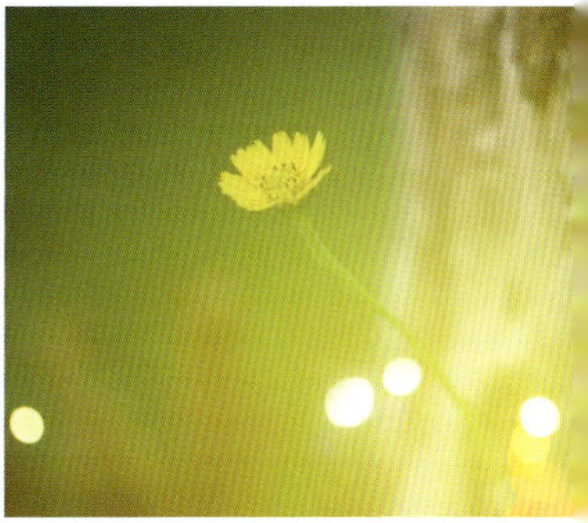

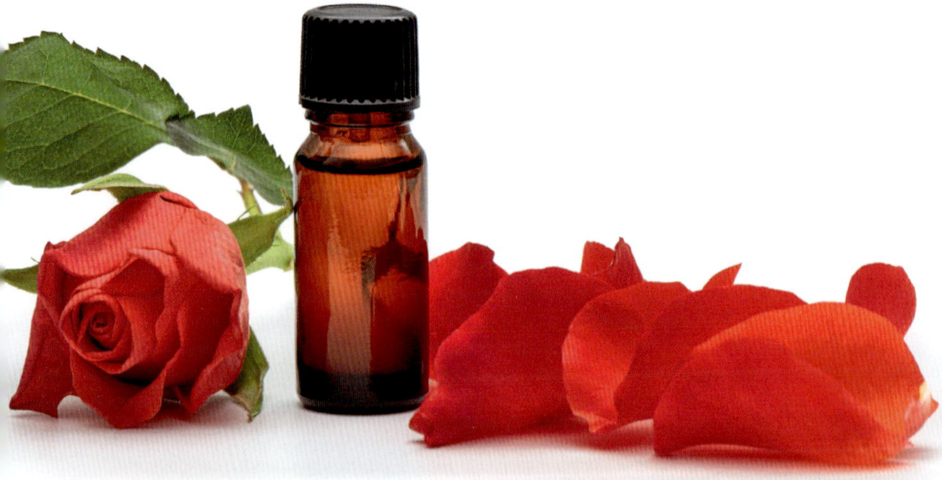

Dein Selbstbewusstsein erwacht. Die Hoffnung hat dir eine Tapisserie aus schillernden Farben und mutigen Motiven gewoben. Es ist ein Bild, das dir dein Herz gemalt hat. Es erzählt von deinen wahren Wünschen nach Glück und Freude und einem erfolgreichen, hilfsbereiten Leben. Du bist der Kunstschaffende deines Lebens! Du lässt dir von niemandem das Zepter aus der Hand nehmen. Du erwachst zu der Erkenntnis, dass du der Herr über deinen Körper, deine Gefühle und deine Gedanken bist. Du hast nicht nur die Freiheit zu wählen, sondern du übernimmst auch die volle Verantwortung dafür. Jedes Wort, das aus deinem Mund kommt, jede auch noch so kleine Handlung oder Regung des Herzens hat Konsequenzen. Alles kommt direkt zu dir zurück. **Wähle weise, denn dein Glück hängt davon ab.**

Wie du nun innerlich deine Kräfte erwachen fühlst, fragst du dich sicherlich, wie du all deine schillernden Pläne zur Vollendung bringen kannst. Wo wirst du beginnen? Welche Auswirkungen werden deine eigenen Ideen auf dein Leben und das Leben deiner Lieben haben? Du fühlst bereits, dass Hoffnung und Selbstbewusstsein dich so sehr gestärkt haben, dass du nach Höherem strebst, mehr erleben und einen Blick hinter die Kulissen des Lebens werfen willst.

Du weißt, Selbstbewusstsein gibt es ausschließlich im eigenen Selbst. Im fremdbestimmten Selbst gibt es nur Zwang, Wiederholungszwang. Du hast erfahren, dass wahre Kreativität sich auch nur im eigenen Selbst entwickelt. Du nickst weise, wenn du daran denkst, dass die Kreativität im fremden Wesen nur vom Wunsch getragen ist, Anerkennung und Achtung von Fremden zu bekommen. Da spielst du nicht mehr mit. Nun erwachst du zu der Einsicht, dass Anerkennung und Achtung schon immer dein Geburtsrecht waren. Du bist aus dem *Licht der Liebe* geboren. Es steht dir nichts anderes zu. Und du gibst dir selbst diese Ehrerbietung, wohl wissend, dass dann, wenn der Schöpfer dich ansieht, er sich selbst in dir erblickt.

Du bist ein Funke göttlichen Lichts und die Verkörperung ewiger Liebe.

Um diese Weisheit in deinen Zellen zu verankern, bedienst du dich des 4. »Seelenöls«: ***Erwachen***. Freude strömt dir aus dem Fläschchen entgegen, die das Herz wie auf Adlers Schwingen himmelwärts trägt. Alte Gefühle von Trauer und Depression, die vielleicht noch in einem Winkel deines Herzens verborgen waren, werden einer Auflösung zugeführt. Das Ziel ist das Erwachen zu einem höheren Bewusstsein, das negative Erinnerungen und emotionale Barrieren nicht duldet. So werden vergangene Erlebnisse negativer Art mit jedem Atemzug aus dem Ölfläschchen auf Zellebene vergeben und losgelassen. Die DNA wird neu programmiert. Eine emotionale und mentale Heilung vollzieht sich allmählich, eine Heilung, die ihr Licht wie ein warmer Sonnenstrahl auch auf deinen Körper wirft. Das Gefühl des Wohlbefindens macht sich auf allen Ebenen breit. Du verfolgst von nun an deine wahren Wünsche. Wahre Wünsche gibt es nur im eigenen Selbst.

Karins Erwachen

Karin, eine Sozialpädagogin an einer Schule in Hannover, stützte ihren Kopf in die Hand und stöhnte. Gerade hatte der letzte Klient für heute die Türe hinter sich geschlossen. »Ein schwieriger Fall«, seufzte sie. Ihre Gedanken drehten sich wie das Getriebe eines aufheulenden Motors. »Wie kann ich diesem Jungen helfen, wenn er sich selbst nicht helfen will?«, hämmerte es in ihrem Kopf. »Es muss eine schnelle Lösung her«, quälten sich ihre Gedanken, und der Kopf brummte. Schließlich riss sie ihre Jacke und die Handtasche vom Haken und rannte aus dem Beratungsraum. Sie hatte noch einen Termin mit einer Klientin. Gestresst lief sie über den Parkplatz zum Auto.

Da klingelte ihr Handy. Es war ihre Freundin Julia. »Hallo Julia, ich bin gerade auf dem Weg zu einem Termin. Wann sehen wir uns einmal?«, fragte sie ihre Freundin und war froh, auf andere Gedanken zu kommen. »Ich habe eine tolle Nachricht für dich, Karin!«, lachte die Freundin ins Telefon. »Am Freitag ist ein interessanter Vortrag über Stress. Begleitest du mich?« »Stress«, seufzte Karin, »ja, das ist genau das, was ich gerade brauche.« Sie machten einen Termin aus, und irgendwie musste Karin über diesen Zufall schmunzeln, denn ihr Arbeitstag war heute wirklich stressig gewesen. Sie freute sich, ihre Freundin zu treffen. An eine wirkliche Hilfe gegen Stress glaubte sie freilich nicht.

Als sie Freitagabend im Vortragssaal das Programm studierte, staunte Karin nicht schlecht. »Das ist ja ein Vortrag über ätherische Öle«, sagte sie begeistert zu ihrer Freundin. »Ich liebe Düfte! Da bin ich aber gespannt.« Sie saß mit offenen Ohren und staunte über die vielen kleinen Geschichten über ätherische Öle und wie diese den Menschen in oft ausweglosen Situationen unglaublich helfen konnten. Gerade als sie dachte: »Aber für meine berufliche Arbeit als Sozialpädagogin mit diesen ausweglosen Fällen gibt es bestimmt kein Öl«, fiel der Name einer Ölmischung: *»Erwachen«*. Sie horchte auf.

Erwachen, der Name dieses Öls hatte an ihr Herz gegriffen und sie magisch berührt. Karin griff begierig nach dem kleinen Glasfläschchen. Sie verlor sich in dem Duft dieser Ölmischung, der ihre Sinne berauschte. Etwas löste sich tief im Inneren, das fühlte sie genau. Ein Lächeln umspielte ihre Lippen, und sie konnte nicht genug von diesem Duft bekommen. *»Erwachen«*, dachte sie. »Vielleicht hilft mir dieses Öl dabei, meinen Leuten eine echte Lebenshilfe zu bieten.« Sie dachte an ihre einzelnen Klienten, die sie besser bei ihrer Lebensgestaltung unterstützen könnte, wenn sie zu ihrem höheren Selbst hin mehr »erwachte«. Das würde ihre Kreativität steigern und ihr besser dabei helfen, die persönlichen Stärken und Schwächen ihrer Ratsuchenden zu erkennen und sie zu fördern. Natürlich besorgte sich Karin diese Ölmischung sofort. Sie konnte es gar nicht erwarten, mit diesem Öl an sich zu arbeiten.

Jeden Abend nahm sie sich Zeit und gab sich dem *Duft des Erwachens* hin. Sie verwendete es als Parfüm jeden Morgen, bevor sie zur Arbeit ging. Das Gefühl von Überforderung löste sich immer mehr auf. Zwischen den Terminen nahm sie immer wieder einmal einen tiefen Atemzug aus dem Fläschchen, um sich aufzurichten und neue Ideen für ihre Schützlinge zu sammeln. Mit jedem Atemzug glitt eine Welle der Entspannung über ihren Körper. »*Erwachen* lässt mich immer wieder zu meinem inneren Selbst aufwachen«, gestand sie ihrer Freundin Julia später. »Ich habe das Gefühl, dass mich das Leben trägt und ich ein Teil des Ganzen bin. Ich kann mit den Schicksalsschlägen meiner Studenten viel besser umgehen.« Und sie fügte geheimnisvoll hinzu. »Für mich ist *Erwachen* die emotionale Meistermischung.«

Aus der Sicht des Psychotherapeuten:

Ziele und Wünsche – für uns selbst und für unsere Klienten – scheinen oft unerreichbar zu sein, während auf der anderen Seite mit absoluter Leichtigkeit Probleme in unser Leben treten, die wir überhaupt nicht wollen (unbezahlte Rechnungen, Beziehungsprobleme oder Krankheit zum Beispiel).

Wir bekommen nicht,
was wir uns wünschen.
Wir bekommen, was wir »erwarten«.

Die feste und überzeugte Erwartung ist ein Teil unseres Seins. Es ist Wissen, das wir felsenfest in uns tragen, in jeder einzelnen Zelle unseres Körpers. Dieses Wissen wird sich unweigerlich im Äußeren verwirklichen. **Wir manifestieren unsere Wünsche von innen nach außen.**

Hingegen ist ein flüchtiger Wunschgedanke, den wir nicht verinnerlicht haben, so etwas wie ein Blick durch eine Schaufensterscheibe auf ein buntes Spielzeug. Es fällt uns ins Auge, und wir wollen es haben. Meist kaufen wir es, legen es in einer dunklen Ecke ab und vergessen es dann. Es hat keinen bleibenden Wert.

Das Hermetische Gesetz gilt: »Wie innen, so außen.« Was wir im Äußeren erleben, ist das Resultat unserer inneren Bewusstheit. Daher ist das Arbeiten mit dem Öl *Erwachen* eine großartige Hilfe, um diese Wahrheit und andere Erkenntnisse in uns selbst und in unseren Klienten zu vertiefen.

»Werde deine Ziele und Wünsche, damit sie mit Leichtigkeit in dein Leben treten können.«

Der Universalschlüssel zur Problemlösung liegt im individuellen Bewusstsein jedes einzelnen Menschen. »Was mir widerfährt, darum habe ich gebeten«, ist ein Zitat aus dem Werk »Ein Kurs in Wundern«*.

* Ein Kurs in Wundern, Dr. Helen Schucman, Greuthhof Verlag.

Die Arbeit mit ätherischen Ölen:

Erwachen vereint den lieblichen Duft von Angelika, Anis, Bergamotte, Bitterorange, Geranie, Grapefruit, Grüne Minze, Immortelle, Jasmin, Kamille, Koriander, Lavendel, Limette, Mandarine, Melisse, Ocotea, Orange, Salbei, Schwarzer Pfeffer, Rainfarn, Rose, Sandelholz, Schwarzfichte, Wacholder, Weihrauch, Ylang Ylang, Ysop, Zitrone, Zitronengras und Zypresse in einer Ölbasis. Die Ölmischung wird tief eingeatmet, und fünf Tropfen werden auf das Herz aufgetragen und eingerieben, um all die Schalter der Gene in deinen hundert Billionen Zellen zu transformieren und harmonisch aufzubauen. Bei empfindlicher Haut wird das Öl auf die Fußsohlen aufgetragen.

Zur Erinnerung: Vielleicht bist du überrascht oder gar entsetzt über so viele ätherische Öle, die in dieser kostbaren Ölmischung vereint sind und die du vielleicht nicht alle zu Hause hast. Dann verwende eines oder eine Mischung aus mehreren der vorgeschlagenen Öle. Wenn du auch nur ein einziges Öl zu Hause hast, verwende es im Sinne des »Seelenöls« und arbeite damit. Der Grund, warum die »Seelenöle« exquisite Mischungen aus verschiedenen ätherischen Ölen sind, liegt darin, dass dir in der Symphonie der duftenden Wirkstoffe die geballte Kraft der Natur zu Hilfe kommt. Die einzelnen Öle verbinden und verstärken sich gegenseitig und senden nicht nur ein leichtes Lüftchen, sondern einen gewaltigen Sturm in deine Zellen, um an der Lösung eines Problems zu arbeiten.

Diese mächtige Ölmischung ***Erwachen***, die aus vielen reinen ätherischen Ölen besteht, will dir mit einem lieblichen Duft-Potpourri dabei helfen, dein inneres Bewusstsein zu wecken und zu stärken. Erwachen ist der erste Schritt, um positive Veränderungen im Leben herbeizuführen und auf das höchste Potenzial zuzugehen. Rieche wiederholt an diesem Öl.

Eine spirituelle Übung:
Willst du den Duft des Öls und die Arbeit an dir selbst in spiritueller Hinsicht vertiefen, so probiere die folgende *Kontemplation*, die dich zu einem neuen Leben erwachen lässt.

Wenn Seele erwacht

Kontemplation ist ein Gespräch mit dem geheimsten, tiefsten und göttlichen Teil von dir. Während Meditation den Verstand auf ein Objekt richtet, erhebt sich die *Seele* in der Kontemplation über die Grenzen des endlichen Verstandes hinaus in höhere Sphären der Unendlichkeit; denn der begrenzte Verstand und die Unendlichkeit werden sich niemals treffen. Daher beruhige den Verstand und tritt hinaus in das Land der unbegrenzten Möglichkeiten.

Singe leise und innig das Liebeslied an Gott, *HU*, und erwarte mit Liebe die Antwort des Höchsten. *»Die Liebe kommt nicht zu denen, die sie suchen, sondern zu jenen, die Liebe geben.«** In Liebe erhebt sich die *Seele* zu geistiger Freiheit. Du bist erwacht.

Das 5. »Seelenöl« auf dem Weg zur Erkenntnis vom fremden zum eigenen Selbst ist die *Menschlichkeit*. Mit *Mut*, *Stressfreiheit*, *Hoffnung* und dem *Erwachen* führt der nächste logische Schritt zur eigenen *Menschlichkeit*.

* Paul Twitchell, Das Shariyat-Ki-Sugmad, Buch 1

5. »Seelenöl«: Menschlichkeit
Schenke Wohlwollen, Güte, Toleranz

Mit der inneren Lebenseinstellung von Menschenfreundlichkeit, Anteilnahme, Mitgefühl und Herzensgüte kommt die Fähigkeit, sich selbst zurückzunehmen. »Können wir über das Wunder des Lebens staunen und dafür dankbar sein, so können wir uns selbst und unsere Erde heilen.« (Chronik 7:14) Dadurch nehmen wir Teil an der Schöpferkraft des Höchsten und bauen eine innige Beziehung zu Gott auf. Die Ölmischung ***Menschlichkeit*** *hilft uns dabei. Durch ihre duftende Schwingung können die aktiven Substanzen dieser Duftmischung zu jenen Stellen vordringen, die Heilung in unserem Leben benötigen – Heilung von Abgrenzung, Feindseligkeit, Unverständnis oder Unmenschlichkeit. Heilung geschieht immer im eigenen Selbst.*

MENSCHLICHKEIT: Bergamotte, Bitterorange, Geranie, Koriander, Melisse, Myrrhe, Rose, Schwarzfichte, Vetiver, Weihrauch und Ylang Ylang

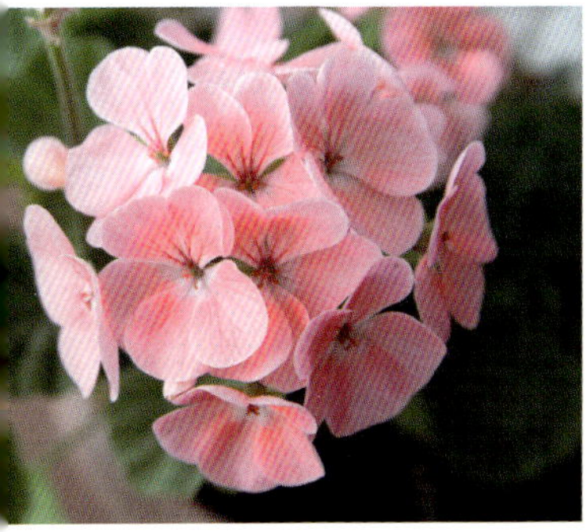

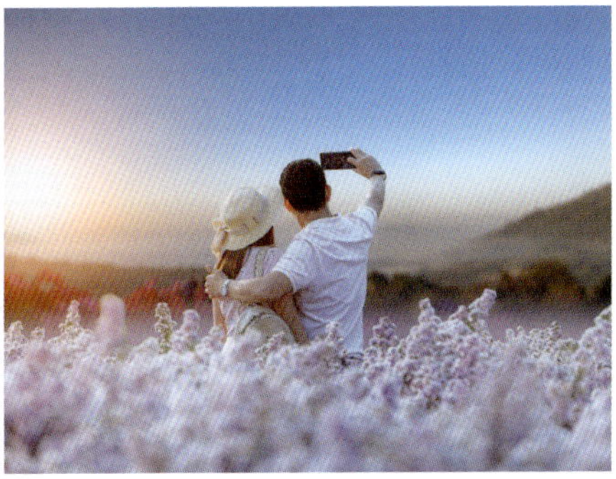

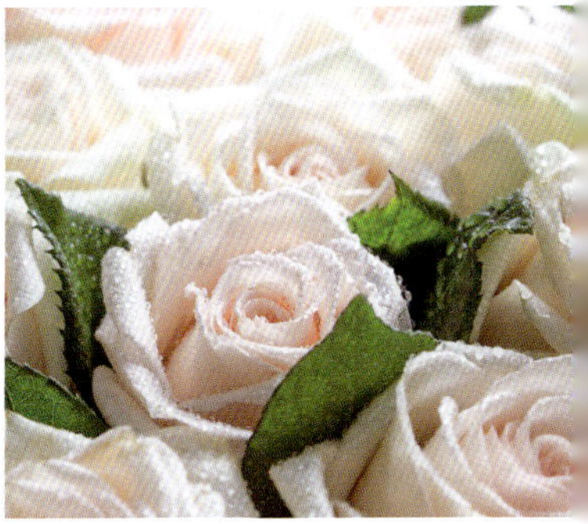

Vertrauen und Ausgeglichenheit duften dir aus diesem Ölfläschchen entgegen. Angst, Stress und Anspannung schmelzen dahin bei dem beruhigenden und zugleich aufrichtenden Aroma; denn die Harzöle in dieser Duftmischung beeinflussen das emotionale Zentrum im Gehirn, um Sanftmut und Frieden zu verankern und Bewusstheit zu wecken. Das wohlriechende Rosenöl, ein Öl von höchster Schwingung, vermittelt ein Gefühl des Gleichgewichts, der Harmonie und des Wohlbefindens und öffnet das Herz für die Liebe.

Wahre Menschlichkeit gibt es nur im eigenen Selbst. Wer daher daran arbeitet, sein wahres Selbst zu erkennen und aufzubauen, besiegt die Laster des menschlichen Verstandes (Hass, Zorn, Wut, Verzweiflung), die oft unbewusst und unreflektiert fremdgesteuert sind. In einem Menschenfreund regiert das königliche Zepter der Liebe mit Verständnis, Geduld und Großzügigkeit. Diese Attribute bringen uns unserer ewigen Bestimmung näher und vertiefen unsere Beziehung mit dem Ursprung allen Seins.

Heilung kommt niemals von außen, sondern geschieht immer im eigenen Selbst. Heilung im wissenschaftlichen Sinn heißt, dass die Schalter der Gene am richtigen Ort sitzen und richtig geschaltet sind. Der *unendliche, ewige Geist*, der wir sind, beginnt nun bewusst vom fremden Einfluss zum eigenen Selbst zu wechseln.

Die Arbeit mit ätherischen Ölen:

Menschlichkeit vereint den warmen, betörenden Duft von Bergamotte, Bitterorange, Geranie, Koriander, Melisse, Myrrhe, Rose, Schwarzfichte, Vetiver, Weihrauch und Ylang Ylang in einer Ölbasis. Die Ölmischung wird tief eingeatmet; fünf Tropfen werden auf das Herz aufgetragen und eingerieben, um all die Gene in deinen hundert Billionen Zellen zu modifizieren und neu zu organisieren. Bei empfindlicher Haut wird das Öl auf die Fußsohlen aufgetragen.

Wie lange sollst du das Öl verwenden, bevor du zum nächsten Öl weitergehen kannst? Das hängt von dir ab. Wenn dein Herz, mit dem Öl der Liebe für alles Leben gesalbt, bereit ist, der Welt (inklusive der Widersacher) bedingungslose Liebe entgegenzubringen, dann ist es Zeit weiterzugehen.

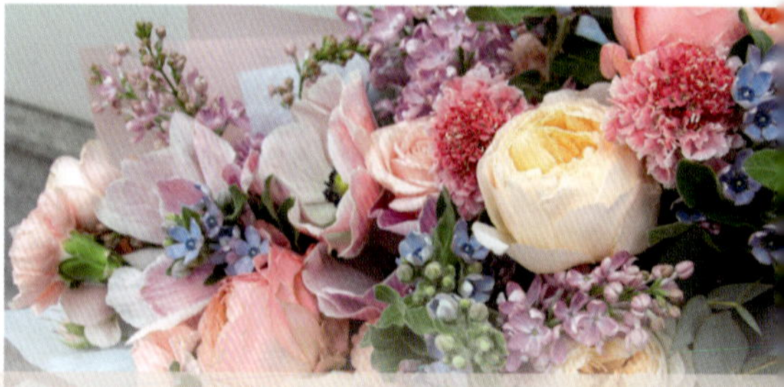

Trage einen Tropfen ***Menschlichkeit*** auf dein Herz auf und rieche an diesem Öl immer dann, wenn du dein Herz dem Leben hin öffnen willst. Der Dienst am Leben, wahre Menschlichkeit und Demut sind die Grundlagen für emotionale Stärke. Diese ätherische Ölmischung will uns den Sinn des Lebens eröffnen und ein tieferes spirituelles Bewusstsein fördern.

Eine spirituelle Übung:
Willst du den Duft des Öls und die Arbeit an dir selbst in spiritueller Hinsicht vertiefen, so probiere die folgende Übung, um dein Herz in Liebe der Welt zu öffnen.

In das Herz Gottes

Der schnellste und einfachste Weg, um dein Bewusstsein in das *Herz Gottes* zu legen, ist wohl, sich mit dem *Ton der Seele* zu verbinden. Er ist der heilige Ton, *HU*, der in die Sprache des Lebens gewoben ist. Auf vielerlei Wegen wirst du seine Segnungen empfangen. Halte Ausschau danach und horche auf die Liebe, die zu dir zurückkommt. Du wirst feststellen, dass sich etwas in deinem Leben verändert.

HU ist das Liebeslied der Seele an Gott.

In Demut stellst du fest, dass du ein Teil des Ganzen bist und dein Herz nicht nur für dich allein, sondern für die ganze Welt schlägt. Teile deine Liebe mit allem Leben, indem du dort hilfst, wo du gerade stehst.

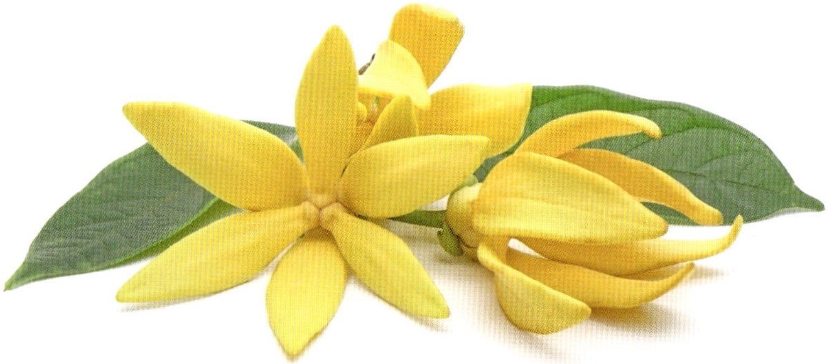

Bist du bereit für den nächsten Schritt auf deinem Weg der Erkenntnis vom fremden zum eigenen Selbst? Ausgerüstet mit *Mut*, *Ruhe* und *Hoffnung* erwachen wir zu einem neuen Bewusstsein der *Mitmenschlichkeit*. Nun brauchen wir das Öl *Motivation*, um unseren Erkenntnissen treu zu bleiben und uns von der dröhnenden Alltagswelt nicht ablenken zu lassen und in den Strudel alter Gewohnheiten zurückzufallen.

6. »Seelenöl«: Motivation
Habe dein Ziel vor Augen

Die Ölmischung Motivation fördert den Drang, die eigenen Ideen in die Verwirklichung zu leiten und sie zur Vollendung zu führen. Sie steigert die Leistungsfähigkeit und stellt positive Energien bereit, um das Gefühl der Angst und des Hinausschiebens zu überwinden.

MOTIVATION: **Kamille, Lavendel, Schwarzfichte, Ylang Ylang**

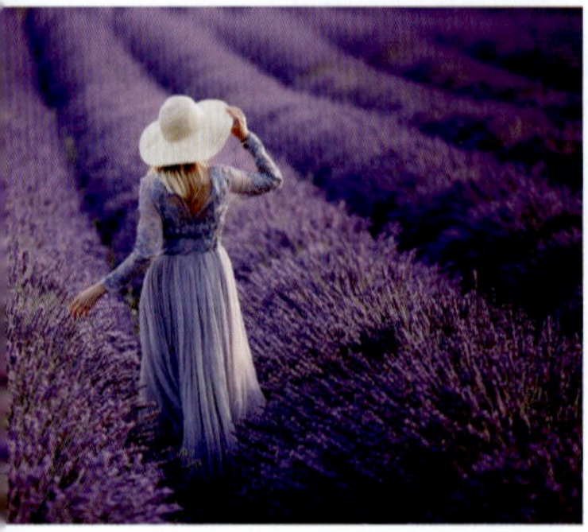

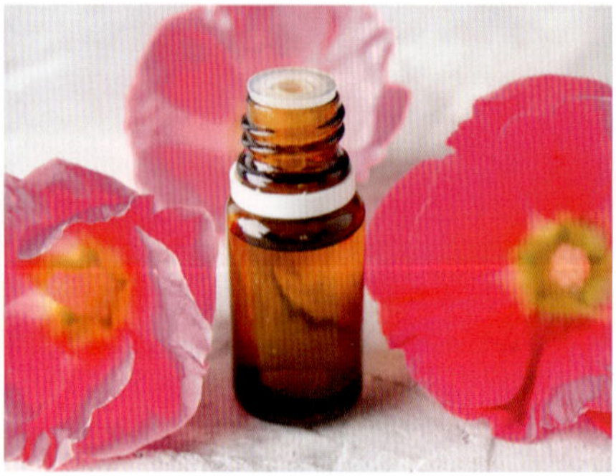

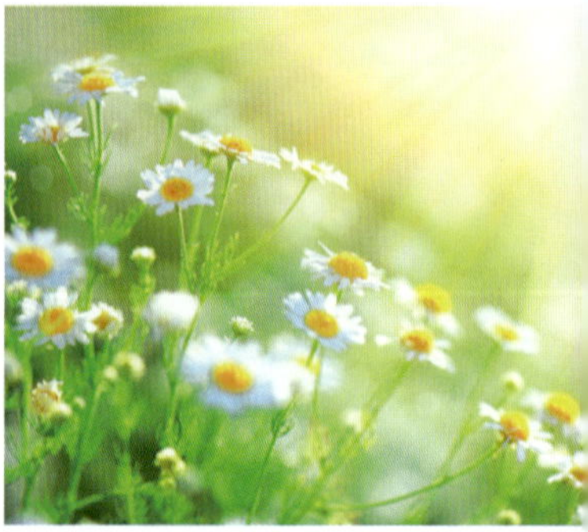

Es versteht sich von selbst, dass unsere Vorlieben, Werke und die Vollendung unserer Vorhaben nur im eigenen Selbst heranreifen können. Wenn wir für uns selbst arbeiten und aus Eigeninitiative und Motivation konzentriert bei der Sache sind, sind wir rund um die Uhr mit der Verwirklichung unserer Ideen beschäftigt. Wir empfinden eine Dauermotivation, die uns vorantreibt und uns den gesetzten Zielen geradlinig entgegengehen lässt.

Die Öle in dieser Mischung ***Motivation*** fördern Ruhe, Ausgeglichenheit und einen erholsamen Schlaf, um in der Schaffenskraft zu bleiben. Der erdende Duft eines der Öle löst emotionale Blockaden, die im Unbewussten schlummern können und uns zögern und wichtige Entscheidungen aufschieben lassen. Ein anderer Wirkstoff im Öl *Motivation* bringt unsere männlichen und weiblichen Energien in Einklang und stellt Selbstvertrauen und Ausgeglichenheit her. Ein weiteres Öl sorgt für

Konzentration und Scharfsinn. Alle Öle vereinen sich in dieser Ölmischung, um uns Motivation und Ansporn zu sein.

Diese Ölmischung kann uns hilfreich dabei unterstützen, mit der gesteigerten Energie und ihren starken Wirkstoffen die Schalter der Gene auf unserem Genom richtig zu setzen, sodass sich das Gefühl der Angst, der Unsicherheit, des Hinauszögerns und Aufschiebens – Gefühle, die nur im fremden Selbst vorkommen – ganz von alleine lösen. Dadurch ist der Mensch, der im eigenen Selbst verankert ist, Tag und Nacht mit der Verwirklichung seiner eigenen Ziele beschäftigt.

Aus der Praxis des Psychotherapeuten:

Einen apathischen Menschen zu motivieren, ist eine Kunst, die gelernt sein will. Sanfte Worte und starke Anreize mögen helfen. Doch die Schwingungen von ätherischen Düften, die sich wie ein Magnet von Problemen angezogen fühlen, um Ordnung zu schaffen, sind ein wertvolles Hilfsmittel in der Praxis.

In ähnlicher Weise arbeiten die harmonischen Klangwellen der *Binauralen Beats** einträchtig zusammen, um die rechte mit der linken Gehirnhälfte friedvoll zu verbinden und Motivation und Lebensfreude zu wecken. Auch diese Heilmethode ist ein beliebtes und effektives Mittel in der Therapeutenpraxis. Düfte, die während der Klanganwendung vernebelt werden, verstärken zusätzlich die Wirkung.

Die Arbeit mit ätherischen Ölen:

Motivation vereint den aufmunternden Duft von Kamille, Lavendel, Schwarzfichte und Ylang Ylang. Die Ölmischung wird tief eingeatmet, und fünf Tropfen werden auf das Herz aufgetragen und eingerieben, um einerseits die Schalter am Genom zu reorganisieren und andererseits die Zelle mit Energie zu versorgen. Bei empfindlicher Haut wird das Öl auf die Fußsohlen aufgetragen.

Trage einen Tropfen ***Motivation*** auf Stirn und Schläfen auf oder nimm einen tiefen Atemzug dieser Ölmischung, um Schwung und Begeisterung für deine Arbeit zu tanken. Das beruhigende und zugleich belebende Aroma motiviert zu größeren Anstrengungen und gesteigerter Aktivität, um dein Ziel zu erreichen.*

* www.secretsofnature.org/dm-harmonics

Eine spirituelle Übung:
Willst du den Duft des Öls und die Arbeit an dir selbst in spiritueller Hinsicht vertiefen, so probiere die folgende Übung, um dir die geballte Kraft und Motivation für dein Vorhaben aus dem Universum zu holen.

Auf den Wellen des Meeres reiten

Du stehst am Strand, vor dir das stille Meer, unbeweglich, fast teilnahmslos. Die Sonne vergoldet die Wasseroberfläche mit ihren warmen Strahlen. Da kommt plötzlich, von irgendwoher, ein leiser, sanfter Wind auf und streicht behutsam über die Meeresfläche. Kleine Wellen kräuseln sich und beginnen mit dem Windhauch zu tanzen. Es dauert nicht lange, da bläst der Wind stärker und peitscht das träge Nass zu Wellen hoch. Die weiße Gischt bäumt sich auf und stürzt krachend in die Fluten zurück; und ehe du dich versiehst, ist das ruhige, gläserne Meer zu wilden, schäumenden Meereswogen geworden.

Du stehst fest geerdet am Strand und fühlst die Ausläufer der Wellen über deine Füße rollen, erst sanft und sachte, dann immer stürmischer werdend, als wollten sie dich aufwecken, dich ermutigen, dich zu Größerem, Edlerem motivieren. Das kühle Nass belebt dich, und du schöpfst Energie und Mut daraus. Deine Motivation, hoch oben auf den Wellen des Lebens zu reiten, wird mit zunehmender Windstärke heftiger und leidenschaftlicher.

Die Wellen singen das *Lied der Liebe*, erst sanft, dann immer lauter und eindringlicher werdend. Sie berühren nicht nur deine Füße, sie greifen an dein Herz. Du fühlst die Kraft *ewiger Liebe* auf dir und deinem Lebenswerk ruhen und weißt intuitiv, dass der *Ozean der Liebe und Gnade* jede deiner Bemühungen unterstützt und belohnt.

Wenn du so weit bist, erwachst du aus dieser wunderbaren Meeresszene dankbar und voller Motivation für die Arbeit, die du dir vorgenommen hast – die Arbeit an deinem eigenen Selbst.

Die *Motivation*, sein Leben nach seinen eigenen Plänen und Träumen zu gestalten, ungeachtet der Unkenrufe wohlmeinender Zeitgenossen, erfüllt das Menschenherz mit unbändiger Freude. Und dieses 7. »Seelenöl« *Freude* holen wir uns jetzt zu Hilfe, um sicherzustellen, dass diese Herzensfreude in unseren Genen für immer felsenfest verankert wird!

7. »Seelenöl«: Freude
Lasse die Sonne deines Herzens leuchten

Diese wunderschöne Mischung produziert magnetische Energie, die das Herz und den Verstand mit Freude erfüllt. Sie inspiriert romantische Gefühle und hilft bei der Bewältigung tiefsitzender Trauer und Depression.

FREUDE: **Bergamotte, Geranie, Jasmin, Kamille, Koriander, Mandarine, Palmarosa, Rose, Ylang Ylang, Zitrone**

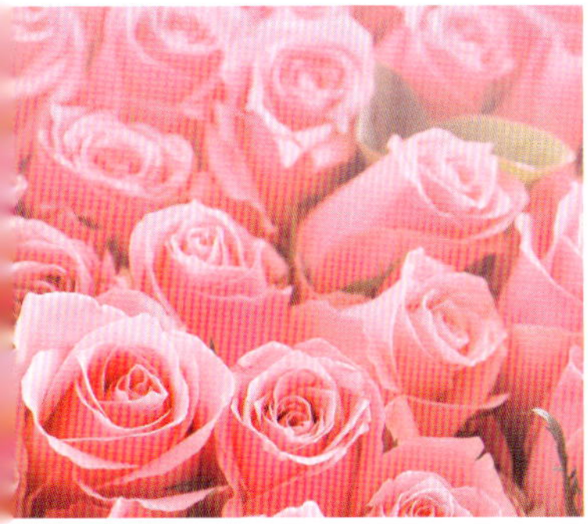

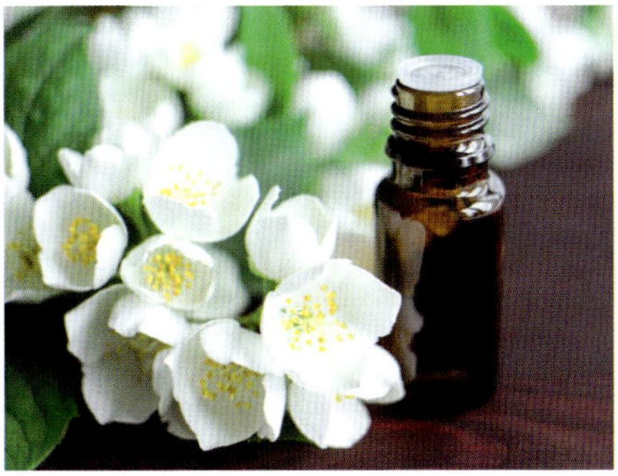

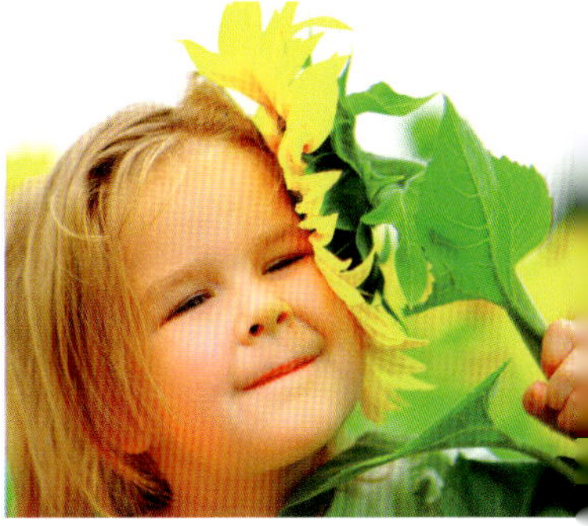

Wir sind voll motiviert und sprühen vor Ideen. Wir entwickeln einen konkreten Plan, unsere Vorstellungen zu realisieren. Jede Idee schwingt und singt auf einer bestimmten Tonstufe, um mit der Umgebung in Resonanz zu treten. Die Gedankenkraft baut ein magnetisches Feld auf, um hilfreiche Freunde – Menschen, Ideen und Dinge – anzuziehen, die wir für die Verwirklichung unserer Ideen brauchen. Das geschieht ganz automatisch. Wenn ein Mensch von einer Idee beseelt ist, scheint seine Aura zu leuchten und die Augen funkeln. Die Freude, in seiner Schöpferkraft zu sein und seine eigenen Ideen verwirklichen zu dürfen, ist unübersehbar. Du fühlst dich wie Michelangelo, der auf sein Gemälde den letzten vollendenden Pinselstrich setzt; oder wie Beethoven, der

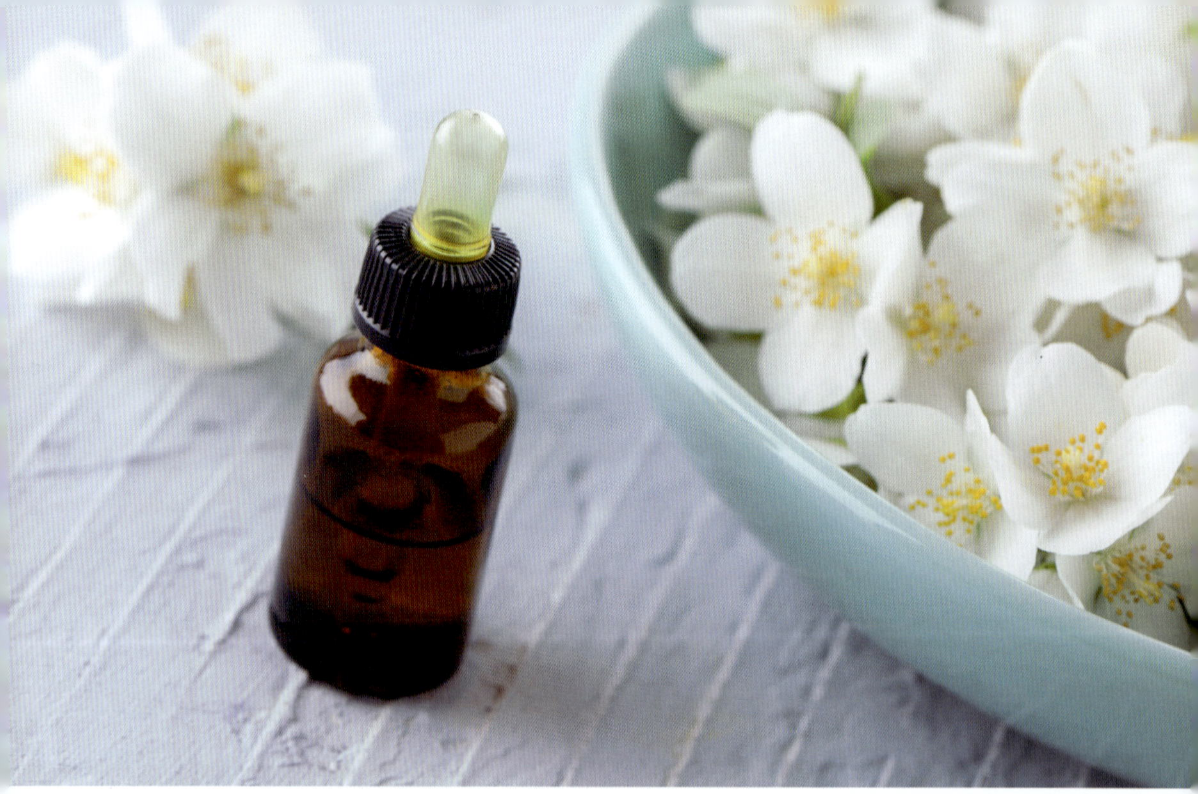

gehörlos mit der Macht seiner Schöpferfreude kraftvoll den letzten Akkord in die Tasten schmettert. Die Schöpferfreude ist grenzenlos.

In dieser magnetischen Ölmischung ***Freude*** treten Wirkstoffe zusammen, die ein Feuerwerk an Seligkeit und Begeisterung entfachen. Nicht nur beruhigen sie zutiefst, um wahre Freude im Inneren zu entdecken. Sie strahlen Vertrauen, Sicherheit und tiefes Wohlbefinden aus, Gefühle die den Körper, das Herz und den Verstand in eine blütenreiche Duftwolke inniger Freude hüllen. Die Düfte glätten Nerven und lassen Stress, Ruhelosigkeit, Leid und Traurigkeit wie eine flüchtige Nebelschwade verfliegen. Ein Öl dieser Ölmischung *Freude*, das eine der höchsten Schwingungen aller bekannten Naturstoffe dieses Planeten in sich trägt, steuert den stabilisierenden, beglückenden Aromastoff bei, der sich in dem Gefühl von Romantik, von gefühlter Liebe ausdrückt. Romantik gibt es nur im eigenen Selbst. Im fremden Ego, wo »Liebe« auf Machtausübung aufgebaut ist, gibt es keine glücklichen Gefühle.

Die Liebe zur Macht versus der Macht der Liebe

Unglücklicherweise wenden sich Menschen gegen sich selbst, wenn ihre Macht nicht auf andere übertragen werden kann. Diese zerstörerische Macht wird dann entweder gegen den eigenen Körper, die eigenen Gefühle oder den eigenen Verstand gerichtet. Diese Menschen leiden seelische Qualen. Erinnerungen von erlittenem Schmerz aus der Kindheit werden im Geist gebetsmühlenartig wiederholt und Erniedrigungen und Enttäuschungen immer wieder erlebt, als wären sie gestern gewesen. Das Resultat ist tiefsitzende Trauer, Krankheit, Depression und mehr.

Daher wissen Psychotherapeuten, dass diese Ölmischung ***Freude*** vorbildlich dabei hilft, uns bei der Transformation von der Fremdbestimmung zur Selbstbestimmung zu unterstützen.

Wenn die Freude ins Leben zurückkehrt

Miriam strahlte vor Freude und sagte zu ihrer Freundin Caroline: »Jetzt noch einen Tropfen Duft in den Aroma-Diffuser, und wir sind für die heutige Ausstellung bereit!« Beide hatten den Tisch liebevoll mit allerlei feinen Duftfläschchen dekoriert, und der kleine Wasserbrunnen versprühte einen duftenden Nebel. »Unser Lieblingsöl stellen wir ganz vorne hin«, waren sich die beiden einig und platzierten ein kleines rosafarbenes Fläschchen mit der Aufschrift *FREUDE* auf den Tisch. Es enthielt eine zauberhafte Mischung aus Rose, Rosengeranie, Ylang Ylang, Jasmin und anderen duftenden Aromen, die die Macht hat, ein trauriges Menschenherz zu erfreuen.

Eine Dame, Mitte fünfzig, schick gekleidet und mit feinen, aber verschlossenen Zügen, näherte sich langsam und unsicher dem bunten Ausstellungstisch. »An unserem Display kann keine Frau vorübergehen, ohne wenigstens an einem Fläschchen zu riechen«, dachte Miriam lächelnd und nickte der Kundin aufmunternd zu. Doch diese verzog keine Miene und musterte mit unruhigem Blick die Aromafläschchen. Caroline fühlte: »Diese Frau scheint sehr traurig zu sein.«

Selbst als die Dame direkt vor dem Tisch stand und die bunte Vielfalt der Glasfläschchen sie erwartungsvoll anstrahlten, kam kein Lächeln zurück. Man hatte den Eindruck, dass etwas in dieser Frau wie eingefroren war. »Was muss sie wohl mitgemacht haben, dass ihr Herz selbst beim Anblick dieser unschuldigen Öle, die die erhabensten Düfte zur Freude der Besucher verströmen, nicht mehr lächeln kann«, dachte Miriam mitfühlend.

Da griff die Kundin zielstrebig nach dem rosa Fläschchen, an dem ihre Augen hängen geblieben waren. Sie las die Aufschrift »*Freude*«, öffnete das Ölfläschchen und roch begierig daran. Doch sogleich verzog sie ihre Nase angewidert und stieß unwillkürlich hervor: »Iiiigitt, da wird einem ja übel!« Sie hielt sich die Hand vor den Mund, stellte das Fläschchen abrupt auf den Tisch, warf den Schraubverschluss hinterher und verließ eilends den Stand.

Erschrocken schauten Miriam und Caroline sich gegenseitig an und dachten einstimmig: »Diese Frau haben wir eindeutig verloren. Die bekommen wir bestimmt nie wieder zu

Gesicht.« Behutsam nahm Miriam ihr Lieblingsölfläschchen, schraubte liebevoll den Deckel darauf und hielt das Ölfläschchen in der Hand, wie um es zu ›beschützen‹ und sich selbst von diesem Schreck zu erholen. »So eine heftige Reaktion habe ich noch nie gesehen«, beschwichtigte Caroline ihre Freundin.

Beide schienen diesen unliebsamen Vorfall bereits vergessen zu haben, als sie andere Kunden bedienten und ihnen begeistert von den Vorzügen ätherischer Öle erzählten. Plötzlich kam die Dame von vorhin – etwa zehn Minuten später – an den Verkaufsstand zurück, entschuldigte sich für ihr unhöfliches Verhalten und bat um drei Fläschchen »*Freude*«. Erstaunt sahen die Verkäuferinnen die Kundin an.

Da erzählte sie den beiden im Vertrauen: »Direkt nachdem ich euren Stand verlassen habe, lief ich zur Toilette. Mir war richtig übel. Als ich in den Spiegel schaute, erkannte ich plötzlich den Grund meiner extremen Reaktion zu einem Öl, das sich »*Freude*« nennt. Wissen Sie«, sagte sie leise, wie hinter vorgehaltener Hand: »Ich habe meinen Mann sehr geliebt und ihm vertraut. Doch seit meiner Scheidung vor fünf Jahren habe ich keine Freude mehr empfunden.« Sie nahm ihren Einkauf liebevoll und dankbar entgegen, und ein leises Lächeln umspielte ihren Mund.

Seit diesem Erlebnis sind die beiden Freundinnen Miriam und Caroline immer sehr achtsam, wenn sie jemanden an dem Duft der »*Freude*» schnuppern lassen und fragen: »Sind Sie bereit für die *FREUDE* in Ihrem Leben?«

Die Psychotherapeutin weiß:

Die starke Empfindung auf den Duft der *Freude* und das Angeekeltsein vor dem Glücklichsein war wohl dem Schmerz darüber geschuldet, dass diese Frau ihren geliebten Lebenspartner und damit ihr Glück und ihre Freude im Leben verloren hatte. Es muss ein Schmerz so groß und tief gewesen sein, dass sie diese Wunde nicht fühlen wollte, um nicht noch tiefer in die Verzweiflung zu fallen. Dem Scheitern einer Beziehung zuzustimmen, stellt wohl eine der größten Herausforderungen bei einer Trennung dar.

Ein einziger Atemzug der »*Freude*« hat dieser Frau geholfen, innezuhalten und einen Blick auf die Ursache ihres Schmerzes zu erhaschen. Wie kann der Duft eines »Rosenöls« eine so einschneidende Umkehr im Leben eines Menschen bewirken? Wie kann ein Duft die Wunden eines Herzens heilen? Diese Heilwirkung lässt sich nur durch die biologischen Wirkstoffe der Pflanzen, die die Natur zum Erhalt des Lebens in die Blüten, Blätter, Samen und Wurzeln gelegt hat, erklären. Mit diesen Mitteln aus der Natur hilft der Mensch sich selbst. Der Duft gewährt uns Einblick in ein Problem und lässt uns die tieferen Zusammenhänge erkennen. Ätherische

Öle beeinflussen im Erinnerungszentrum des Gehirns und in jeder einzelnen Zelle unseres Körpers tiefsitzende Traumata und belastende Erlebnisse, indem sie deren trübe Schwingung auf ihre eigenen hellen Schwingungsebenen anheben. Auf diese Weise transformieren ätherische Öle mit ihren exquisiten Düften unsere Erfahrungen zu unserem höchsten Wohl.

Manche Menschen empfinden eine Abneigung gegenüber gewissen Duftnoten. Als Psychotherapeut weiß man, dass oft genau dieses Öl am schnellsten zur Auflösung der Blockaden führen kann. Man ermutigt daher den Klienten, an dem ›ungeliebten‹ Öl ein paar Tage festzuhalten. Sehr bald merkt der Anwender, dass das Öl besser und besser duftet; und wenn die Blockade im Erinnerungszentrum des Gehirns durch die hohen Schwingungen des ätherischen Öls aufgelöst und transformiert ist, wird gerade dieses Öl dann oft zum erklärten Lieblingsöl.

Das Fläschchen mit dem Rosenduft

Nicole öffnete das Fläschchen behutsam und schnupperte daran. Ein Lächeln huschte über ihr verweintes Gesicht, als sie ganz unverhofft einen ganzen Blumenstrauß von lieblichen Düften auf einmal erhaschte. Bergamotte, Ylang Ylang und Geranie spielten einen freudigen Reigen mit Jasmin und Rose. Es war ein betörender und zugleich heiterer Duft. Sie hatte das Gefühl, auf einer blühenden Sommerwiese voller Wildblumen zu stehen, und für einen Moment vergaß sie ihr hartes Los.

Nicole war schwanger, doch der Arzt hatte ihr gestern gesagt: »Es tut mir leid. Sie sollten das Kind nicht austragen. Wir bereiten eine Abtreibung vor.« Die Welt war über der jungen Frau zusammengebrochen. Sie dachte an ihren Mann, der sich auf das kleine Leben in ihrem Schoß so gefreut hatte. Vor ihren Augen wurde das helle Kinderzimmer lebendig, das sie so liebevoll für den neuen Erdenbürger eingerichtet hatten. Alles schien unwirklich und leer.

Die Schwiegermutter eilte herbei, um das arme Kind zu trösten. In ihrer Hand hielt sie ein Ölfläschchen. »Abtreibung ist keine Option!«, sagte sie bestimmt, aber zugleich beruhigend. »Rieche doch an diesem Fläschchen«, ermunterte die Schwiegermutter Nicole, und hielt ihr ein duftendes Öl hin. Die ältere Dame hatte überall herumgefragt, sich auch bei ihren Bekannten erkundigt und den Rat bekommen: Die werdende Mutter sollte täglich diese *Ölmischung der Freude* als Parfüm tragen und optimistisch und zuversichtlich ihr Baby erwarten. Mit dieser Nachricht und dem Öl in der Hand war die Schwiegermutter zu Nicole gelaufen.

»Danke für das duftende Parfüm!«, lächelte Nicole und wusste die Unterstützung in ihrer großen Not sehr zu schätzen. »Gerne trage ich diesen Rosenduft und denke an das Baby.« »Wir schaffen das«, versicherte die Schwiegermutter. Sie war eine fromme Frau und schickte Stoßgebete zum Himmel mit der Bitte, das Beste für alle möge geschehen.

Abends saß Nicole in ihrem neuen gemütlichen Lehnstuhl, den ihr Mann und sie eigens für das Baby besorgt hatten. Sie schnupperte an dem Fläschchen und stellte sich vor, wie sie in diesem bequemen Stuhl sitzen und das Kind stillen würde. Sie sprach zu dem Kind in ihrem Schoß und bat es durchzuhalten. Sie erzählte ihm, wie schön es wäre, mit ihr und seinem Papa eine Familie zu sein. Je länger sie den Duft einatmete, der sie umgab, desto zuversichtlicher wurde sie. Also nahm sie sich vor, dieses »Rosenritual« nun täglich durchzuführen.

Die Gebete wurden erhört, ein gesundes, kräftiges Kerlchen kam zur Welt – und die ganze Familie war selig. »Hat das duftende Öl der Freude mir mein Baby gerettet?«, erwog Nicole immer wieder in ihrem Herzen. Sie wusste es nicht.

Die Epigenetik sagt JA!

Der Schock dieser ärztlichen Diagnose hätte jeden anderen Menschen in Panik und äußersten emotionalen und körperlichen Stress versetzt. Das ätherische Öl hingegen hatte Ruhe und Ordnung in die Gefühlswelt und in jede einzelne Zelle dieser Frau gebracht. Es hatte die Schalter der Gene mit seinem lieblichen Duft beeinflusst, in die göttliche Ordnung zurückgebracht und Zuversicht, Vertrauen und den Glauben bestärkt.

Vielleicht fragst du: »Ein Parfüm? Ein Parfüm kann irgendetwas bewirken?« Probiere es doch selber einmal aus. Reibe morgens und abends fünf Tropfen auf das Herz-Chakra und einen Tropfen hinter die Ohren und teste die Wirkung. Während des Tages wirst du immer wieder an den Duft des Öls erinnert. Bei jeder Bewegung, mit jedem Windhauch umspielt ein himmlischer Duft deine Sinne. Wenn sich deine Nase vielleicht an das Parfüm gewöhnt hat und du es gar nicht mehr riechst, so umgeben dich die Schwingungen dieses Öls trotzdem den ganzen Tag hindurch. Wenn du vielleicht während der Arbeit dein »Parfüm« ganz vergessen hast, dann kommt sicherlich irgendjemand vorbei mit dem Kompliment: »Du duftest aber gut.«

Die Arbeit mit ätherischen Ölen:

Freude vereint den betörenden Duft von Bergamotte, Geranie, Jasmin, Kamille, Koriander, Mandarine, Palmarosa, Rose, Ylang Ylang und Zitrone. Die Ölmischung wird tief eingeatmet, und fünf Tropfen werden auf das Herz aufgetragen und eingerieben, um Freude-Eiweiße zu produzieren und das Genom damit zu programmieren sowie zu reorganisieren. Bei empfindlicher Haut wird das Öl auf die Fußsohlen aufgetragen.

Trage einen Tropfen ***Freude*** über deinem Herzen auf, um Gefühle von Glück in Körper und Geist zu verstärken. Bereite dir ein fröhliches, aromatisches Erlebnis mit dieser erhebenden Ölmischung mit reinen ätherischen Ölen wie Rose, Jasmin, Mandarine, Bergamotte und anderen.

Eine spirituelle Übung:
Willst du den Duft des Öls und die Arbeit an dir selbst in spiritueller Hinsicht vertiefen, so kann die folgende Übung dir helfen, den Samen der Freude auf heiligen Boden zu pflanzen, um ihn voll erblühen zu lassen.

Unter der warmen Sonne der Liebe erblühen

Du stehst inmitten einer duftenden Blumenwiese. Die Erde ist warm und die Blütenköpfchen wiegen sich im sanften Wind, der mit rhythmischen Wellen über das Feld zieht und das *Lied der Liebe* singt. Die Sonne brütet über dem Land und scheint zum Greifen nahe zu sein. Du lächelst und blickst auf das goldene Herz in deiner Hand – dein Menschenherz. Es scheint sich langsam durch die mitfühlenden Sonnenstrahlen zu erwärmen – dein geschundenes, einsames Herz. Je wärmer es dir ums Herz wird, desto leichter und freier fühlt es sich an. Die Schwere und Last fällt nach und nach von ihm ab.

Jetzt beginnt es sich zu regen. Wie warme Wellen durchglüht das gleißende Sonnenlicht dein Herz. Du kannst die heißen Schübe fühlen, und die lang ersehnte Liebe regt sich tief im Inneren. Langsam beginnt das Herz zu erwachen und seine Sinne nach dem Licht auszurichten. Es dauert nicht lange, da erblüht das Herz zu seiner vollen Pracht und Schönheit. Freude sprüht wie ein gigantisches Feuerwerk ringsum und funkelt wie zehntausend Sonnen.

Fühle die freudige Liebe, die im Pulsschlag deines Herzens Himmel und Erde miteinander verbindet. Verweile so lange, bis du trunken von *göttlicher Liebe* bist. Dann kehre heim in deine stille Kammer. Immer, wenn du dich nach Freude und Liebe sehnst, kannst du hierher zurückkehren. Du bist *ein Funke göttlicher Liebe*. Leuchte mit deinem Licht und erwärme die Welt.

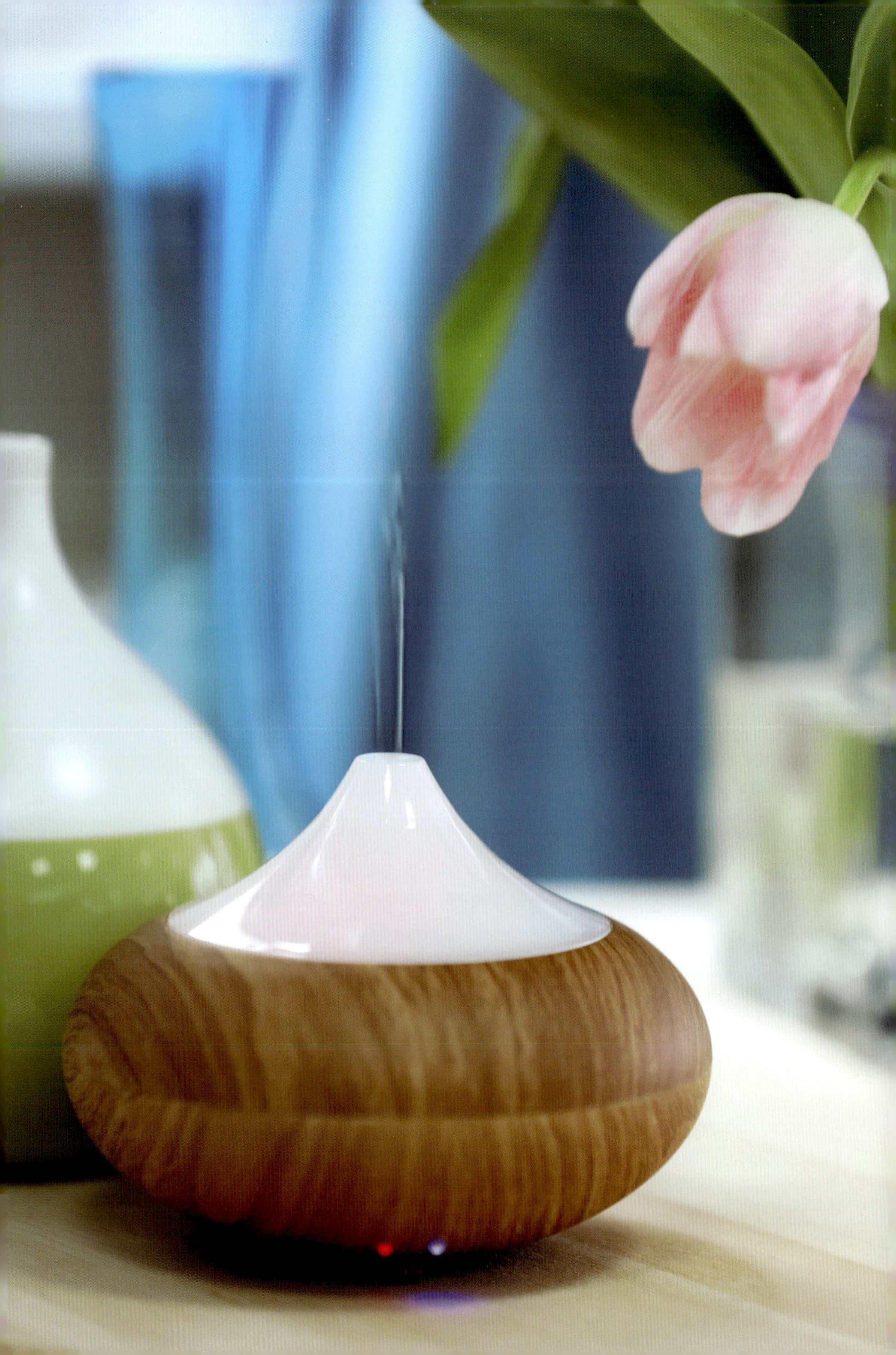

WISSENSCHAFT
Die Epigenetik und die 33 Stufen zum Glück

Die Lebensschule mit »33 Seelenölen«

Bevor wir im nächsten Kapitel die zweite Phase, den *Abbau des fremden Selbst*, in Angriff nehmen, fügen wir hier grundlegende Informationen zur Zellprogrammierung an. Sicher möchtest du wissen, wie ätherische Öle in deinem Körper arbeiten. Dieser Abschnitt gewährt **Einblick in die Forschungsarbeit von Helmuth Matzner*, einem führenden Wissenschaftler auf dem Gebiet der Aromatherapie und Epigenetik.** Er zeigt dir, wie dich ätherische Öle auf Zellebene dabei unterstützen, unbewusste Falschprogrammierungen, die dich ängstlich, klein und unfrei halten, zu löschen und neue, bewusste Lebensmuster aufzubauen.

Als unendlicher, ewiger Geist stehen uns alle Möglichkeiten offen. Das heißt, wir können jede Idee in Bewegung setzen.

Ich möchte diesen Satz wiederholen, denn er ist äußert wichtig: ***Wir können jede Idee in Bewegung setzen***. Das heißt, wir können eine glückliche, harmonische Welt für uns manifestieren, indem wir Gedanken von Glück und Harmonie in uns tragen – oder wir können uns eine Hölle auf Erden erschaffen.

Oft hört man, dass »unreife« Menschen ins »Fegefeuer« oder in die »Hölle« kommen. Himmel, Fegefeuer oder Hölle sind nichts anderes als Bewusstseinszustände des Menschen. Im »Fegefeuer« sind wohl diejenigen Menschen, die vom Himmel aus zusehen müssen, wie sie ihre Mitmenschen gekränkt, gequält oder vernachlässigt haben und welche Schäden sie in diesen Menschen verursacht haben. Sie wollen ihr Unrecht wiedergutmachen, können von der anderen Seite aber nicht mehr auf diese physische Welt zugreifen. In der

* www.helmuthmatzner.com

»Hölle« muss sich wohl ein Mensch fühlen, der auf Erden seinen Lüsten nachgegangen ist und nun in der anderen Dimension keinen Zugang mehr zu ihnen hat. Die unerfüllte Lust bereitet Höllenqualen.

Himmel, Hölle oder Fegefeuer – sind alles **Bewusstseinszustände**. Mit der Zeit lernen wir Menschen dazu. Wir werden besser und besser, bis wir uns auf dem Weg der Befreiung von fremden Einflüssen und hin zum eigenen Sein befinden.

Was ist Leben?

Leben ist eine vom **Geist** in Bewegung (in Schwingung) gesetzte **Idee**. Sobald ich **Energie** auf eine Idee lege, beginnt die Idee lebendig zu werden.

Es beginnt ein ganz wichtiger Prozess im Körper: die **Zellprogrammierung**. Wenn du eine Idee als deine eigene übernimmst, wird sie in deine Zelle »eingebrannt«, zum Beispiel: »Du bist ein Versager.« Oder: »Du bist der beste Vater der Welt!« Wenn du eine dieser Ideen von außen übernimmst, wird sich diese Idee in deinem Leben dementsprechend manifestieren. Das ist ein festgeschriebenes Gesetz.

Viele Menschen *leben* nicht. Sie setzen niemals eine Idee in Bewegung, weil sie keine eigenen Ideen haben. Sie folgen blindlings den Ideen anderer, den TV-Sendungen oder Computerspielen, dem Trott des Lebens, einem charismatischen Führer und ähnlichem.

Was ist Schule?

Schule ist das Lernen mittels eines Lehrers oder das Lernen durch Versuch und Irrtum. Nichts ist wertvoller, als einen »guten« Lehrer zu haben, der die eigenen Talente fördert und den Weg zu Größe und Erfolg vorlebt.

Was ist das Ich?

Das **Ich** ist die **Verbindung mit einer Idee**. Das ist die wichtigste Definition! Wenn du dich *nicht* mit dem Gesagten identifizierst, etwa »Du bist dumm«, dann tangiert es dich auch nicht. Wie oft sind wir in der Schule mit glasigen Augen gesessen, bis die Pausenglocke uns endlich erlöst hat. Der Lehrstoff ging an uns vorbei. Heute wissen wir nichts mehr davon. Wir haben keine Verbindung mit unserem Selbst zu diesem Lehrstoff aufgebaut und durch unsere eigene Energie mit Leben erfüllt. Bei einem Lehrstoff, der uns interessiert, wären wir an den Lippen des Lehrers gehangen und hätten alle Informationen in uns aufgesogen wie ein nasser Schwamm. Wir hätten uns mit dieser Idee innig verbunden und sie in unser Leben integriert. Das Gelernte wäre Wissen und Erfahrung, wäre gelebte Weisheit geworden.

Anders wäre es wohl mit dem Ausspruch des Lehrers: »Du bist zu dumm dazu.« Da fährt eine volle Ladung Energie wie ein Schock in unser System und verankert diese Idee »Du bist zu dumm dazu« in jeder Zelle des Körpers. Das Gesagte ist zur eigenen Realität, zum eigenen Selbstverständnis geworden. Zeitlebens wird diese unrichtige Idee mit dem eigenen Selbst verknüpft sein, und dieser Mensch wird oft vor Größerem zurückschrecken, wohl wissend, dass er »zu dumm dazu ist«. Er wird so lange mit dieser Irrmeinung leben, bis ein »*Wissender Zeuge*«* kommt, der ihm von dieser falschen Programmierung erzählt.

- Je mehr Energie man in eine Idee steckt, desto heftiger wird sich die Idee verwirklichen. Das kann ein Erfolgsrezept für eine Geschäftsgründung sein oder einen bis zu einer Wahnsinnstat treiben.

- Je weniger Energie und Aufmerksamkeit man einer Idee schenkt, desto weniger wird sich die Idee verwirklichen.

Wollen wir eine falsch programmierte Idee auf unseren Körperzellen löschen und neu programmieren, dann helfen ätherische Öle ungemein wirksam dabei, denn diese Naturstoffe sind wie Elektronenwolken, die unrichtig gesetzte Verhaltensmuster verschieben und für die richtige Zellprogrammierung sorgen.

Was ist eine Persönlichkeit?

Alle Ideen, die im Körper durch die *unendliche und ewige Energie* des Geistes gleichzeitig in Bewegung sind, machen die gesamte Persönlichkeit aus. Ist diese Persönlichkeit änderbar? Selbstverständlich! Ich brauche nur die Energie von einer falsch programmierten Idee abzuziehen, um sie zu löschen und mit der gewünschten Realität zu ersetzen.

Ohne die Kraft meiner geistigen Energie ist jede Idee energielos, tot.

Hier setzen die **»Seelenöle«** an. Wir können mit ihrer Hilfe nicht nur die Energiestärke regulieren, wie etwa die Lautstärke eines Radios, wir können auch die Programmierung direkt am Erbgut regulieren, – das Radioprogramm ändern – und Falschprogrammierungen löschen. So bringen wir erwünschte Ideen und Wirkungen in unser Leben herein und programmieren sie erfolgreich in unsere Zellen.

Wir können ein Leben nach unseren Vorstellungen und Vorlieben manifestieren!

* Alice Miller, Das Drama des begabten Kindes und die Suche nach dem wahren Selbst

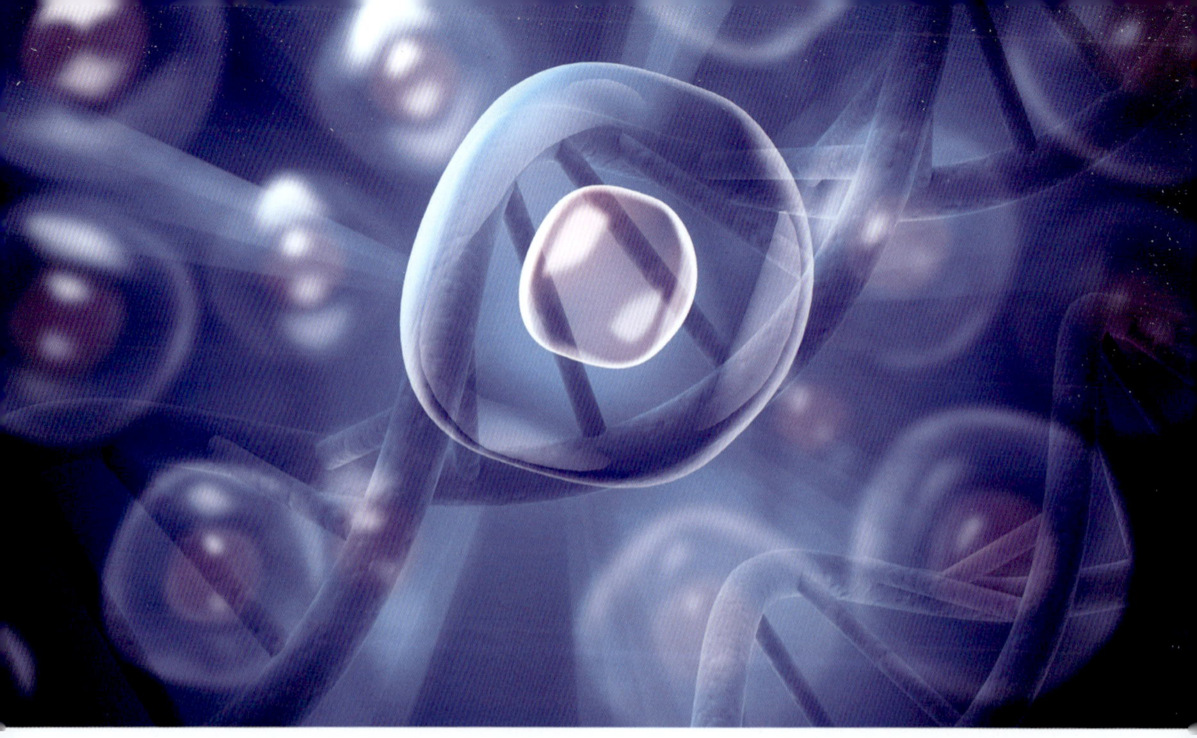

Der Wissenschaftler erklärt das so:

Eine Idee wird in Schwingung versetzt.

- Wenn der Mensch eine **Idee** hat (die im Leben oft von außen kommt), kann er diese Idee mit seiner unendlichen **Energie** in **Schwingung** versetzen.

Die Idee wird durch einen biochemischen Prozess in die Zelle eingebracht.

- In dem Moment, wo die Idee in Bewegung gesetzt wird, wird der Gedanke zur Programmierung in den Körper gebracht. Das heißt, in dem Moment, wo wir unsere Energie auf eine Idee lenken, transferieren wir die Idee in Form eines **biochemischen Prozesses** in die Zelle.

Für diesen Prozess stellt das Genom, unser Erbgut, in jeder Zelle 3,27 Milliarden Basenpaare, zur Verfügung.

- Für dieses Programm stehen uns in *jeder* Zelle 3,27 Milliarden Basenpaare zur Verfügung. (Es gibt insgesamt nur zwei Basenpaare: Adenin und Thymin sowie Guanin und Cytosin.) Die Summe der 3,27 Milliarden Basenpaare nennt man **Genom**. Das Genom ist unser **Erbgut**.

Bestimmte Moleküle, Methylgruppen genannt, programmieren die Idee auf der DNA.

- Die in Bewegung gesetzte Idee wird auf dem Genom dementsprechend programmiert unter Verwendung bestimmter Moleküle, die man **Methylgruppen** nennt. Sie bestehen aus einem Teil Kohlenstoff und drei Teilen Wasserstoff. Die Summe aller Methylgruppen wird **Methylom** genannt. Methylgruppen sitzen auf der Doppelhelix und den Histonen der DNA und bestimmen mittels speziell für sie programmierten Eiweißen, ob ein Gen ein- oder ausgeschaltet wird.

Jede Idee erzeugt eine Reaktion in Form von Eiweißen oder Proteinen.

- Jede **Idee**, die in Bewegung gesetzt wird, erzeugt in unserem Körper eine **Reaktion**. Das Resultat dieser Reaktion ist Eiweiß oder **Protein**. Wir kennen derzeit in der Wissenschaft zirka 34.393 Eiweiße, die als Programm auf dem Genom sitzen. Der einzige Zweck des Genoms besteht darin, den Schlüssel zur Eiweißproduktion zu beherbergen.

Alle Proteine bestehen aus Aminosäuren.

- Alle **Proteine** sind aus **Aminosäuren** zusammengesetzt. Wir haben insgesamt zwanzig Aminosäuren, wovon acht essenziell sind, das heißt, sie können vom Körper nicht selbst produziert, sondern müssen von außen zugeführt werden.* Die restlichen zwölf Aminosäuren kann sich der Körper selbst herstellen.

Aminosäuren bilden unseren Körper und unser Verhalten!

- Die Aminosäuren bilden die Grundlage nicht nur für den Aufbau des **Körpers**, wie etwa die Knochensubstanz oder das Bindegewebe, sondern auch die Blutkörperchen, die Haare oder Zähne. Sie bilden auch die Substanz für unser **Verhalten**.

Falschprogrammierungen, wie etwa negative Gedanken, machen körperlich und psychisch krank.

- Während 60% aller Zellen, was die Programmierung betrifft, komplett gleich sind, können 40% durch eine Veränderung der Methylgruppen in andere Funktionalitäten gebracht werden. Falsche Methyl-Programmierungen – wie etwa negative Gedankenimpulse – können körperlich und psychisch krank machen.

Unser Verhalten spiegelt unser Methylierungs-Programm auf dem Genom wider.

- Unser **Verhalten** spiegelt sich nicht nur in der Summe aller unserer Ideen wider, die wir von der Zeugung an übertragen bekommen und gespeichert haben, sondern unser Verhalten ist letztlich auch das Ergebnis dieses Methylierungs-programms auf unserem Genom. Das heißt, alles, was wir dort an positiven oder negativen Ideen einbringen, wird in unserem Körper in Eiweiß oder in Nicht-Eiweiß umgesetzt. Das ist der entscheidende Punkt.

* Die acht essenziellen Aminosäuren – www.secretsofnature.org/nahrung/aminosaeuren

Das Trauer- oder Freude-Eiweiß entsteht durch Methylierung oder Demethylierung im Neuron (Gehirn).

- Wenn wir zum Beispiel die Idee in Bewegung setzen, Freude zu haben, dann werden wir auf unserem Genom eine Reaktion, also ein **Freude-Eiweiß**, erzeugen in Form einer Methylierung oder einer Demethylierung. Das heißt, es wird entweder ein fehlendes Methyl (z.B. Freude) gesetzt oder ein falsch programmiertes Methyl (z.B. Trauer) entfernt (demethyliert) und mit dem Freude-Eiweiß ersetzt. Es ist wichtig, diesen Vorgang zu verstehen, denn er erklärt das **Verhalten** eines Menschen. Es kommt darauf an, welche Idee mit wie viel Energie in Bewegung gesetzt wird.

Erst durch die Methylierung werden Gedächtniseiweiße gebildet. Man spricht von Prägung.

- Die **Genetik und Epigenetik** lehrt, dass erst durch die Methylierung Gedächtniseiweiße in unseren Nervenzellen, den Neuronen, gebildet werden. Das **Neuron** ist die Akzeptanzstelle für alle Wahrnehmungssignale, die wir über unsere Sinne aufnehmen. Diese Sinne werden über die Nervenbahnen weitergeleitet und kommen ins Gehirn. Zuerst werden sie im Thalamus gesammelt und dann in den Hippocampus weitergeleitet, der sie schließlich an die Gedächtniseiweiß-Produktionswerkstätten im Gehirn verteilt. Aufgrund dieser Signale oder Sinneswahrnehmungen bilden sich dementsprechende Eiweiße, und diese Eiweiße werden in den Neuronen abgelegt. Das ist unser **Gedächtnis**. Stetige Wiederholung (Methylierung) schult und programmiert das Gedächtnis.

Lernen ist die Übertragung von Ideen. Stetige Wiederholung (Methylierung) schult das Gedächtnis.

- **Programmieren** heißt also, dass ein Transfer von Methylgruppen stattfindet. Alles, was an Ideen übertragen wird, wie etwa auch das Erlernen einer Sprache oder das Autofahren, ist eine Methylierung. **Lernen** ist nichts anderes als eine Übertragung von Ideen.

Wie kommt es im Körper zu Fehlprogrammierungen?

- **Fehlbildungen im Körper** können bereits bei der Zeugung und Zellteilung entstehen. Man nennt diese Fehlbildungen genetische Defekte; aber auch durch die schädliche Lebensweise der Mutter während der Schwangerschaft (z.B. Rauchen oder Trinken) kann ein Ungeborenes Schaden erleiden und zeitlebens kränkeln. Durch solche Fehlentwicklungen leiden heute bereits kleine Kinder an Krebs und anderen Krankheiten.
- Aber auch durch **Schadeinflüsse** von außen, etwa in der Kindheit, zum Beispiel durch Kontrollzwang, Machtausübung, Lieblosigkeit und an-

dere Traumata, werden der Geist, die Emotionen und schließlich der Körper eines Menschen krank. Diese negative Programmierung kann sich, wenn man nichts dagegen tut, durch das ganze Leben bis ins hohe Alter hineinziehen.

- **Gendefekte:** Bei der Zeugung kommt die Samenzelle mit der Eizelle zusammen. In der Samenzelle sind dreiundzwanzig Chromosomen und in der Eizelle sind dreiundzwanzig Chromosomen, die sich zu einer Urzelle verbinden. Diese **Urzelle** wird **Zygote** genannt. Aus dieser einen Urzelle entsteht der ganze Körper eines Menschen, einschließlich des Gehirns. Ist die Zellteilung – und die Zellen teilen sich ununterbrochen – ordnungsgemäß abgelaufen, ist der Mensch wohlauf.

Sind jedoch im Moment der Zeugung die Chromosomensätze oder Basenpaare nicht in der richtigen Reihenfolge angeordnet, werden sich andere Eiweiße oder gar keine Eiweiße bilden. Dann entstehen Missbildungen. Bei groben Abweichungen fehlen etwa die Arme oder Beine; oder es kommen Menschen mit einem halben Gehirn auf die Welt und leben damit noch ganz gut, weil die andere Gehirnhälfte alle anfallenden Aufgaben übernimmt.

Es kommt aber auch vor, dass nur ein einziges **Enzym** nicht produziert wird. Das könnte etwa ein Enzym sein, das eisenhaltige Substanzen nicht abbaut. In der Folge wird sich das Eisen im Körper ansammeln, man nennt das eine Hämochromatose. Wird der Eisenüberschuss im Körper immer mehr, bilden sich Behinderungen. Dabei ist eben nur ein einziges Eiweiß nicht ausreichend gebildet worden. Es gibt aber unzählig viele solcher Eiweiß bildenden Enzyme im Körper, die etwa durch Ernährungsfehler oder durch emotional traumatisierende Ereignisse methyliert oder demethyliert sind. Das heißt, das **Zellprogramm** wird einfach verändert, indem ein Methyl oder eine ganze Methylgruppe fehlt oder falsch programmiert ist.

Es gibt nur einen einzigen Weg, Fehlprogrammierungen zu korrigieren

Oft programmieren wir unsere Verhaltensmuster unwissentlich. Wir übernehmen »Eigenarten« unserer Freunde, schauen uns »Erfolgsrezepte« anderer ab und bilden unsere Ideen unreflektiert nach Lust und Laune anhand des »Vorbildes« anderer, die wir entweder bewundern oder beneiden. Jugendliche tappen blindlings in die Falle des Rauchens, Trinkens oder der Drogen, einfach deshalb, weil es »in« ist.

Es kommt darauf an, wie der Mensch als Geistwesen seine Ideen auf das Genom überträgt.

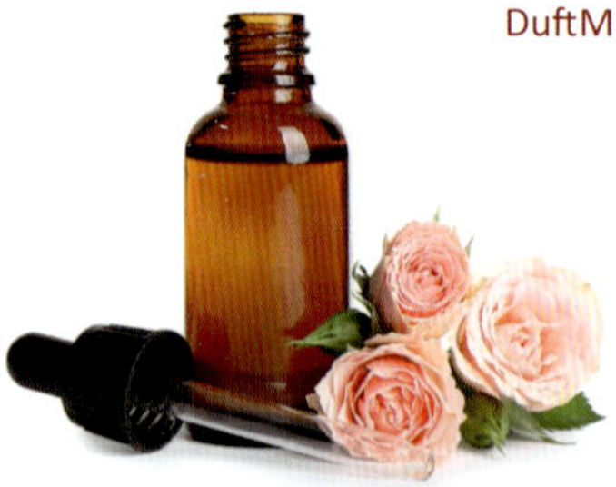

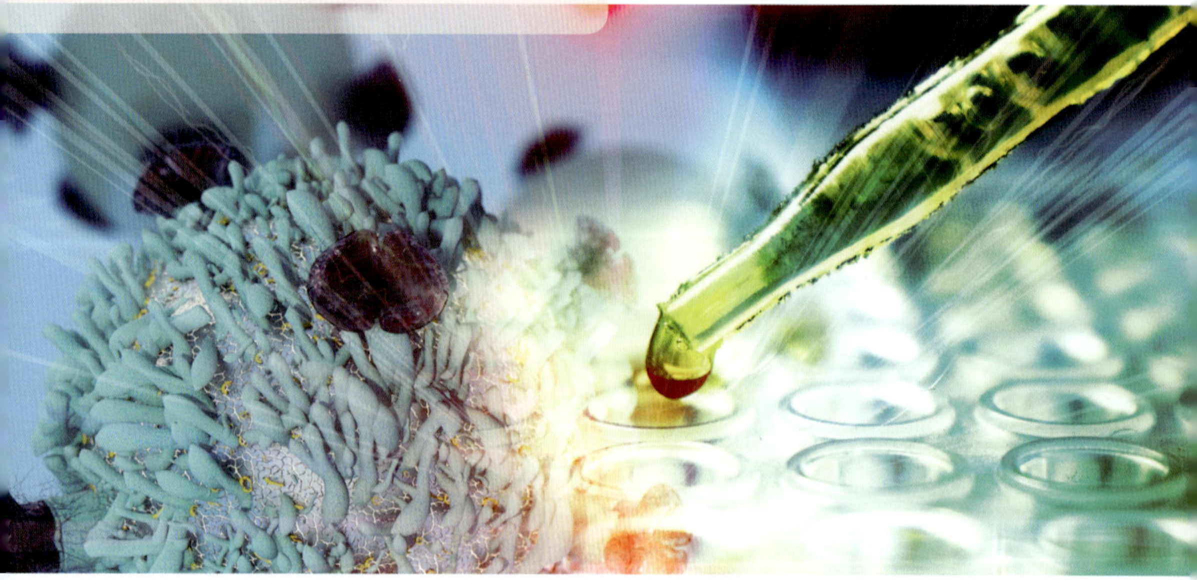

Kinder, die für ihr Überleben vom Familienverband abhängig sind, haben oft keine Chance, ihre ihnen innewohnenden Ideen auszudrücken und durchzusetzen. Erwachsene, die den Kreislauf der Methylierung verstehen, werden einerseits versuchen, ihre Kinder mit aufbauenden, ideenreichen, erfolgversprechenden Methylgruppen am Genom zu versorgen. Sie werden aber auch ihre eigenen Selbstprogrammierungen analysieren, ihre Energie von den negativen Programmierungen abziehen und selbst neue Ideenmuster etablieren.

Die Energie auf das Positive zu richten, ist der *einzige* Weg, um Falschprogrammierungen, die sich im Laufe des Lebens von außen im Körper festgesetzt haben, langfristig zu löschen und umzuprogrammieren. Es ist der Erfolgsweg, um Freude, Begeisterung, Anerkennung und Zufriedenheit in sein Leben zu bringen. Negative Gefühle, Erfolglosigkeit, Angst und Hörigkeit kann man niemals mit Unterdrückung überwinden.

Das einzige Reparaturprogramm der Zellen ist das Abziehen der Energie von Unerwünschtem und das Besetzen des Genoms mit glücklich-machenden Ideen.

Ätherische Öle sind geradezu dafür geschaffen, den Menschen glücklich zu machen und ihn bei dieser wesentlichen Arbeit am eigenen Selbst tatkräftig zu unterstützen. Das beweisen die 33 »Seelenöle«, die hochwirksame Methylspender sind.

Methyl oder nicht Methyl, das ist hier die Frage

Wäre dein Freude-Eiweiß mit einer Methylierung besetzt, dann könnte der Ableseapparat, die sogenannte **DNA-Polymerase**, dieses Eiweiß nicht scannen und davon auch keine Kopie, die sogenannte **RNA**, machen und es auch nicht zu den Eiweiß-produzierenden Stellen bringen, den sogenannten **Ribosomen** außerhalb des Zellkerns, wo dann genau nach dem entsprechenden Programm die **Aminosäuren** zusammengesetzt werden, um dieses Freude-Eiweiß zum Ausdruck zu bringen. **Doch ohne Freude-Eiweiß keine Freude!**

Das heißt, wir brauchen dieses **Eiweiß-Produktionsverfahren** für jeden Vorgang im Körper – ob wir nun denken, fühlen, schlafen, träumen oder was immer wir auch tun. Haben wir zum Beispiel zu wenig Aminosäuren im Körper zur Verfügung, dann können wir auch dementsprechend weniger Eiweiße produzieren. Alles kommt auf diese Methylgruppen an. Ist das Freude-Gen falsch besetzt, dann gibt es dort keine Freude-Eiweiße.

Umgekehrt: Würde der Ableseapparat Trauer-Eiweiße ablesen, würden diese in unserem Gehirn in den sogenannten Neuronen verankert, die über entsprechende Botenstoffe die äußere Reaktion – Trauer – zum Ausdruck bringen. Ist die Trauerarbeit dann abgeschlossen und wendet man sich wieder dem Leben zu, ändert sich also der Energiestrom, wird das Trauer-Eiweiß abgebaut und in unseren Neuronen für den Wiederholungsbedarf abgespeichert. Es entsteht Raum, Methylgruppen der Freude zu setzen.

Siehst du, wie wichtig es ist, seine Gedanken und Gefühle unter Kontrolle zu halten?

Krankheit oder Gesundheit: Alles hängt im Grunde immer nur von dir selbst ab.

Krankheit ist nichts anderes als falsch gesetzte oder fehlende Methylgruppen. **Gesundheit** ist, wenn die Methylgruppen am Genom am richtigen Ort sind, sodass der Körper die richtigen Eiweiße produziert.

- Das gilt für alle Formen **geistiger und psychischer Probleme** (Psychologie,

Psychoanalyse, Psychotherapie). Ob zum Beispiel jemand depressiv oder manisch depressiv ist, ist nichts anderes als die Erscheinungsform von Eiweiß-Produktionen aufgrund der gesetzten Methylgruppen.

- Dasselbe gilt für jede **körperliche Krankheit**, auch für Krebs. Kranke Zellen verlieren immer mehr Methylgruppen und produzieren Eiweiße, die sie nicht produzieren sollten. Das zeigt sich im unkontrollierten Zellwachstum, was Christoph Plass im Jahr 2014 an der Universität Heidelberg mit einem Doktoranden als »*Prostatakrebs Methylom*» dokumentiert hat. Er zeigt auf, dass diese **Krankheit ein Mangel an Methylgruppen** ist. Durch Zufuhr von lebenswichtigen Methylgruppen kann sich die Zelle wieder regenerieren. **Ätherische Öle sind einzigartige Methylspender**.

Das Methyl ist der Schalter der Gene. Krebs ist eine genomweite Untermethylierung. Ätherische Öle liefern die dringend benötigten Methylgruppen.

Wie unsere Ernährungsweise uns krank macht

Alle unsere Befindlichkeiten entstehen erst als Idee im Gehirn. Die Idee wird mit unseren Gefühlen in Erregung versetzt, deren Auswirkungen sich letztendlich in unserem Körper manifestieren.

Ein Kind übernimmt gewisse Ernährungsweisen der Mutter und hinterfragt den Speiseplan nicht. Zeitlebens wird der Mensch wie selbstverständlich an seinem antrainierten, gewohnten Essverhalten festhalten. Er hat genau die Eiweiße in seinen Neuronen gespeichert, wie er es von frühester Kindheit an gelernt hat, und wird diese Programmierung später seiner eigenen Familie weitergeben. Erst wenn ihm der Körper ein Signal gibt, das ihm zeigt, dass etwas nicht in Ordnung ist, beginnt er gewöhnlich, seine Essgewohnheiten zu hinterfragen.

Besteht seine Ernährung aus einer **Zucker**- oder **Getreide**flut, die nur eine gewisse funktionelle Gruppe besitzt, nämlich die Hydroxygruppe (OH-Gruppe), werden die Methylgruppen, die eine gesunde Körperzelle so dringend braucht, immer weniger; denn diese Hydroxygruppen führen dazu, dass ganze Methylgruppen aus dem Genom entfernt werden. »Das auffälligste genetische Kennzeichen einer typischen Krebszelle ist eine ausgeprägte genomweite Untermethylierung. Es fehlen die Methylgruppen«, lehrt Helmuth Matzner.

Wenn jemand besonders viele Hydroxygruppen-Produkte gegessen hat, also Zuckermoleküle, zeigt der Körper Mangelerscheinungen und Falschprogrammierungen. Zuckermoleküle befinden sich vorwiegend im Getreide. Stärke ist nichts anderes als ein Konglomerat von Glucosemolekülen, die mit Hydroxygruppen statt mit Methylgruppen (aus Gemüse und Obst) besetzt sind.

Du kannst dich zwar geistig richtig programmieren und deine Gedanken und Gefühle kontrollieren. Doch du kommst früher oder später zu dem Verständnis, dass deine Gene möglicherweise fremdprogrammiert sind. Derjenige, der dich mit seinen Ideen, besonders in der Kindheit, programmiert hat, ist hauptverantwortlich dafür, dass der unerfahrene Geist diese Ideen, die man als Kind nicht prüfen konnte, dementsprechend in Bewegung gesetzt hat, um auf dem Genom in Form von Methylierungen oder Demethylierungen programmiert zu werden.

Der Körper aber braucht auch die entsprechenden Baustoffe, um das Fehlende wieder zu ergänzen. **Ätherische Öle sind geniale Methylspender!**

Die Wirkkraft ätherischer Öle auf Geist, Emotionen und Körper

Die Anwendung **ätherischer Öle** ist daher von großem Vorteil und hat eine mehrfache Wirkung:

- Einerseits beflügeln sie den Geist und setzen Gefühle in Bewegung, die notwendig sind, um Ideen in Umsetzung zu bringen.
- Andererseits liefern sie die Baustoffe der Zellen, die fehlenden Methylgruppen, und verankern sie in den Genen.

Wie unsere Gedanken und Gefühle uns krank machen

In dem Moment, wo wir negativ programmiert werden, um etwa die Bedürfnisse der Eltern zu befriedigen, beginnt die Negativspirale. Kommt in einer Landwirtschaft ein Bub auf die Welt, wird der Knabe gewöhnlich sofort als Nachfolger für den Betrieb gehandelt. Das heißt, er wird gar nicht gefragt, ob er Bauer werden und den Betrieb übernehmen will. Er wächst automatisch in diese Position hinein. Im Idealfall gefällt ihm sein Los. Es kann aber auch geschehen, dass ihm diese von den Eltern übertragene Idee nicht gefällt. Als Kind lernt er, sich früh anzupassen.

Was heißt anpassen? Er muss die Methylgruppen auf seiner DNA so setzen, dass er als völlig machtloses Kind in dieser Umgebung überleben kann, das heißt, er muss mitspielen. Das ist der entscheidende Begriff: **mitspielen**. Man arrangiert sich. Viele Menschen arrangieren sich heute im Berufsleben und im sozialen Leben, damit sie – wie sie glauben – nicht unter die Räder kommen. Sie haben kein eigenes Selbst entwickelt und auch keine eigenen Ideen. Sie sind angepasst – und das ist das Hauptproblem.

Wenn so ein sensibles, waches Kind jetzt negativ programmiert wird, um die Bedürfnisse der Eltern zu befriedigen, sich aber nicht fügen will, wird mit Drohungen nachgeholfen:

- Du darfst nicht mehr mit deinem Lieblingsspielzeug spielen.
- Du bekommst jetzt kein Essen.
- Du hast Hausarrest.
- Obwohl es schon seit 1987 in Österreich verboten ist, wird körperlich gezüchtigt.

Das sind Methylierungen. Noch klarer ausgedrückt, das sind Eiweißproduktionen, die sich im Neuron, sprich im Gehirn, festsetzen. Wir sprechen von **Prägung**.

Ein Kind kommt wie ein weißes Blatt Papier, mit einer Null-Idee, auf die Welt und wird von der Außenwelt gemäß seiner sozialen Umgebung geprägt. Verhaltensweisen werden immer wieder und wieder wiederholt, um die Prägung zu festigen, wodurch sich regelrechte **Methylierungsmuster** bilden. Wir sprechen dann auch im herkömmlichen Sinn von Gedankenmustern, Ideenmustern oder **Verhaltensweisen**.

Unsere **Verhaltensweisen** stammen ausschließlich von diesen Methylierungen ab. Wenn wir unser Verhalten betrachten, entdecken wir, dass wir eigentlich nichts anderes sind als die Summe all dieser von außen eingebrachten Ideen oder Methylierungen.

Manch einem Menschen gefällt das. Er hatte vielleicht das Glück, in einer Umgebung aufzuwachsen, wo Reichtum und relative Freiheit herrschten, wo er eine gute Bildung genießen konnte und sogar von seinen Eltern auf Grund seiner Vorlieben und Talente gefördert wurde. Viele Kinder hatten dieses Glück nicht.

In ihrem Buch *Das Drama des begabten Kindes und die Suche nach dem wahren Selbst* beschreibt Alice Miller das Drama, das darin besteht, dass ein Kind die Bedürfnisse der Eltern sehr früh spürt. Später setzt sich das Drama im Berufsleben fort. Man passt sich an und lernt, seine intensivsten, aber unerwünschten Gefühle nicht zu fühlen, und verdrängt sie möglichst vollständig. Die »verpönten« Gefühle, die nicht vermieden werden können, werden schließlich vom eigenen Sein abgespalten. **Abgespalten heißt, die Methylierung ist da, aber man schaut nicht hin.** Trotzdem steigen oft Ärger, Zorn, Angst oder Aggressionen auf, denn sie werden wie in einem Perpetuum Mobile durch die Eiweißproduktion auf dem Genom stets lebendig und wach gehalten.

Ätherische Öle helfen dem Genom bei der Remethylierung

Die Evolution der letzten 3,8 Milliarden Jahre zeigt, dass die winzigen Moleküle der ätherischen Öle schon seit 2,7 Milliarden Jahren in den Zellmembranen von Einzellern (Bakterien, Pflanzen) aufzufinden sind. Wir Menschen tragen diese Urprogramme in unseren Genen. Verwenden wir daher Kräuter, und besonders die hochkonzentrierten ätherischen Öle dieser Pflanzen, findet **»Heilung«** statt, indem ein falsch platziertes oder fehlendes **Methyl** wieder an seinen angestammten Platz und somit in den **Urzustand** gebracht wird. Die Zelle produziert dann genau das Eiweiß, das es produzieren soll, und nicht ein falsches Eiweiß. Das nennt man »Heilung«.

Daher bedienen wir uns der wunderbaren Kräfte ätherischer Öle in ganz besonderen Zusammensetzungen, um unser höchstes Potenzial freizulegen, unsere verdrängten Gefühle aufzudecken und aufzuarbeiten und mit positiven Inhalten zu füllen. Wir atmen den Duft ätherischer Öle ein, der ins Gehirn geht und im Zentrum unserer Erinnerungen unsere Traumata »aufräumt«. Ätherische Öle wirken durch ihre hohen Schwingungen. Sie begegnen den niederen Schwingungen von Angst und Trauer und berühren, wie die wohltuende Hand eines Heilers, sanft und behutsam die innersten Nöte unseres Herzens, um uns langsam und sachte auf eine glückliche Schwingungsebene anzuheben.

Die Anwendung der einzelnen Ölmischungen ist wohl für jeden Menschen individuell. Öffnest du den heilsamen Düften ätherischer Öle vertrauensvoll dein Herz, kann dein Erfolg oft unmittelbar sein. Bist du skeptisch und kannst dir nicht vorstellen, dass Hilfe so einfach sein kann, gehe langsam vor und gib den ätherischen Ölen eine Chance, dir zu zeigen, wozu sie imstande sind.

Die 33 Stufen zum Glück

Du kannst gleich damit beginnen, an den Schaltern deiner Gene zu drehen und sie auf Glück, Freude und Erfolg einzustellen. Dazu braucht es nur den Willen und das Wissen darüber, dass es überhaupt möglich ist, sein Leben mit der Kraft der Gedanken und Gefühle, die ätherische Öle kräftig unterstützen, zu ändern. Die Wissenschaft der Epigenetik bestätigt dich darin.

Jede Reise beginnt mit dem ersten Schritt …

Ob du nun selbst an deinem Fortschritt arbeitest oder dich begleiten lässt, bedenke: Wie lange die *»33 Stufen zum Glück«* für dich auch dauern mögen, der Zeitraum ist belanglos in Anbetracht der Errungenschaften von Freiheit und Freude, die du schließlich erleben wirst.

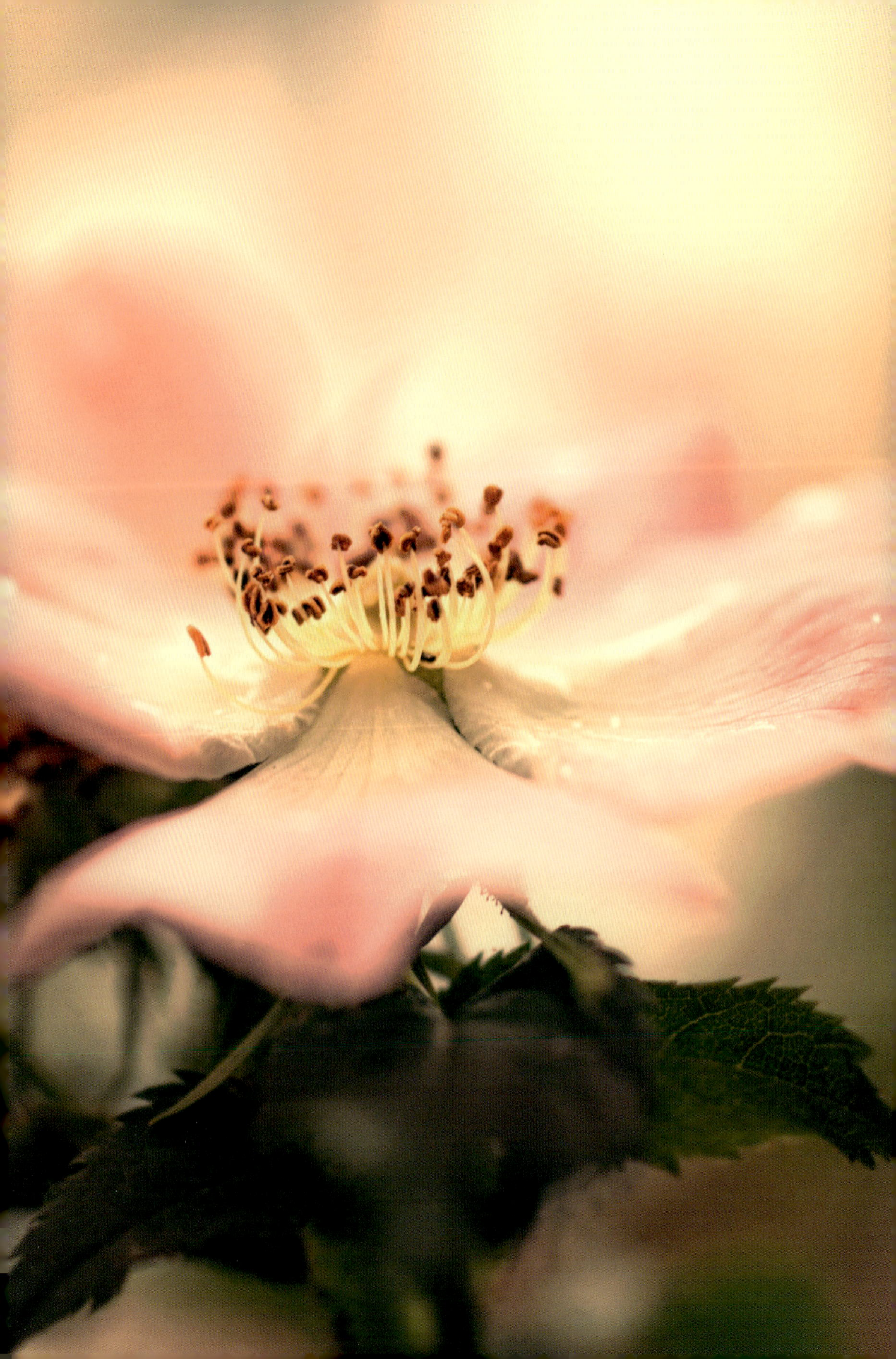

Phase 2

»ABBAU VON FREMDBESTIMMUNGEN«

9 Ölmischungen

Trauma, Missbrauch, Inneres Kind, Traumfänger, Vergebung, Aufgeben, Loslassen, Harmonie, Sammlung

Herzlichen Glückwunsch auf deiner Reise zum eigenen Selbst! Die erste Etappe auf dem Weg zur **Erkenntnis vom fremden Impuls zum eigenen Selbst** hast du mithilfe von sieben »Seelenölen« gemeistert. Sollte dir noch etwas unklar sein oder dich Angst oder das Gefühl von Freudlosigkeit bedrücken, bitte gehe zurück zu dem betreffenden »Seelenöl« und lasse dich davon erneut inspirieren und methylieren. Du wirst keine großen Fortschritte machen, wenn du das Einmaleins der Grundstufe nicht beherrschst. Wenn du bereit bist, beginnen wir nun mit dem endgültigen **Abbau des fremden Selbst**, das in unser aller Zellen sitzt und uns in Abhängigkeit und trauriger Sehnsucht hält.

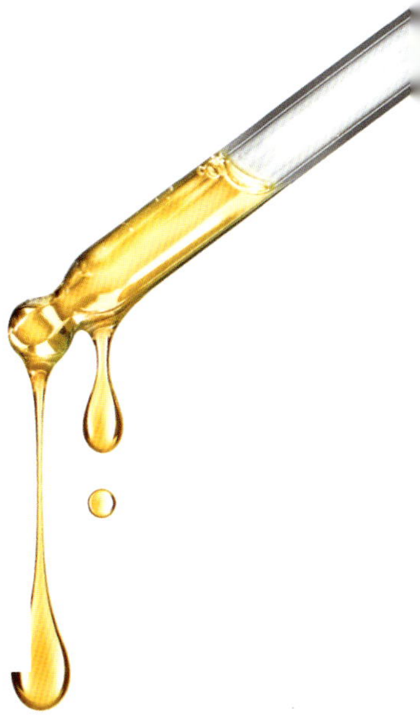

8. »Seelenöl«: Trauma Verarbeite den Urschmerz

Emotionale Traumata aus Unfällen, Todesfällen geliebter Personen, Missachtung und Angriffen können sich tief in die verstecktesten Winkel des Verstandes eingraben und mit ihren folgenschweren Erinnerungen lebenslang Probleme verursachen.

Eine derartige Last aus Trauer, Angst, Hass und Verletzung zu lösen und loslassen zu können, wirkt sich befreiend auf den ganzen Menschen aus und gibt dem Leben mit der Rückkehr von freigewordener Lebensenergie einen neuen Sinn.

Das »Trauma-Öl« bekämpft Stress und arbeitet Traumata auf, die Schlaflosigkeit, Ärger, Ruhelosigkeit und eine geschwächte Immunabwehr zur Folge haben können.

***TRAUMA:* Baldrian, Fichte, Geranie, Immortelle, Lavendel, Limette, Rose, Sandelholz und Weihrauch**

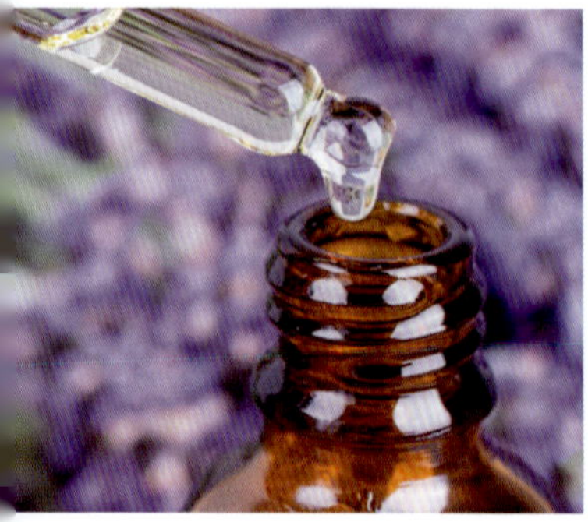

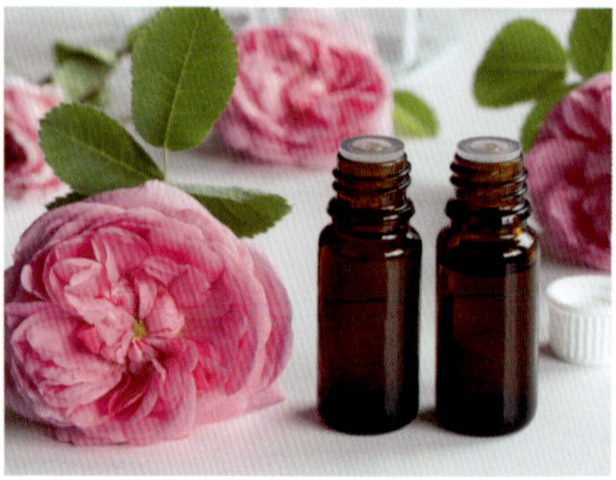

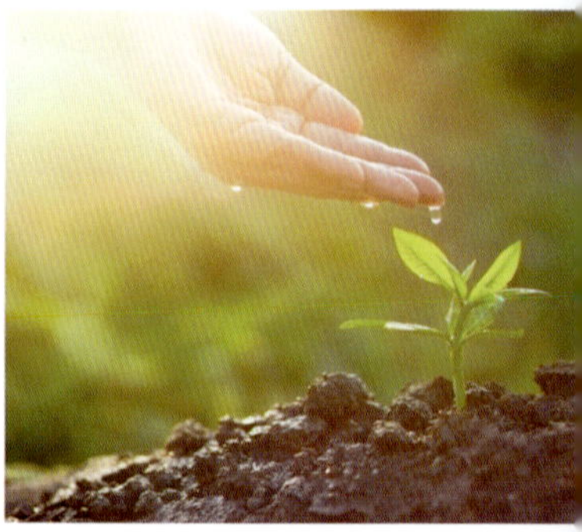

Auf dieser Etappe – ***Abbau des fremden Selbst*** – unserer Lebensreise müssen wir uns einem Thema widmen, das so manchem Menschen nicht klar ist. Manch einer weiß gar nicht, dass er ein »fremdes« Leben führt, das heißt, die Bedürfnisse anderer vor seine eigenen setzt und sich permanent in den Hintergrund stellt. Besonders Frauen sind von diesem »Helfer-Syndrom« betroffen. Von klein auf lernen sie, auf ihre kleineren Geschwister aufzupassen, mitzuhelfen, die Wünsche der Eltern vor die eigenen Interessen zu stellen, leise zu sein, wenn der Vater schläft, und gefügig zu sein, wenn im eigenen Herzen eigentlich ganz andere Wünsche locken.

Mütter sind Hüter des Lebens. Es ist ihnen gleichsam angeboren, sich für ihre Familie aufzuopfern und für das Wohl ihrer Lieben zu sorgen. Da ist es selbstverständlich, dass eine Mutter zuerst an ihr Kind denkt, bevor sie auf ihre eigenen Wünsche und Bedürfnisse achtet. Es gibt Zeiten im Leben, wo wir tatkräftig anpacken müssen, etwa die Pflege unserer alten Eltern zu übernehmen oder kranke Angehörige zu unterstützen. Es gebietet die Liebe, dem Nächsten wie sich selbst zu helfen. Doch hierin liegt die Wahrheit: »Den Nächsten wie sich selbst zu lieben.« Diesen Aspekt vergessen Frauen des öfteren. Wir lieben alle anderen mehr und vergessen und verlieren uns dabei selbst. Wenn wir dann eines Tages erwachen, bemerken wir, dass wir noch gar nicht richtig gelebt haben.

Das größte Drama im Leben des Menschen ist daher die Unwissenheit vom eigenen und fremden Selbst. Wer sich vereinnahmen lässt, wer sich dem Willen Gewalttätiger, Mächtiger beugt, wer sich hinter dem schützenden Mantel einer Maske (Grimasse) verbirgt, um nicht in Konflikt mit Andersdenkenden zu kommen, der lebt ein fremdes Leben ohne Freude und ohne Aussicht auf Erfolg. Viel besser fühlt es sich doch an, aus freien Stücken, mit Freude und Liebe, anderen zu dienen und mit seinen eigenen Ideen und Meinungen mitten im Leben zu stehen.

Haben wir also ein Leben lang auf die Bedürfnisse anderer reagiert, unsere Selbstachtung und Eigenverantwortung abgegeben und uns einer »Sklaverei«, also unfreiwilliger Arbeit, verschrieben, hat das eine negative Wirkung auf unser gegenwärtiges Leben. Wir produzieren auf unseren Genen ununterbrochen neue Eiweiße der Unterwürfigkeit und Selbstverachtung. Dadurch halten wir unbewusst noch heute schmerzhafte Erlebnisse von einst, die oft noch aus der Kindheit stammen, in der Erinnerung wach. Man erinnert sich ständig an den Unfall, in dem man unschuldig zu Schaden gekommen ist. Man hört immer noch die Fistelstimme des verhassten Lehrers, der einem eintrichtert, man sei zu dumm und werde das eine oder andere niemals lernen. Man hat das Bild des gewaltbereiten Vaters vor Augen, der sich allein durch seine despotische Gegenwart Ruhe und Gehorsam zu verschaffen wusste. Man sieht immer noch den Geliebten, als wäre es gestern gewesen, der in den eigenen Armen hinübergegangen und dessen Andenken unsterblich ist, und weint bitterlich darüber. Wie oft gehen alte Leute täglich auf den Friedhof, um ihre Verstorbenen zu betrauern, die möglicherweise schon längst wieder unter ihnen weilen.

Der Druck eines Methyls auf der DNA macht sich als Dauerstress bemerkbar.

Hier ist das Öl ***Trauma*** für alle unsere Wunden zuständig. Das sind Wunden im Physischen – auch Narben hinterlassen Traumata – wie auch emotionale Wunden, die unser feinfühliges Herz zu zerbrechen drohen. Es ist daher zu erwarten, dass diese Ölmischung mächtige Helfer aus dem Reich der Pflanzenwelt vereint, um unsere Schmerzen auf der Zellebene zu lösen und abzubauen. Es wirken Öle zusammen, die reich an Sesquiterpenen sind und das Zentrum der Emotionen und Erinnerungen kräftig anregen, um Negativprogrammierungen der Zellen zu entwirren, aufzulösen und mit Ruhe und Urvertrauen zu ersetzen. Die Heilung emotionaler Wunden braucht starke, doch liebliche Heilkräfte mit beruhigenden und entspannenden Eigenschaften, die nervöse Angstzustände, Depression, Verwirrung, Schock und all die chaotischen Energien wie mit Feenhand ausgleichen und auf ihr hohes aromatisches Schwingungsniveau anheben können. Dadurch entwirren sich unsere Gedanken. Das fördert Gleichmut, Harmonie sowie einen erholsamen Schlaf. Die angeschlagenen Nerven regenerieren sich. Damit können schließlich wieder innere Freude und Liebe einkehren und Traumata als Erfahrung abgehakt werden, die uns weiser und stärker gemacht haben.

Auf gleiche Weise helfen ätherische Öle auch unseren vierbeinigen Freunden, wie die folgenden Geschichten zeigen.

Das ängstliche Schaf Pedi

Auf einem *Lebenshof* für verlassene oder alte Tiere hatte Marianne einen besonderen Liebling – ein Schaf. Es war noch nie von einer liebevollen Menschenhand berührt worden, ganz im Gegenteil. Es kannte Menschen nur vom Anblick des Schlächters, der seine Herdengenossen dahinraffte. »Ruhig, ruhig«, wollte Marianne das verängstigte Tier jedes Mal beruhigen, wenn sie durch den Stall ging. Als Tierkommunikatorin wusste sie, wie man das Herz eines Tieres erreicht. Doch das traumatisierte Schaf sprang vor Panik die Wände hoch, wenn es die Pflegerin herannahen sah. Es war sich sicher, dass Unheil drohte.

Marianne grübelte, wie sie diesem armen Tier denn helfen könnte. Da fiel ihr eine

Geschichte ihres Mentors ein, der einmal erzählt hatte: »Ich habe die Wunde des weißen Büffels versorgt, indem ich ihn aus einer sicheren Entfernung einfach mit einem *Trauma-Öl* besprühte.« Das ist die Antwort, lächelte Marianne, und sie sah bereits voraus, wie sie diese Methode auch bei diesem armen Schaf anwenden könnte. Sogleich holte sie eine Glassprühflasche, füllte eine Trauma-Ölmischung und etwas Wasser ein und versuchte ihr Glück. Sie sprühte – so im Vorübergehen – einen Spritzer des wohlriechenden Öls in Richtung Schafstall. »Der arme Kleine wird das Öl riechen und sich sicherlich beruhigen«, dachte sie bei sich. Diese Anwendung wiederholte sie einige Tage lang.

Das Erstaunen blieb nicht aus. Ihre Kolleginnen bemerkten, dass das Schaf zusehends umgänglicher wurde. Wenigstens schreckte es nicht jedes Mal auf, wenn man im Stall an seiner Box vorüberging. »Was hast Du eigentlich mit dem Schaf gemacht?«, fragten sie. »Dort riecht es immer so gut!« Lachend berichtete Marianne: »Ich habe eine Woche lang das *Trauma-Öl* in einem Sprühstrahl auf die Wolle des Schafes gesprüht!« Nun steht der Kleine gelassen im Stall. Er lässt sich immer noch nicht berühren, aber er hat einen völlig klaren Gesichtsausdruck, ist entspannt und geht ruhig direkt neben Marianne her. Pedi konnte seine quälenden Ängste loslassen – dank eines Duftes!

Hier ist noch eine Geschichte aus dem Tierreich. Tiere lehren uns Menschen viel!

Als die apathische Stute Birdy weinte …

Erika, eine Schamanin aus der Schweiz, blickte der Stute Birdy tief in die großen dunkelschwarzen Augen. »Erzähle mir doch, was dich bedrückt«, sagte sie sanft und streichelte behutsam ihre Mähne. Die Stute stand teilnahmslos da, und ihre sonst so weisen Augen verrieten ihr Problem nicht. Doch Erika schaute tiefer und erkannte, dass Birdys Herz-Chakra geschlossen war. Die Sonne des Lebens erreichte ihr Inneres nicht mehr, und die sonst so lustige Stute ließ ihren Kopf hängen.

Da holte Erika das Fläschchen mit der *Trauma*-Ölmischung aus ihrer Westentasche, öffnete das Fläschchen und hielt es behutsam unter Birdys Nüstern. Die Stute schien aufmerksam daran zu schnuppern. Erika sah vor ihrem inneren Auge Birdy als kleines Fohlen, das in einer großen Zuchtstation in Frankreich zur Welt gekommen war. Seine Mutter beugte sich fürsorglich über das kleine Bündel und leckte es trocken. Dann stupste sie das Kleine vorsichtig, ermunterte es aufzustehen und mutig in die Welt zu schauen. Birdy fühlte sich beschützt und geliebt und begann bald neben der Mutter hochzuspringen und kleine Späßchen zu machen, wie es eben Pferdekinder tun.

Doch eines Tages kam ein Wärter, band einen Strick um Birdys Hals und führte das Fohlen weg. Die Mutter wieherte in Panik, und das Kleine schaute verängstigt zu seiner Mutter zurück. »Wohin führen sie mich?«, schrien seine entsetzten Augen, und es stemmte sich instinktiv mit den Hufen gegen den sandigen Boden. Doch der Strick um den Hals wurde enger. Es musste sich fügen. Birdy fand sich in einem Stall mit fremden Fohlen wieder und verbrachte Tage damit, seine Mutter zu suchen. Es schnupperte und blähte die Nüstern auf, doch vergebens. Birdy sah seine Mutter nie wieder. Die Besitzerin sagte: »Birdy wurde sehr früh von seiner Mutter getrennt. Das ist in Zuchtstationen so üblich.«

Doch die Zeit heilt Wunden, und schließlich hatte Birdy dieses traurige Kindheitserlebnis vergessen und liebte das Gallopieren in der Koppel. Als Birdy zu einer stattlichen Stute herangewachsen war, erhielt sie eine eigene Box. Verängstigt und plötzlich alleine stand die Stute nun da und überlegte, ob sie sich über ihr neues Zuhause freuen sollte. Doch unverhofft wurde sie aus ihrer Ruhe gerissen, denn ein mächtiger schwarzer Wallach, der die Nebenbox bewohnte, reckte seinen feurigen Pferdekopf über die Holzwand zu ihr herüber. Birdy erstarrte vor Schreck. Damit hatte sie nicht gerechnet. Sie hatte noch nie so einen kraftvollen Rassehengst gesehen. Gleich witterte der Wallach ihre Unsicherheit und machte es sich fortan zur Aufgabe, Birdy zu erschrecken und zu mobben. Traurig dachte Birdy an ihre Mutter, die sie jetzt sicher beschützt hätte.

»Zuletzt entwickelte Birdy eine Entzündung. Sie musste für zehn Tage in die Pferdeklinik und erhielt eine intravenöse Antibiotika-Therapie«, sagte die Pferdebesitzerin besorgt. Die Schamanin schaute dem Tier tief in die Augen und spürte Birdys Schmerz und die Angst, die ihr Herz umklammert hielt. Die ungewohnte Umgebung, der beängstigende Klinikgeruch und all die anderen leidenden Pferde dort hatten sie völlig aus der Balance gebracht. All das hatte die Stute schwer mitgenommen, und sie war tief verletzt. Während die Besitzerin über den langen Klinikbesuch erzählte, flossen Tränen aus Birdys Augen. Es schien, als verstünde sie jedes Wort.

Mitfühlend hielt Erika immer noch das *Trauma*-Ölfläschchen unter Birdys feinfühlige Nase und sagte schließlich zu ihrer Besitzerin: »Lassen Sie Birdy morgens und abends an diesem offenen *Trauma*-Ölfläschchen schnuppern.« Die Besitzerin befolgte Erikas Rat. Sie konnte geradezu miterleben, wie das Pferd immer neugieriger an dem Fläschchen roch. Man hätte meinen können, dass sich Birdy regelrecht zu dem Ölfläschchen hingezogen fühlte. »Verwenden Sie zusätzlich auch die Ölmischung *Loslassen*. Das wird Birdy helfen, ihren Schmerz loszulassen!«, sagte Erika zur Besitzerin. Man beobachtete sorgfältig Birdys Fortschritt. Nach nur vierzehn Tagen war die Stute wieder zurück im Leben. Sie war wach, neugierig und liebte es, endlich wieder in der Koppel zu laufen und auszureiten.

»Warum hilft so ein duftendes Öl einem teilnahmslosen Pferd wieder auf die Sprünge?«, wollte die Besitzerin wissen. »Ich arbeite mit den Pferden vorwiegend über den Geruchsinn«, sagte die Schamanin und erklärte, wie Düfte im limbischen System Traumata und Spannungen ausgleichen und harmonisieren können. »Oft reicht schon das einmalige Riechen, um ein Trauma zu lösen«, sagte Erika. »Es braucht gar nicht viel. Das ist bei Mensch und Tier so.« Und sie fügte hinzu: »Wenn die Tiere an einem Öl nicht mehr schnuppern wollen, dann ist das Thema erledigt.«

Aus therapeutischer Sicht

Düfte werden im limbischen Teil des Gehirns, dort, wo unsere schmerzhaften Emotionen sitzen, verarbeitet. Dort können reine ätherische Öle Traumata befreien und den damit verbundenen Stress lösen. Die Erinnerung an eine Situation, die einst mit Schmerzen und Ängsten besetzt war, löst dann keinen Stress mehr aus und kann neutral und ohne Emotionen betrachtet werden. Bei Tieren wie auch bei Kindern geht dieser Prozess meist viel schneller vonstatten als bei Erwachsenen, da der Verstand nicht im Wege steht.

Die Arbeit mit ätherischen Ölen:

Trauma vereint den erdenden Duft von Baldrian, Fichte, Geranie, Immortelle, Lavendel, Limette, Rose, Sandelholz und Weihrauch. Die Ölmischung wird tief eingeatmet, und fünf Tropfen werden auf das Herz aufgetragen und eingerieben, um Traumata-Eiweiße zu demethylieren und die Gene für die Zukunft mit Urvertrauen zu methylieren. Bei empfindlicher Haut wird das Öl auf die Fußsohlen aufgetragen.

Rieche am ***Trauma-Ölfläschchen*** oder trage einen Tropfen auf das Herz auf und lausche den Düften der Natur, die dir Gefühle von Vertrauen und Stärke zuflüstern und deinen Zellen dabei helfen, sich mit Mut und Urvertrauen auszustatten. Nimm eine Dose mit Rosenquarz-Kristallen, tropfe einen Tropfen *Trauma* auf die Steine und schaue, was passiert. Durch den gewaltsamen Abbau und die oft lieblose Handhabung sind auch die Steine traumatisiert. Du wirst direkt spüren, wie sich der Rosenquarz erholt und vor Freude strahlt. Gleichzeitig bietet er dir ein beglückendes Dufterlebnis, um an deinen eigenen traumatischen Erlebnissen zu arbeiten.

Eine spirituelle Übung:
Willst du den Duft des Öls und die Arbeit an dir selbst in spiritueller Hinsicht vertiefen, so kann die folgende Übung dir helfen, die Ursache und den Sinn deiner Erfahrungen zu ergründen, um für das Leben besser gerüstet zu sein.

Das Bad der Königin

Wie eine Königin schreitest du gemessenen Schrittes auf ein Marmorbecken zu. Es ist gefüllt mit warmem, duftendem Blütenwasser, und das Wasser funkelt wie leuchtende Diamanten. Von Ferne hörst du liebliche *Musik, die dir vertraut ist*, und das Licht ist zart und angenehm für deine Augen. Du lässt die Hüllen fallen – und damit fallen alle trüben Erfahrungen und traumatischen Erinnerungen von dir ab – und tauchst in das kostbare Nass. Es prickelt angenehm auf deiner Haut. Du fühlst dich wohl und geborgen, und eine Welle des Glücks greift nach deinem Herzen. Du bemerkst, wie sich das wohltemperierte Wasser wie ein »Öl der Freude« an deinen Körper schmiegt und dich wie mit Samt und Seide umhüllt; denn das funkelnde Wasser ist kein einfaches Wasser. Es ist die *Essenz der Liebe*, die dich in ihren Armen wiegt. Vorsichtig und leise *singt Liebe ihr Lied*, das dir den Sinn des Lebens enthüllt. Halte Ausschau nach dem Licht. Lausche der *Stimme der Liebe*. Genieße das himmlische Bad, solange du Freude daran hast.

Traumata aller Art können einen Menschen in ihrem unbarmherzigen Griff halten und so lange beuteln, bis wir Hilfe dagegen suchen. *Trauma* ist so eine Hilfe. Es kann das Opfer mit seinen starken und zugleich milden Werkzeugen aus der Umklammerung des Schreckens lösen und einem geprüften Herzen Ruhe schenken. Doch das Trauma von sexuellem Missbrauch und ritueller Schändung ist ein Kapitel für sich, das so mancher von uns aufgreifen wird, und dazu verwenden wir das 9. »Seelenöl« *Missbrauch*.

9. »Seelenöl«: Missbrauch
Lasse den blockierten Lebensstrom fließen

Diese sehr spezielle Mischung unterstützt die Bearbeitung von sexuellem und/oder rituellem Missbrauch, sodass das Trauma dadurch besser gelöst werden kann. Es hilft auch bei anderen traumatischen Erlebnissen wie körperlichem und emotionalem Missbrauch.

***Missbrauch*: Geranie, Grapefruit, Grüne Minze, Jasmin, Kamille, Lavendel, Limette, Mandarine, Ocotea, Orange, Rainfarn, Rose, Weißer Lotus, Ylang Ylang, Zedernholz und Zypresse**

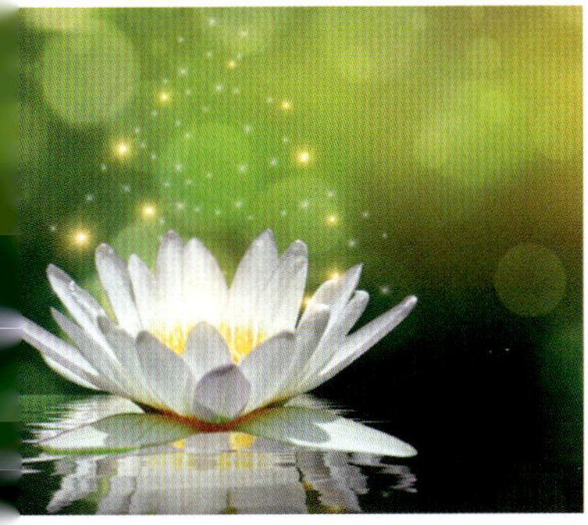

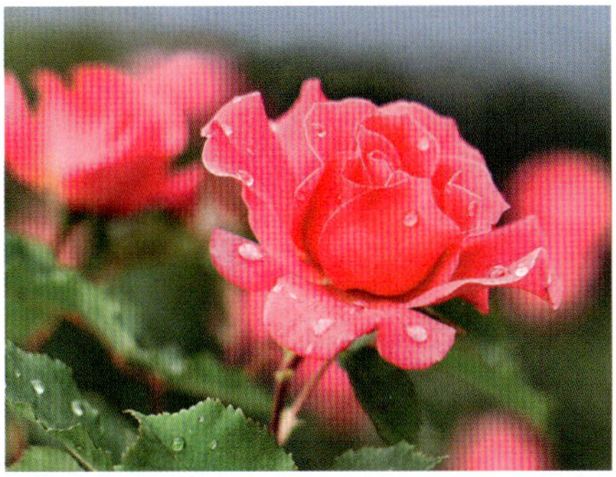

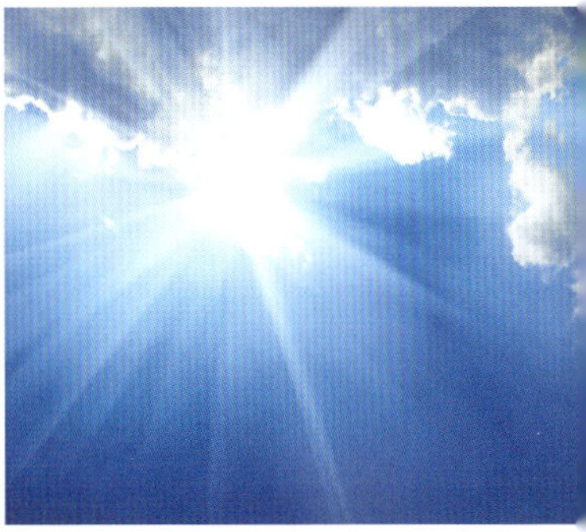

Diese besondere Ölmischung bringt uns in einen mentalen Zustand der Entspannung, um das Lösen sexueller und/oder ritueller Missbräuche verarbeiten zu können. Alle traumatischen Geschehnisse erzeugen einen gewaltigen Spannungsdruck im mentalen und genetischen Bereich, denn die Missbrauchs-Eiweiße sitzen auf der DNA fest und werden ununterbrochen neu reproduziert. Das bewirkt eine stete Abfolge von Fehlprogrammierungen, von denen wir nicht loskommen können. Die meisten von uns verdrängen

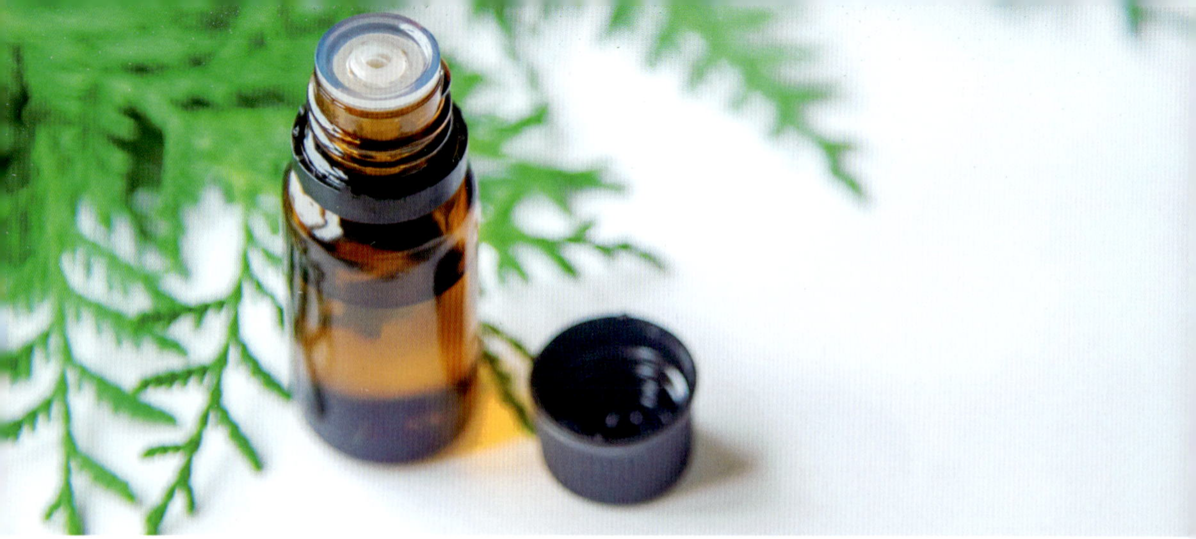

schmerzhafte Erlebnisse, ohne zu wissen, dass eben diese Verdrängungsenergie dafür sorgt, dass das Missbrauchs-Methyl auf der DNA oder auf den Histonen immer fester einzementiert wird. Es bedarf gewaltiger Naturkräfte aus dem Reich der ätherischen Öle, um diese Methylgruppen zu lösen.

Verdünnt mit Mandelöl, kann diese Ölmischung eine starke Vitamin-E-Quelle liefern, also Nährstoffe für das Gehirn und Nervensystem. Das Lösen von Spannungen durch die duftenden ätherischen Öle verhilft dem geschundenen Körper, zur Ruhe zu kommen. Sie bringen den aufgewühlten Emotionen und rasenden Gedanken Frieden. Die lieblichen Schwingungen dieser Ölmischung laden Vertrauen, Lebensmut und Freude ein und schenken Ausgeglichenheit in der schwierigen Aufarbeitungsphase. Die beruhigenden und entspannenden Öle dieser Mischung leiten Gefühle der Angst sowie negative Emotionen wie Wut und Hass aus dem Bewusstsein aus und ersetzen sie mit Gefühlen von Selbstkontrolle, Harmonie und Wohlbefinden. Sie heben den Geist in höhere Gefilde, um am Herzen der *Liebe* auszuruhen und für himmlischen Beistand und wahren Trost bereit zu sein.

Wenn das Herz weint

Margit lief aus dem Schlafzimmer und verbarrikadierte sich im Badezimmer. Sie weinte bitterlich. »Was soll ich tun?«, flehte sie um Hilfe, doch nichts und niemand konnte sie trösten. Sie war allein mit ihrem traumatisierten Herzen, das nach Erlösung schrie. Da war sie nun, eine erfolgreiche Geschäftsfrau im besten Alter. Sie hatte einen Ehemann, der sie liebte und auf Händen trug. Er war rücksichtsvoll und einfühlsam, denn er wusste, dass seine Margit von ihrem ersten Mann sexuell missbraucht worden war und immer noch unter diesen traumatischen Erinnerungen litt.

»Mach auf, Margit«, sagte er leise und klopfte an der Badezimmertüre. »Wir schaffen das gemeinsam. Hab keine Angst.« Als sie schließlich aufmachte, sank sie in seine Arme und weinte bittere Tränen. Er streichelte ihr übers Haar und flüsterte ihr tröstende Worte ins Ohr. Sie liebte ihren Mann und wollte nichts sehnlicher, als mit ihm eine glückliche, auch eine glückliche intime Beziehung zu führen. »Ich liebe dich«, sagte sie unter Tränen. »Aber weißt du, diese Liebeshandlung erinnert mich immer an damals. Alle Ängste überwältigen mich dann wieder, und ich fühle mich angegriffen.« Ihr Ehemann nickte verständnisvoll.

Margit fühlte sich ihrem Ehemann gegenüber schuldig. Wie lange würde er ihre Angstausbrüche noch ertragen? Sie wusste, dass sie diese Ängste und Gefühle dringend und rasch lösen musste. Sie wollte ihren Mann nicht verlieren. So vertraute sie sich ihrer Freundin, die auch Heilpraktikerin für Psychotherapie war, an und klagte der Vertrauten ihr Leid. »Mein Herz sagt ja, aber meine traumatisierten Erinnerungen und Gefühle kämpfen gegen unser Glück an.« Die Freundin hörte still zu. Sie kannte Margits Situation von früher. »Ich verstehe dich,« sagte sie schließlich, und hielt Margit aufmunternd ein Fläschchen hin. »Riech einmal daran.«

Margit nahm einen tiefen Atemzug. Trotz ihrer verzweifelten Lage huschte ein Lächeln über ihre Lippen. »Das duftet aber gut!«, schüttelte sie erstaunt den Kopf. Die Freundin erklärte kurz, wie sie das Öl anwenden sollte, dann sagte sie: »Dieses Öl hilft dir dabei, die Erinnerungen an die sexuellen Traumata der Vergangenheit aufzulösen und Gefühle von Sicherheit und Freiheit aufzubauen. Es kann dir Frieden schenken.« »Echt?«, schaute Margit ihre Freundin skeptisch an. Aber sie nahm das Fläschchen und wollte es wenigstens versuchen.

Als sich die beiden das nächste Mal wiedertrafen, sagte Margit hinter vorgehaltener Hand und mit einem verschmitzten Lächeln: »Stell dir vor! Ich habe das Öl wie angegeben verwendet. Ich habe zwei bis vier Tropfen auf meine Handgelenke, hinter die Ohren sowie auf Hals und Füße aufgetragen und eingerieben und jedes Mal ein paar kräftige Atemzüge aus dem Fläschchen genommen.« Die Freundin nickte zustimmend. »Eines nachts habe ich es dann versucht, du weißt schon.« Sie atmete befreit durch und flüsterte: »Ich war so überrascht! Ich fühlte mich das erste Mal dabei so richtig frei.« Die beiden lachten glücklich.

»Selbst mein Mann sagte nach der ersten Nacht, welche Veränderung er bei mir bemerkt hätte. Ich war so froh und stolz auf mich. Ich möchte ja auch, dass es ihm gut geht.« Nach einer kleinen Nachdenkpause fuhr Margit fort: »Ich war skeptisch. Darum habe ich das Öl am nächsten Abend wieder benutzt – mit einem ähnlich guten Erfolg. Von da an war ich süchtig!« Die Freundin umarmte Margit freudig und bestätigte sie in ihrem Tun. »Nun benutze ich das Öl so oft wie nötig, um mich emotional zu unterstützen und die Schreckgespenster der Vergangenheit zum Schweigen zu bringen. Der Duft schenkt mir Gefühle von Frieden und Ruhe. Er nimmt mir einfach die Angst!« Im Stillen dachte sie: »Ich wünschte, ich hätte dieses Öl schon viel früher gekannt. Wir hätten uns in unserer Beziehung viel Leid und Missverständnis erspart.« Und sie bedankte sich bei ihrer Freundin herzlich für ihren guten Rat.

Missbrauch und der Psychotherapeut aus dem Fläschchen

Selbst wenn es die härtesten Schicksalsschläge und die tiefsten emotionalen Wunden sind, die ein Mensch in seinen Genen lebendig hält, wir können etwas dagegen tun. Die Epigenetik bestätigt es. Wir benötigen zur Umprogrammierung von traumatischen Erlebnissen hin zu friedvollen Erinnerungen genügend Schalter auf den Genen, das heißt genügend positive Methylgruppen.

Ätherische Öle sind reiche Methylspender.

Jedes ätherische Öl ist ein großartiger Methylspender, um die Umprogrammierung von negativen Gedankeninhalten in positive Freude-Eiweiße tatkräftig zu unterstützen. Würde es genügen, nur eines dieser angegebenen Öle in der Ölmischung *Missbrauch* zu verwenden, um dieselben Ergebnisse zu erzielen? Ja, es kommt auf die Zufuhr von Methylgruppen an. Hast du nur Geranie oder nur Ylang Ylang oder nur Zedernholzöl zur Verfügung, kannst du ein ähnliches Ergebnis erzielen. Der Grund, warum wir eine Ölmischung verwenden, ist der, dass im Zusammenspiel vieler aufmunternder Öle eine besonders kräftige Unterstützung erfolgt.

Die Arbeit mit ätherischen Ölen:

Missbrauch vereint den tröstlichen Duft von Geranie, Grapefruit, Grüne Minze, Jasmin, Kamille, Lavendel, Limette, Mandarine, Ocotea, Orange, Rainfarn, Rose, Weißer Lotus, Ylang Ylang, Zedernholz und Zypresse. Die Ölmischung wird tief eingeatmet, und fünf Tropfen werden auf das Herz aufgetragen und eingerieben. Dadurch werden Eiweiße produziert und die Zellen mit dem heilen Urprogramm methyliert sowie das Genom von einer Fehlprogrammierung demethyliert. Bei empfindlicher Haut wird das Öl auf die Fußsohlen aufgetragen.

Bei der Zusammensetzung der Ölmischung ***Missbrauch*** vereinen sich kostbare Blütendüfte, anhebendes Zitrusaroma und schützende Baumöle. Daran kann man sehen, wie liebevoll die Natur dafür sorgen will, dir Kummer und Leid zu nehmen und traumatische Erinnerungen in friedvolle, geläuterte Gedanken umzuwandeln.

Eine spirituelle Übung:
Willst du den Duft des Öls und die Arbeit an dir selbst in spiritueller Hinsicht vertiefen, so kann die folgende Übung dir helfen, dich komplett zu erneuern und sogar Spaß daran zu haben.

Die erlösende Regenwolke am Himmel

Du siehst auf zum Himmel und wünschtest, es könnte ein milder Regen dich reinwaschen. Doch die Sonne steht hoch, und der Himmel ist saphirblau. Da – plötzlich – fühlst du einen nassen Tropfen auf deiner Haut. Erst einen, dann zwei, dann beginnt ein warmer Sommerregen deinen Körper zu beglücken. Du lachst auf, kannst dein Glück nicht fassen, hüpfst vor Freude! Der Himmel hat deine sehnlichsten Gedanken gehört und sich beeilt, dir deinen Herzenswunsch nach Reinheit und Unberührtheit zu erfüllen. Eine Regenwolke ist ganz plötzlich und unverhofft auf dem blauen Himmel für dich aufgezogen!

Du genießt dieses wunderbare Gefühl der Reinheit und Frische. Jede Zelle deines Körpers lacht vor Glück! Deine inneren Körper – die Gefühle, Erinnerungen und Gedanken – so wie dein äußerer Körper werden vom Nektar der *Liebe* geküsst, gereinigt, verjüngt. Wenn es für dich Zeit ist, halte nach der Sonne Ausschau, sie wird dich trocknen. Du kannst jederzeit an diesen Ort zurückkehren, wenn du dich nach Reinheit und Liebe sehnst.

Werdet wie die Kinder! Übermütig, ausgelassen, mutig und abenteuerlustig! Es ist eine besondere Freude, unter Kindern zu sein. Sie sind so spontan, ideenreich und fantasievoll. Erinnerst du dich an die Zeit, wo du unbeschwert lachen konntest, dir der Schalk im Nacken saß und du unbändig deinen Neigungen nachgehen konntest. Komm, holen wir uns unser *Inneres Kind* zurück!

10. »Seelenöl«: Inneres Kind
Bleib im Herzen ein neugieriges Kind

Kinder werden durch verbale oder körperliche Misshandlungen häufig aus ihrem kindlichen Verhaltensmuster oder ihrer Individualität herausgerissen. Das zerstört ihre Persönlichkeit und kann in den Jahren zwischen Jugend und mittlerem Alter Probleme bereiten, die fälschlicherweise als Midlife-Crisis beschrieben werden. Inneres Kind *regt die Erinnerungen an unbeschwerte Kindertage an. Staunen und Spontaneität erwachen in uns wieder, und eine neuerliche Verbindung mit der eigenen Identität wird hergestellt. Das ist einer der ersten Schritte zurück ins emotionale Gleichgewicht.*

INNERES KIND: **Bitterorange, Fichte, Jasmin, Mandarine, Neroli, Orange, Sandelholz, Ylang Ylang und Zitronengras**

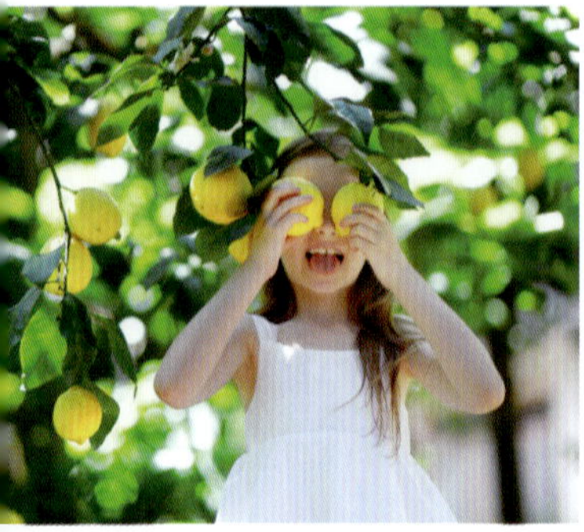

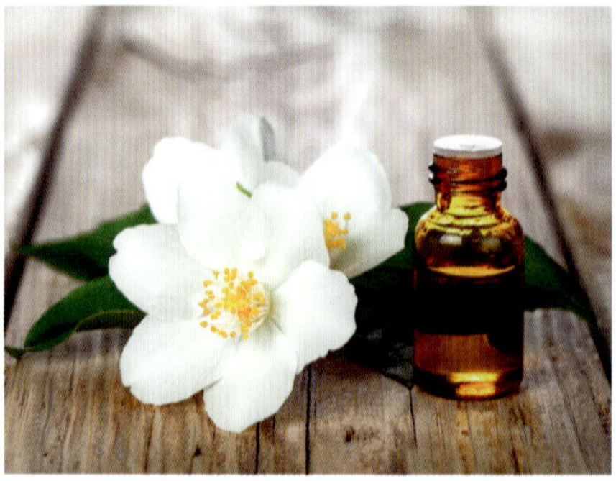

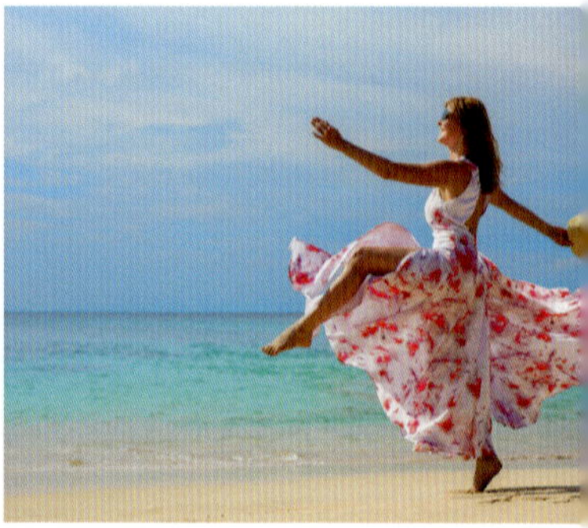

Wenn Kinder unterdrückt und klein gemacht werden, obwohl sie meist alte Seelen sind, die Wissen und Weisheit in diese Welt mitgebracht haben, so ist das für sie unverständlich und irritierend. Sollten Kinder aber missbraucht werden – körperlich oder emotional – werden sie von ihrer inneren Kindlichkeit abgeschnitten, von ihrem kindlichen Wesen getrennt und ihrer Identität beraubt. Das schafft gehörige Verwirrung im Verständnis des Kindes und zerbricht die Persönlichkeit. Wie eine zu Bruch gegangene Vase, die Stück um Stück wieder zusammengefügt werden muss, ist ein zerbrochenes Kind gezeichnet. Dieser Persönlichkeitsbruch schafft gewöhnlich Probleme in den frühen oder mittleren Erwachsenenjahren.

Der verspielte, liebliche Duft ***Inneres Kind*** sammelt all die kindlichen Schätze wieder ein und vereinigt die verspieltesten, lebenslustigsten und heilsamsten Wirkstoffe ätherischer Öle, um die emotionalen Wunden der Kindheit zum Verschwinden zu bringen. Süß duftende Öle lösen die Angst und Unsicherheit, beruhigen und entspannen. Sie flößen Vertrauen ein, stärken Selbstvertrauen, steigern das Selbstwertgefühl und wandeln Wut und andere negative Energien unbemerkt und Schritt für Schritt in Mut und Freude um. Gleichgültigkeit und Antriebslosigkeit schlagen in Abenteuerlust und Lebensfreude um, so wie es Kindern eigen ist.

Emotionale Blockaden werden abgebaut, und ein Gefühl von Erdung und Stärke stellt sich ein. Kindliche Freude flackert wieder auf, und wenn die Transformation am Genom vollzogen ist, ist das »Kind« wieder ganz Kind, glücklich und ausgelassen, humorvoll und witzig – selbst wenn bereits Jahrzehnte seit unseren Kindheitstagen vergangen sein sollten. Der Mensch hat sich mit dem eigenen Selbst oder der eigenen Identität wieder verbunden, und fremde Einflüsse sind abgebaut. Das schenkt das Gefühl wahrer kindlicher Freude.

Wie Anna ihre Heimat fand

Anna war fünfunddreißig Jahre alt und lebte allein in einem »fremden« Land. Zwar hatte sie ihre Berufsausbildung bereits in Deutschland absolviert, aber ihr Herz hing immer noch an ihrer alten Heimat. »From sea to shining sea«, flüsterte sie, als sie verträumt die Bilder ihrer amerikanischen Heimat betrachtete. Mit fünfzehn Jahren war sie mit ihrer Familie nach Deutschland gekommen. Niemand hatte sie gefragt oder sie auf den großen Umzug vorbereitet. Sie bettelte ihre Eltern an, doch zu bleiben, aber der Umzug war beschlossene Sache, und sie musste sich fügen. Sie hatte ihre Freunde und ihr gewohntes Leben zurücklassen müssen, wohl wissend, dass sie ihre alte Heimat für lange Zeit nicht mehr wiedersehen würde.

»Ich fühle mich so alleine und ausgegrenzt«, sagte sie ihrer Therapeutin. »Was ist nur los mit mir?« Die Psychotherapeutin ermutigte Anna, aus ihrem Leben zu erzählen. »Ich fühle mich hier nicht zu Hause. Ich fühle mich eigentlich nirgends so richtig zu Hause.« Und nach einer Weile sagte sie: »Die Leute sehen mich komisch an, weil ich ein bisschen anders spreche. Ich fühle, dass sie eine Wand aufbauen und mich nicht annehmen wollen. Ich komme mir so ausgegrenzt vor.« Sie fügte hinzu: »Was kann ich denn dafür, dass ich so bin, wie ich bin!«

Fast trotzig saß Anna da und grübelte. Dann entfuhr es ihr: »Nicht einmal auf meinen Freund kann ich mich verlassen. Einmal ist er da, dann meldet er sich wieder nicht. Was soll das für eine dauerhafte Beziehung sein, wenn ich nicht weiß, wie ich dran bin.« Traurig fuhr sie fort: »Ich möchte mir mit ihm ein Nest bauen, eine Zufluchtsstätte, wo wir so richtig zu Hause und glücklich sein können. Einen Boden unter den Füßen. Heimat eben!« Kopfschüttelnd und ungläubig presste sie hervor: »Er scheint davor davonzulaufen.« Die Therapeutin nickte verständnisvoll.

Plötzlich rollte eine Träne ihre Wange hinunter, und sie konnte ihre verletzten Gefühle nicht länger verbergen. »So geht es mir aber mit jedem Mann. Früher oder später trennen sie sich von mir, weil sie ›frei‹ sein wollen. Dabei will ich uns ja nur ein wohliges Heim bereiten, wo man sich geborgen und zu Hause fühlen kann. Ist es denn so schwer, glücklich zu sein?« Mitfühlend reichte die Therapeutin Anna eine Schachtel mit Papiertaschentüchern und schwieg voller Anteilnahme. Im Hintergrund duftete der Aroma-Diffuser.

Plötzlich schaute Anna auf, als hätte sie eine glorreiche Idee, eine richtige Eingebung gehabt. »Das ist ja das Problem!«, stieß sie hervor, und es war, als hätte sie eine Frage gestellt, die sie sich bereits selbst beantwortet hatte. »Ich vertreibe ja alle dadurch, dass ich sie festhalten will, nur um ein Gefühl von Heimat zu spüren und Halt in der Beziehung zu finden!« Fragend sah sie hoch, und ein Schimmer von Hoffnung umfloss ihre Züge.

Zustimmend reichte die Therapeutin ihr ein Fläschchen und sagte: »Riechen Sie daran. Das ist das Öl, das Ihnen Heimat schenkt, ganz gleich wo Sie sich in der Welt aufhalten mögen.« Anna roch daran. Sogleich erhellten sich ihre Züge. Aus dem Fläschchen stieg ein Wohlgeruch auf, der ihr Mut und Zuversicht schenkte. Mehr noch, Anna fühlte plötzlich die Lebenslust von einst, als sie noch ein Kind war und ihren Träumen mit Leichtigkeit – wie den beschirmten Samen der Pusteblume in einer tiefgrünen Sommerwiese – hinterher lief. Für einen Augenblick fühlte sie diese Leichtigkeit und einen kindlichen Übermut – Gefühle, die sie schon eine Ewigkeit nicht mehr empfunden hatte. Verwundert blickte sie auf das Etikett und las: »Inneres Kind«.

Als Anna nach vier Wochen wieder zur Beratung kam, hatte sie alle Vorschläge der Therapeutin treu befolgt. Sie schnupperte jeden Abend an dem Ölfläschchen *Inneres Kind* und rieb das Öl auf den Bauch. »Ich weiß nicht, wie das Öl das mit mir macht«, erzählte sie lachend. »Diese Freude und Glückseligkeit und das Gefühl von Heimat kann ich nur in meinem Inneren finden. Das weiß ich jetzt!« Geheimnisvoll beugte sie sich vor und vertraute der Therapeutin an. »Und mein Freund scheint sich jetzt bei uns daheim richtig wohlzufühlen. Er rennt nicht mehr weg. Wir fühlen uns mehr verbunden denn je.«

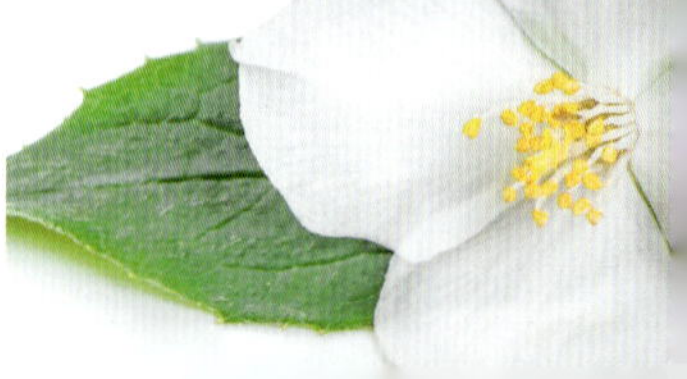

Was die Psychotherapeutin nicht sagte ...

In dieser Beratungsstunde hatte die Psychotherapeutin sehr wenig gesprochen. Das Öl hatte die Therapie übernommen. Natürlich hätte sie dozieren können: »Sie vertreiben ja alle dadurch, dass sie andere festhalten wollen, nur um selbst ein Gefühl von Heimat zu spüren.« Aber wer hört das schon gerne. Diese Belehrung geht beim einen Ohr hinein und beim anderen hinaus. Sie hätte auch erklären können, dass die Wut und der Ärger über die Abreise damals, als sie noch ein Kind war, immer noch in ihrer Zellerinnerung festsitzt; dass diese Entwurzelung von ihrer Heimat, die damals stattgefunden hatte, sie zeitlebens begleiten würde, wenn sie nicht einen Weg fände, diese schmerzhaften Erinnerungen in positive Gefühle zu transformieren. Sie hätte erklären können, dass ätherische Öle genau diese Aufgabe zu lösen vermögen, nämlich negative Zellinformationen am Genom in positive Empfindungen zu transformieren.

Stattdessen hatte der Duft der Ölmischung, der ganz natürlich in die Nase steigt und dem Gehirn Impulse gibt, die Arbeit liebevoll übernommen, ganz ohne Belehrung oder wohlmeinende Ermutigung. Wie kann denn eine Anweisung, selbst der besten Therapeutin, vom fehlenden Selbstbewusstsein zum Selbstvertrauen zu wechseln, fruchten? Doch ätherische Öle öffnen mit ihrem duftenden Schlüssel das Tor der Erkenntnis zu diesem und zu jedem anderen Herzensproblem!

Die Arbeit mit ätherischen Ölen:

Inneres Kind vereint die kindlich heiteren Duftnoten von Orange, Mandarine und Zitronengras mit den süßen Blütendüften von Ylang Ylang, Jasmin und Neroli sowie dem erdenden Sandelholz und der Schwarzfichte. Die Ölmischung wird tief eingeatmet, und fünf Tropfen werden auf das Herz aufgetragen und eingerieben. Dadurch werden Eiweiße produziert, die das Genom mit kindlicher Herzensfreude und ansteckender Heiterkeit und Abenteuerlust methylieren, nachdem die Falschprogrammierungen ein für alle Mal gelöscht wurden. Bei empfindlicher Haut wird das Öl auf die Fußsohlen aufgetragen.

Diese jugendlich frische, heitere Ölmischung für das ***Innere Kind*** bringt uns die Verspieltheit und Abenteuerlust unserer Kindertage in einen oft verbitterten, starren Alltag zurück. Als Parfüm getragen, hüllt es uns in eine unbeschwerte, heitere Stimmung ein, die unseren Tag beflügelt und uns wieder »Kind«, also sorglos und glücklich sein lässt.

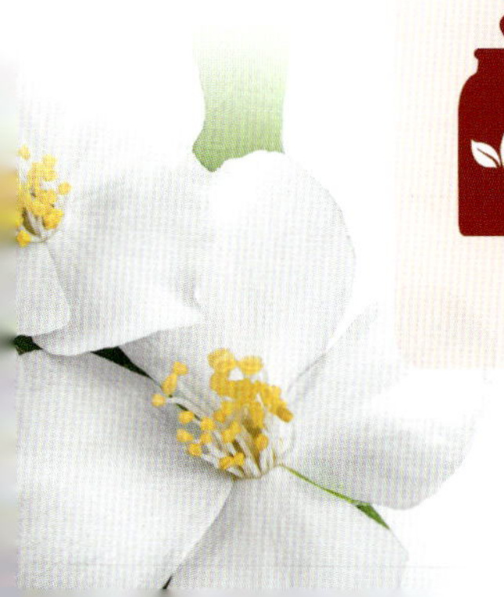

Eine spirituelle Übung:

Willst du den Duft des Öls und die Arbeit an dir selbst in spiritueller Hinsicht vertiefen, so kann die folgende Übung kindliche Heiterkeit, Staunen und Abenteuerlust in dein Leben zurückbringen.

Der Weg zu Gott ist das Abenteuer eines Lebens
Harold Klemp

Mit Pegasus über den Wolken

Hast du kein eigenes Pferd zu Hause, das du mit in deine Träume nehmen kannst, so leihen wir uns heute Pegasus aus. Pegasus ist ein blütenweißes Pferd mit majestätischen Flügeln, das dich an jeden Ort deines Verlangens bringen kann. Kein Weg ist ihm zu weit, denn das fliegende Pferd hat himmlische Kräfte. Heute kannst du mit Pegasus deinen kühnsten Träumen folgen und deiner Abenteuerlust freien Lauf lassen. Willst du über die Dächer deiner Nachbarschaft fliegen? Einen Freund in einem fernen Land besuchen? Dein Hobby, das du nie ausleben durftest, in allen Einzelheiten erleben? Oder willst du noch weitaus Höheres erkunden? Keine Reise ist Pegasus, deinem himmlischen Freund, zu beschwerlich. Also sage ihm, wohin die Reise gehen soll. Habt Spaß!

Träume sind so real wie unser tägliches Leben. Oft bereiten sie uns auf den nächsten Tag vor, schenken uns einen Einblick in ein schier unlösbares Problem oder lüften den Vorhang eines vergangenen Lebens. Der *Traummeister* schützt uns vor beunruhigenden Erinnerungen; und manchmal erhaschen wir einen Blick in die Zukunft.

11. »Seelenöl«: Traumfänger
Schaue in deine Zukunft

Diese Ölmischung regt die emotionalen Gehirnzentren an, fördert kreative Gedanken und verstärkt Träume und Visionen, die Kraft und Streben nach Größerem unterstützen. Dadurch können Träume realisiert werden, und man verliert seinen Weg nicht aus den Augen. Die Düfte schützen auch vor negativen Gedanken und dunklen Träumen, die unser Leben überschatten könnten.

TRAUMFÄNGER: **Anis, Bergamotte, Geranie, Grapefruit, Grüne Minze, Jasmin, Kamille, Mandarine, Ocotea, Sandelholz, Schwarzer Pfeffer, Rainfarn, Rose, Wacholder, Ylang Ylang, Zitrone und Zypresse**

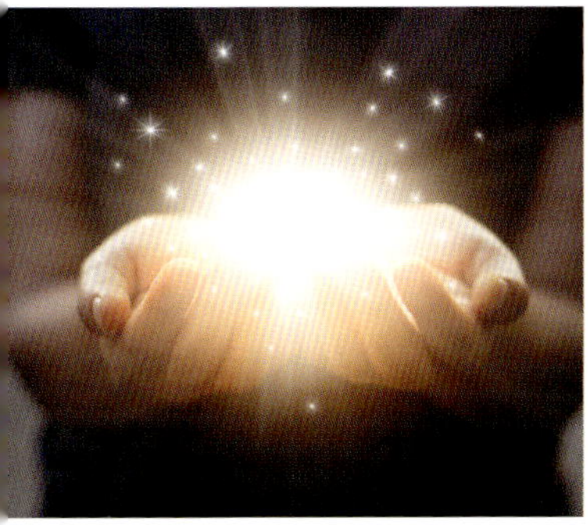

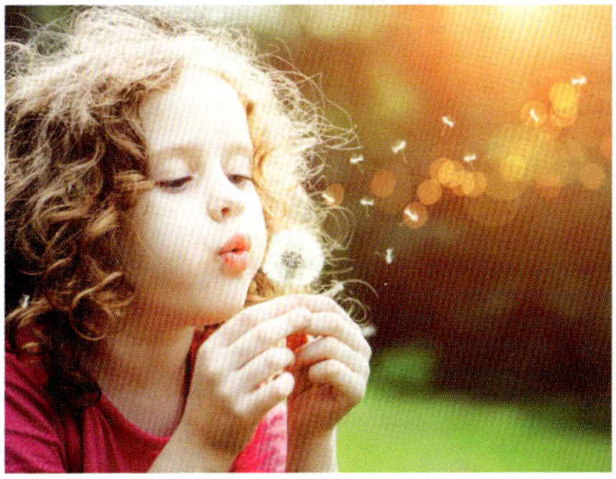

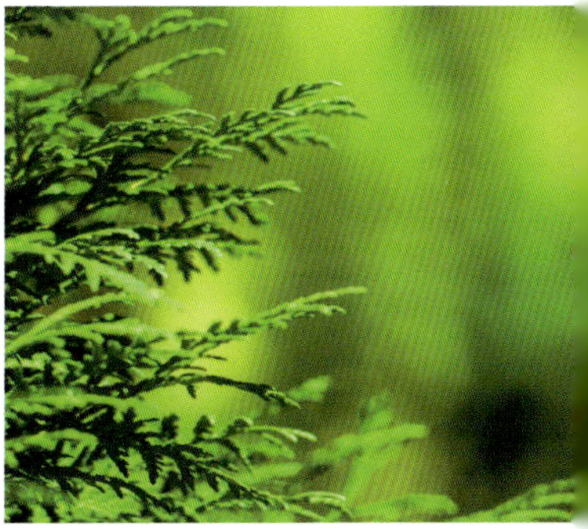

Der große Traum des Lebens nach Glück und Erfolg hat uns auf diese Erde gesandt. Werden wir finden, wonach zu suchen wir hierher gekommen sind? Besteht das Glück wirklich nur aus Geld und Ruhm? Träume helfen uns des Nachts, wenn unsere hin- und hergerissenen Gefühle schlummern, Klarheit und Einsicht in unser Leben zu bringen. Schauen wir hin? Hören wir zu? Der Traum des Lebens, vielfach vergessen, ist für den *Funken göttlicher Liebe*, der wir sind, die Heimkehr in das *Meer der Liebe*, von wo wir ausgegangen sind und wohin wir eines Tages zurückkehren werden. Doch ist damit nicht ein ferner Ort gemeint. Der *Ozean der Liebe* liegt in uns. Unsere Träume sind Wegweiser auf dem Weg zur Erfüllung.

Besonders im Traum, wenn unser Körper entspannt schläft, können sich fehlgeleitete Methylgruppen leichter lösen, weil diese durch die alltäglichen Aktivitäten bei ihrer Arbeit nicht behindert werden. Daher leisten ätherische Öle, vor dem Schlafengehen aufgetragen, besonders gute Dienste. Sie fördern und verbessern den Tiefschlaf und stimulieren sanft, aber effektiv die Zirbeldrüse und das limbische System im Gehirn, dem Zentrum der Emotionen und Erinnerungen.

Das Immunsystem wird gesteigert und das Hormonsystem reguliert. Energien finden ihr Gleichgewicht wieder, und Angst und Depression, Anspannung und Stress werden beseitigt. Sollte es zu unangenehmen Träumen kommen, ist das ein Zeichen dafür, dass unsere Erinnerungen und Gedanken im Unbewussten aufgearbeitet und gelöst werden. Also setze dieses Öl nicht ab, sondern verwende ***Traumfänger*** weiter, um einen Durchbruch zu erzielen. Beobachte deine Träume und halte nach Lösungen für deine Probleme Ausschau. Es ist besonders hilfreich, Träume gleich nach dem Aufwachen niederzuschreiben.

Schlechte Träume sind alte Ängste.

Ist der Wille zum **Abbau von Fremdbestimmungen** und zum **Aufbau des eigenen Selbst** groß genug, so beginnen sich die positiven Visionen des eigenen Selbst neu zu methylieren. Ätherische Öle mit ihren flüchtigen Düften, die unsere Erinnerungen sanft berühren und auf eine höhere Schwingungsebene heben, sind das geeignete Mittel dazu. Wird sich der Mensch seiner selbst als *unendlicher, ewiger Geist* bewusst, fällt alles Unbrauchbare eines Tages von selbst ab. Ordnung verdrängt schließlich das Chaos des fremden Einflusses, so wie die vage Ankündigung der Morgenröte letztendlich die dunkle Nacht verdrängt. Ein neuer Tag, ein neues Leben bricht an.

Auch Ponys träumen

Marianne lebte in Süddeutschland auf einem Gnadenhof, den sie liebevoll *Lebenshof* nannte, wo sie sich mit viel Engagement um ihre Schützlinge bemühte. Ein Shetland Pony – sein Name war Pedi – war ihr besonders ans Herz gewachsen. Immer wenn es Marianne schon von Weitem kommen sah, begrüßte es sie mit einem freudigen Wiehern. Er liebte es, ihr auf Schritt und Tritt zu folgen, und selbst in der Nacht suchte es ihre Nähe. Es hatte sich seinen Schlafplatz direkt unter ihrem Fenster ausgesucht.

Bevor die beiden schlafen gingen, raunte Marianne leise und liebevoll dem Pony zu: »Gute Nacht, Pedi. Süße Träume. Bis morgen früh!« Ein leises, zufriedenes Schnauben war seine Antwort. Dann war alles still.

Eines Nachts schreckte Marianne aus dem Schlaf auf. Pedi wieherte ängstlich und schien sichtlich im Stress zu sein. Sie lief zum offenen Fenster. Da lag das Pony auf der Seite, die Augen fest geschlossen, und ruderte mit den Füßen in der Luft, so als wollte es vor einem ganzen Heer von Verfolgern fliehen. Erschrocken beobachtete Marianne ihren Schützling und raunte ihm zu: »Alles in Ordnung, Pedi. Alles ist gut. Beruhige dich. Es gibt keine Gefahr.« Das Pony blickte kurz hoch zu ihr, schnaubte beruhigt und schlief wieder ein. Aber es blieb nicht bei dem einen Mal. In derselben Nacht wurde Pedi von diesem Albtraum noch zweimal heimgesucht.

Marianne machte sich Gedanken. »Der arme Kleine hat Albträume.« Sie erinnerte sich, wie sie einst selbst schweißgebadet von einem solchen Albtraum aufgewacht war, nach Luft ringend im Bett saß und sich nicht beruhigen konnte. »Albträume«, überlegte sie. »Woher kommen Albträume?« Sie hatte in einem Traumbuch einmal gelesen, dass nachts manchmal der Vorhang des Vergessens ein wenig zur Seite geschoben wird und wir zurückblicken auf ein früheres angstbesetztes Erlebnis.

Marianne nahm sich vor, ihren Liebling mit einem ätherischen Öl zu behandeln. Am nächsten Abend stellte sie ihm drei Fläschchen auf und fragte: »Na Pedi, welches dieser Öle möchtest du gerne ausprobieren?« Er entschied sich eindeutig für das mittlere Ölfläschchen: *Traumfänger*. Als sie ihm damit den Rücken massierte, konnte man sehen, dass er sich sichtlich wohlfühlte. Sie ließ Pedi auch den Duft des Öls von ihren Händen riechen. Das machte ihn zugleich müde, ruhig und zutiefst zufrieden. So schlief er ein und merkte an jenem Abend nicht einmal mehr, wie Marianne ihm vor dem Schlafengehen vom Fenster aus ein Gute-Nacht-Küsschen schickte.

Diese wohltuende Massage wurde für die beiden zum abendlichen Ritual, auf das sie sich freuten. Das Pony genoss die Aufmerksamkeit und sog den Duft des Öls zufrieden ein, und Marianne liebte den Duft, den ihr Pony verströmte. Vor allem war sie glücklich, dass Pedis Albträume immer seltener wurden und nach zwei Wochen ganz verschwanden. Wenn sie sich nachts leise aus dem Fenster beugte, um zu sehen, wie es ihrem Schützling wohl ging, schlief Pedi fest und entspannt. Und morgens wieherte er fröhlich beim Erwachen.

Der Psychotherapeut erklärt:

Ob Mensch oder Tier – alles, was Bewusstsein hat, träumt, selbst der Stein. Im Schlaf repariert sich der Körper, sondert Abfall- und Giftstoffe aus und regeneriert die Zellen. Arbeiten wir mit ätherischen Ölen, findet nicht nur der Körper Ruhe, sondern auch die Gefühle und der Verstand beruhigen sich. So kann das ätherische Öl auf Zellebene im Genom Fehlprogrammierungen reparieren. Albträume, wie auch Ängste, rühren von solchen Fehlprogrammierungen her. Sie stammen von längst vergessenen negativen Erfahrungen und Erlebnissen, die ätherische Öle auf Schwingungsebene transformieren können. Das gelingt besonders leicht bei Tieren, denn sie halten nicht mit ihrem Verstand dagegen und blockieren daher den Heilungsprozess nicht mit Meinungen und Verstandesmustern.

Die Arbeit mit ätherischen Ölen:

Traumfänger vereint die Düfte von Sandelholz, Mandarine, Ylang Ylang, Schwarzem Pfeffer, Bergamotte, Wacholder, Anis und Blauem Rainfarn. Die Ölmischung wird tief eingeatmet, und fünf Tropfen werden auf das Herz aufgetragen und eingerieben. Nachts, im Traum, können sich falsch programmierte Methylgruppen mithilfe ätherischer Öle ungestört lösen und neue Visionen und Träume vom eigenen Selbst am Genom etabliert werden. Bei empfindlicher Haut wird das Öl auf die Fußsohlen aufgetragen.

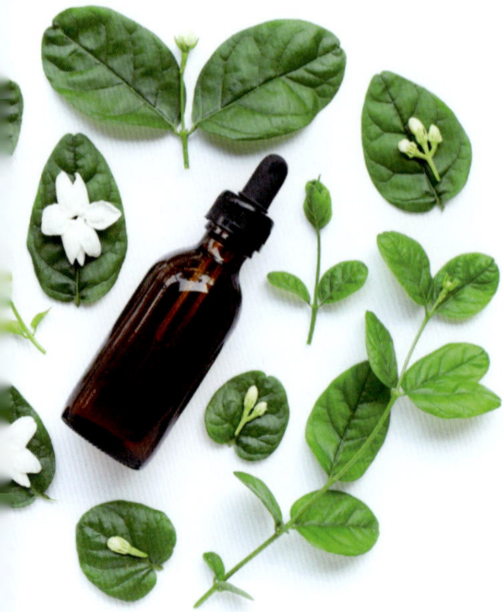

Hindernisse und Herausforderungen sind unausweichlich, wenn du deinen Träumen folgst, aber es ist wichtig, dich daran zu erinnern, dass du die Macht hast, große Veränderungen in deinem Leben vorzunehmen. Diese Änderungen können mit einer erhebenden Morgenroutine beginnen, damit du jeden Tag voller Positivität beginnst: Trage die Ölmischung ***Traumfänger*** auf Stirn, Nacken oder Herz auf, und lasse dich von der Kraft der Natur in das Land der Träume entführen. Düfte beflügeln deine Vorstellungskraft. Nimm diesen Duft auch mit in deinen Schlaf, denn der Schlaf ist die Zeit, in der unsere Lebensträume ausgearbeitet und vorbereitet werden. Erlebe selbst, wie diese liebliche Duftmischung Träume in deine Gedankenwelt webt, die es zu verwirklichen gilt.

Eine spirituelle Übung:
Willst du den Duft des Öls und die Arbeit an dir selbst in spiritueller Hinsicht vertiefen, so kann die folgende Übung dir helfen, tiefere Einsichten in dein Leben zu bringen.

Ein Treffen mit dem Traummeister

Heute hast du eine Audienz. Du bist nervös, während du im Warteraum Platz nimmst. Zwar hast du vielleicht vom *Traummeister* schon einmal gehört, aber ihn von Auge zu Auge sehen, das würde sich wohl so mancher Mensch wünschen. Das Tor zum Audienzsaal öffnet sich. Du springst auf, zupfst dir die Kleidung zurecht. Der große Moment deines Lebens ist gekommen. Du wirst vom *Traummeister* empfangen! Ein leises Summen erfüllt den Raum. Instinktiv weißt du: Das ist der *Ton der Seele*, und du fühlst dich in Sicherheit. Ein warmes Licht umflutet dich, und mit jedem Schritt, den du näher trittst, füllt sich dein Herz mehr mit Liebe und Vertrauen. »Was möchtest du wissen?«, hörst du die sanfte und gütige Stimme des *Traummeisters* sagen. Jetzt ist deine große Chance da. Du kannst alles fragen, die höchsten Träume vom Himmel holen und die tiefsten Geheimnisse ergründen. Stelle deine Frage. Dann lausche mit einem offenen, liebenden Herzen.

Um von äußeren negativen Umständen unberührt zu bleiben, haben wir täglich Gelegenheit, die Tugend des Verzeihens zu üben. Ob uns ein Mitbürger mit dem Auto den Weg abschneidet, unbedachte Gedanken und Äußerungen in unsere Richtung geschleudert werden, Medienpropaganda uns hinters Licht führen will oder wir selbst anderen Menschen zu nahe treten. Wir vergeben uns selbst, und wir vergeben dem anderen. Doch das Vergeben ist oft nicht einfach. Daher bemühen wir zur Unterstützung die Kräfte der Natur, die uns im nächsten »Seelenöl« zur Verfügung stehen.

12. »Seelenöl«: Vergebung
Dein goldener Schlüssel zur Freiheit

Dieses besondere »Seelenöl« hilft bei der Bearbeitung von verletzten Gefühlen und negativen Emotionen. Es hilft auch dabei, unliebsame Erinnerungen zu beseitigen, ermöglicht das Lösen von emotionalen Barrieren aus der Vergangenheit und unterstützt das Erreichen eines höheren Bewusstseinszustands, was wiederum dazu beiträgt, loslassen und leichter vergeben zu können.

***VERGEBUNG:* Angelika, Bergamotte, Geranie, Immortelle, Jasmin, Kamille, Lavendel, Melisse, Palmarosa, Rose, Sandelholz und Weihrauch**

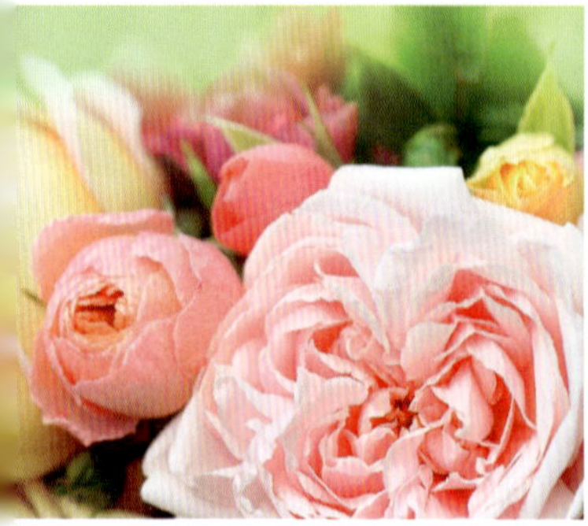
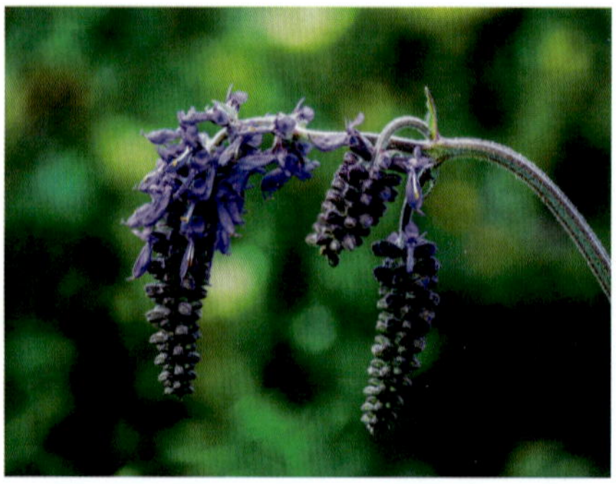
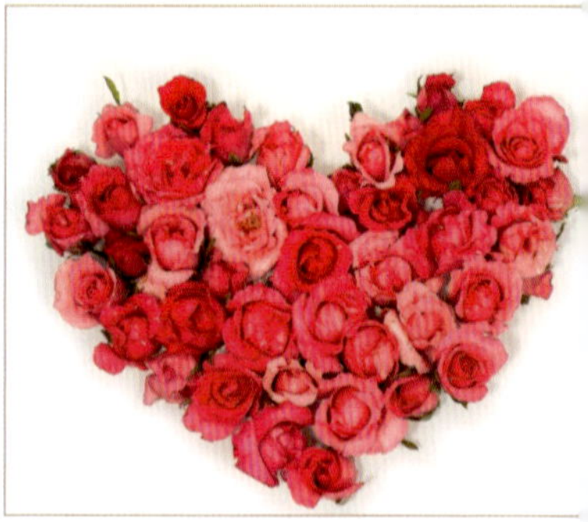

Es bedarf einer geballten Kraft an Wirkstoffen aus dem Reich der Natur, um gegen verletzte Gefühle anzukämpfen. Unsere Gefühle sind ein Teil von uns. Werden unsere Gefühle missachtet oder lächerlich gemacht, fühlen wir unser eigenes Selbst in den Grundfesten erschüttert. Sehen wir uns mit Ärger und Anschuldigung, Hass und Neid, Eifersucht und Habsucht und all den anderen Leidenschaften konfrontiert, dann ergreifen wir dieses »Seelenöl«, um wieder in Balance zu kommen.

Während das eine Öl der Mischung ***Vergebung*** uns Sanftmut zufächelt, helfen andere Duftnoten bei der Bewältigung von Trauer, Depression, Angstzuständen, Verzweiflung und Stress. Hormonsystem und Immunsystem werden unterstützt. Ein weiteres Öl eilt mit seinen Wirkstoffen zu Hilfe, um das positive Lebensgefühl und die Erinnerungen wieder ins Bewusstsein zurückzurufen, die vor einem ärgerlichen Vorfall geherrscht haben. Dadurch können wir negative Einflüsse besser loslassen.

Die Konzentration auf Positives wird geschärft, Anspannung und Stress abgebaut. Ein Gefühl der Ausgeglichenheit und Ruhe legt sich über unser Gemüt, und die Entspannung zeigt sich auch in einer besseren Schlafqualität. Hoffnungslosigkeit und Gleichgültigkeit sowie Wut und negative Reaktionen werden abgefedert, gelindert und schließlich entlassen und damit Gifte aus der Leber, dem Speicherplatz für Wut, hinaus befördert. Die chaotischen Energien werden mit dem lieblichen Duft der Rose in ein Gefühl des Gleichgewichts, der Harmonie und des Wohlbefindens gewandelt. Liebe kann wieder in ein Herz einziehen, das tiefe Wunden erlitten hat.

Wenn die Liebste dich verlässt ...

»Warum hat sie mich plötzlich verlassen? Warum hat sie nichts gesagt?«, fragte Robert stumm und horchte auf sein Herz, das ihm keine Antwort geben konnte. Er saß verlassen und traurig auf seiner Couch, als er ein Ölfläschchen auf seinem Couchtisch erblickte. »Vielleicht kann mir das Öl *Vergebung* helfen«, dachte er und suchte in seinem Regal nach diesem besonderen Öl.

Er begann intuitiv, das ätherische Öl für *Vergebung* in einem täglichen Ritual anzuwenden. »Ich werde jeden Morgen und Abend einen Tropfen Vergebung einatmen und auf meinen Bauchnabel auftragen«, nahm er sich vor. »Dabei stelle ich mir vor meinem geistigen Auge vor, wie ich meiner Freundin und mir selbst vergebe.« Ein Lächeln der Hoffnung erhellte seine Stirn. Er beschloss, bei jedem Atemzug die dunklen Gefühle des Grolls und des Schmerzes mehr und mehr loszulassen.

So arbeitete Robert an sich selbst. Er war für den Duft dieser kostbaren Ölmischung dankbar. Als er einige Tage später zufällig seiner Exfreundin über den Weg lief, dachte er erstaunt bei sich: »Was ist los mit mir? Ich fühle kein Zeichen von Groll. Keine Gedanken von Verurteilung und keine Vorwürfe kommen mir in den Sinn!« Er begegnete seiner ehemaligen Freundin ruhig und emotional stabil. Freilich hätte er sie zur Rede stellen und seine dunkelsten Gefühle über sie ausschütten können; aber nichts von alledem geschah.

Abends, als er über diese unerwartete Begegnung nachdachte, breitete sich ein Gefühl tiefer Dankbarkeit in seinem Herzen aus. »Welch wunderbare Erfahrung!«, dachte er und dankte dieser großartigen Duftmischung, die ihm so bereitwillig über den großen Verlust hinweggeholfen und seine verletzten Gefühle geheilt hatte.

Gedanken zu dem Öl Vergebung aus psychotherapeutischer Sicht

Vergebung ist das Resultat eines Prozesses der Heilung des Herzens. Dafür braucht es Zeit und eine neue Sichtweise auf die Vergangenheit. Der Schlüssel zur Vergebung ist die Dankbarkeit für das bereits Erhaltene. Ätherische Öle helfen bei dieser Heilungsarbeit.

Es ist eine Kunst, dem Guten sowie dem Schmerzhaften im Leben gleichwertig zu begegnen, dem Scheitern einer Beziehung zuzustimmen und sogar einen Schlussstrich zu akzeptieren. Wenn zwei Menschen in einer Liebesbeziehung zusammenfinden, bringen sie beide ihre Vergangenheit mit all ihren Altlasten und Verletzungen mit. Sich dessen bewusst zu sein, ist hilfreich, um etwaige Partnerschaftsprobleme besser zu verstehen.

Das Gelingen einer Beziehung liegt in der eigenen Macht der Gedanken. Fremdprogrammierungen, die oft über Generationen in einer Familie zurückliegen und von Generation zu Generation vererbt werden, können uns unwissentlich belasten. Unsere Erfahrungen und Verhaltensmuster stehen in jeder freundschaftlichen oder ehelichen Beziehung auf dem Prüfstand.

Oft läuft der Mensch jedoch vor seiner Verantwortung davon. Man will sich nicht arrangieren. Der Freiraum wird zu eng. Manchmal ist das Gras auf der anderen Seite grüner, und man sucht neue Erfahrungen und ein neues Glück. So manch einer ist danach reumütig wieder zurückgekommen, weil er anderswo nicht gefunden hatte, wonach er suchte. Dabei liegt die Antwort in uns, im eigenen Selbst verborgen. Dort wartet sie geduldig, bis wir zu der Erkenntnis gelangen, dass wir uns auch anders entscheiden können. Dann vergeben wir uns selbst und schreiben unsere Programme neu – nach der Art und Weise, wie wir gerne leben möchten.

Wenn der Wind der Veränderung uns geliebte Menschen nimmt, dann kommt auch hier ***Vergebung*** ins Spiel. Die Haltung des Vergebens ist das Zustimmen und die Einwilligung in eine neue Situation oder in einen neuen Lebensabschnitt. Vergebung beinhaltet das Öffnen des eigenen Herzens hin zu Neuem, das Loslassen von Verlust und Schmerz, das Akzeptieren des Scheiterns und das Wagen eines Neuanfangs. Unser »altes Leben«,

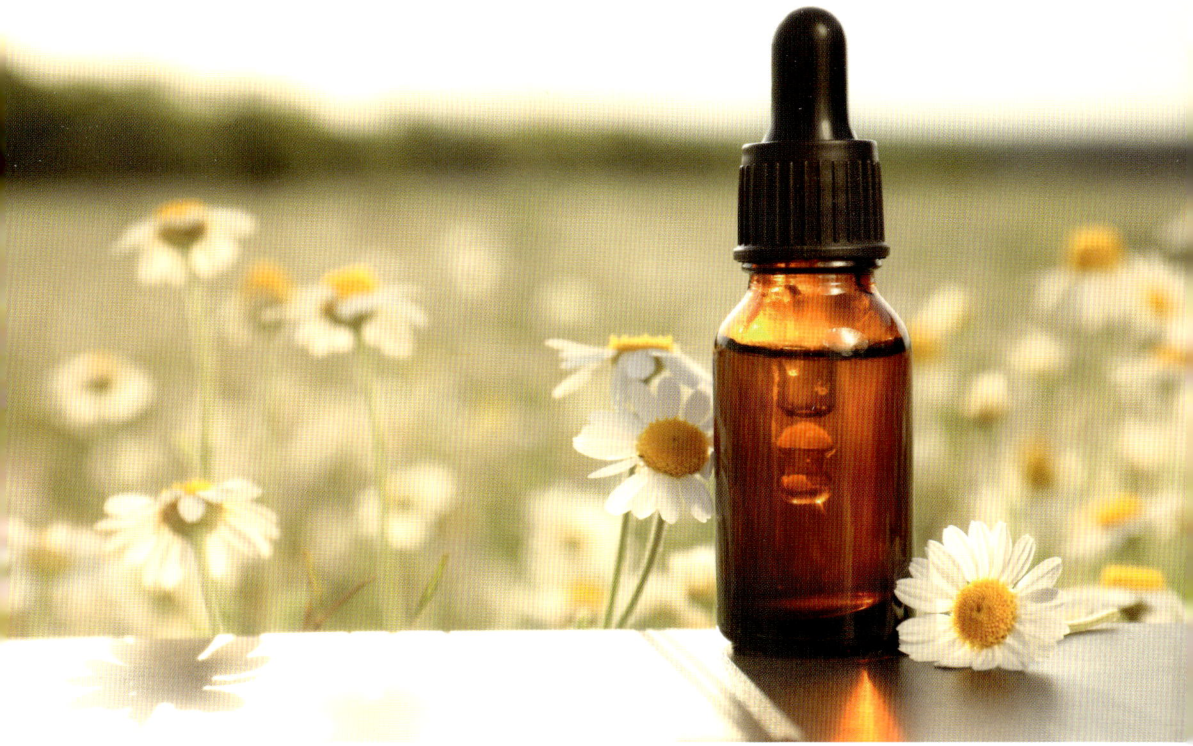

alte Beziehungen und zerbrochene Verbindungen, ruht dann in Dankbarkeit und Vergebung und hat seinen Stachel, Groll und Hass, verloren.

Die Arbeit mit ätherischen Ölen:

Vergebung vereint die erdenden Düfte von Weihrauch und Sandelholz, die Blütendüfte von Melisse, Geranie, Ylang Ylang, Angelika, Lavendel, Jasmin, Immortelle, Römischer Kamille, Palmarosa und Rose, mit den erfrischenden Aromen von Bergamotte in einer reinen Pflanzenölbasis. Vergebung heißt loszulassen und die fremden Energien aus seinen eigenen Zellen zu verbannen. Die Ölmischung wird tief eingeatmet, und fünf Tropfen werden auf das Herz aufgetragen und eingerieben. Bei empfindlicher Haut wird das Öl auf die Fußsohlen aufgetragen.

Trage einen Tropfen ***Vergebung*** auf dein Herz auf und atme das Öl tief ein. Die lieblichen Düfte der reinen Natur weben mit flinker, ätherischer Hand ein neues Gewand deines Lebens mit Verständnis und Vergebung für dich und deine Umstände. Verneble den Duft in stillen Stunden der Besinnung und lasse dich davon berühren.

Eine spirituelle Übung:

Willst du den Duft des Öls und die Arbeit an dir selbst in spiritueller Hinsicht vertiefen, so kann die folgende Übung dir helfen, Dinge auf höherer Ebene wieder in Ordnung zu bringen.

Eine Einladung zur Versöhnung

Gibt es eine Person in deinem Leben, die dir Unrecht getan hat oder der du Unrecht getan hast, dann lade sie im Namen der *göttlichen Liebe* und Versöhnung – von Herz zu Herz – in deinen Gedanken ein. Nimm dazu in deinem Lieblingsstuhl Platz, schließe die Augen und fülle dein Herz mit Liebe. Verbinde dich mit deinem himmlischen Freund, mit jemandem, dem du spirituell vertraust. (Das kann dein Schutzengel oder dein spiritueller Lehrer sein.) Im *Licht der Liebe* lade diese Person, mit der du Schwierigkeiten hast, dann geistig zu einem Treffen ein. Sage dieser *Seele*, diesem *unendlichen, ewigen Geist*: *»Ich liebe dich, so wie ich auch mich selber liebe. Ich vergebe dir und ich vergebe auch mir.«* Dann entlasse diese Seele in Liebe und mit dem Segen des Himmels. Du liebst nicht die Unarten einer Person, sondern den *Funken Gottes*, der jedes Lebewesen beseelt.

Denke nicht länger an das Unrecht, und lasse die Situation oder das Problem sich auf den inneren Ebenen auflösen. Leute, die diese spirituelle Übung gemacht haben, berichten von unglaublichen Veränderungen. Jahrelang verfeindete Nachbarn wurden plötzlich zu Freunden, der nörgelnde Chef wandelte sich über Nacht zum freundlichen Berater – und vieles mehr. Liebe heilt. *Göttliche Liebe* heilt.

Ursache und Wirkung sind das kausale Prinzip, das unwiderruflich für Gerechtigkeit sorgt. Warum kommen Kinder verkrüppelt zur Welt? Warum wird ein unbeteiligter Passant von einem betrunkenen Autofahrer angefahren und muss sein Leben fortan im Rollstuhl verbringen? Warum wird ein Unschuldiger jäh aus dem Leben gerissen und der Verbrecher genießt Privilegien? Warum? Warum? Das herauszufinden, dazu sind wir hier. Eines Tages werden wir erkennen, dass alles im Leben eine Ursache und eine exakte Wirkung hat. Wir bezahlen für alles, was wir bekommen – oder uns nehmen. Nichts ist gratis. Das ist ein spirituelles Gesetz. Sich gegen diese universelle Ordnung zu stellen, blockiert uns. Die Blockade aufzulösen, dabei hilft das nächste ätherische Öl und lädt zum *Aufgeben* ein.

13. »Seelenöl«: Aufgeben
Lasse Aggressionen ziehen

Dieses einladende Öl hilft, Aggression und eine kontrollierende Einstellung aufzugeben. Stress und Anspannung lösen sich schnell auf, wenn wir nicht mit unserem eigenen Willen durch die Wand wollen, sondern mit dem Fluss des Lebens fließen.

***AUFGEBEN:* Angelika, Bergbohnenkraut, Kamille, Lavendel, Schwarzfichte und Zitrone**

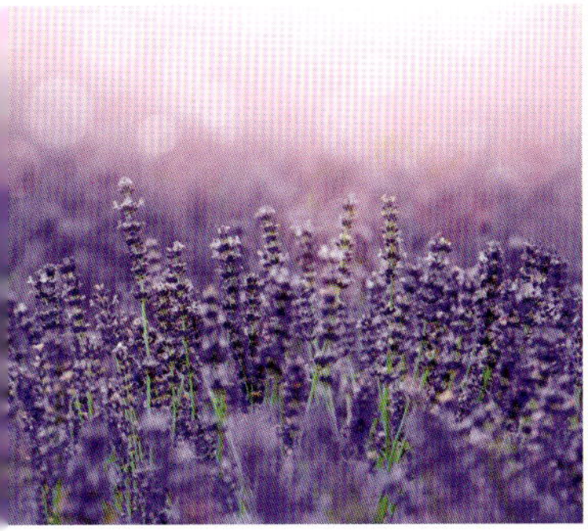

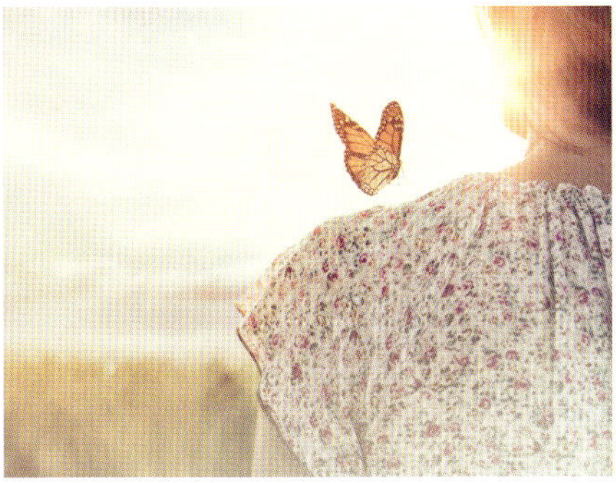

Oft schäumen wir vor Wut. Ein fremdes Selbst hat unseren Willen unterworfen. Unser Widerwillen richtet sich nicht nur gegen den Aggressor. Er richtet sich auch gegen uns selbst. Wir haben es zugelassen, sind nicht dagegen aufgestanden, haben nicht für unser Recht und unsere Eigenständigkeit gekämpft. Wir haben klein beigegeben, uns geduckt und sind der Konfrontation aus dem Weg gegangen.

Unsere Methylgruppen sind gesetzt. Wenn wir nicht dagegen ankämpfen, werden wir uns ein Leben lang in dieser Falle befinden. Doch manchmal ist das der einzige Weg, der uns bleibt, um zu überleben. Kinder können sich oft dem Machtzugriff gewisser Erwachsener nicht entziehen. Schwache geben nach, um nicht unter die Räder zu kommen. Doch Aggressionen im Inneren bleiben und nagen an uns wie eine Ratte, die sich durch das dicke Tau beißt.

Aggressionen gibt es bei Fremdbestimmungen. Sie richten sich gegen den eigenen Körper, gegen die eigenen Gefühle und gegen den eigenen Verstand. Sie werden auch gegen die Umwelt (Menschen, Tiere, Pflanzen) gelenkt, die den Unmut zu spüren bekommt. Aggressionen sind immer mit zerstörerischen Energien verbunden, die entweder offen oder versteckt zutage treten. Besonders die versteckten Energien der Aggression gegen den eigenen Körper machen die Sinne krank und führen nicht selten zu einer Verzweiflungstat. Ätherische Öle leihen ein geduldiges Ohr und bringen eilends alle nötigen Werkzeuge heran, um aus dieser Falle auszubrechen.

Der Duft der Ölmischung ***Aufgeben*** flößt aufgewühlten Nervenbahnen Beruhigung ein, löst aufgestaute Spannungen und öffnet emotionale Blockaden, die durch blinde Wut, Ärger und andere chaotische Energien verhärtet sind. Gifte, die in der Leber gestaut sind, werden entlassen. Depressionen ziehen – wie der Rauch aus dem Schornstein – ins Freie ab und suchen das Weite. Ängste lösen sich. Beruhigende Gedanken halten Einzug, und langsam kehren Ruhe und Friede ein, wie die Nacht, die sich schützend über einen stressvollen Tag legt. Ein Gefühl des Wohlbefindens macht sich breit und bringt Sicherheit und Erdung ins Leben zurück. So arbeiten die ätherischen Öle auf zellulärer Ebene, in allen unseren hundert Billionen Zellen, um ein Gleichgewicht zu schaffen. Es werden wohl einige Tropfen dieses einzigartigen Öls vonnöten sein, bis wir den Kontrollzwang anderer abgeschüttelt haben oder selbst das Kontrollieren aufgeben können.

In unserem Verstand wollen wir alles kontrollieren, vergleichen und sortieren. Das ist das Wesen und die Arbeitsweise des Verstandes. Oft meinen Menschen, sie seien ihr Verstand; doch in Wirklichkeit sind wir weder unser Verstand noch unsere Gefühle oder unser Körper. Wir *SIND Seele*, ein *Funke Gottes*. Wir haben alle diese Werkzeuge – Körper, Gefühle, Verstand – als Hilfsmittel in dieser Welt zur Verfügung. Doch *wir sind Seele*.

Also geben wir unsere egoistischen Wünsche und unstimmigen Pläne auf. Wir legen das Kontrollieren anderer und das Kontrolliertwerden ab. Wir lassen ungesunde Lebensweisen und unliebsame Eigenheiten gehen. Wir werden sie eines Tages abschütteln und im Rückblick erstaunt feststellen, dass nichts von alledem, was wir einst mit Gewalt durchsetzen wollten oder für wichtig erachtet hatten, von dauerhaftem Bestand war.

Doch es ist nicht nur das Aufgeben unnützer Gewohnheiten, woran wir arbeiten. Es ist das Übergeben des eigenen, egoistischen Willens an eine Weisheit, die weit über unserem Verstand beheimatet ist – an eine *Göttliche Weisheit*. Sie hat nur unser Bestes im Sinn, denn wir sind ein Teil dieser Weisheit. Wir beten »*Dein Wille geschehe*« – wohl wissend, dass Gottes Wille für den Menschen die höchste Freude und Erfüllung ist. Wir geben weder unsere Verantwortung noch unsere Verpflichtungen ab, sondern stellen lediglich den Lauf unseres Lebens, den wir mit irdischen Augen oft schwer verstehen können, der wohlwollenden Hilfe von oben anheim. Wunder sind möglich, wenn wir uns dem *Geist der Liebe* übergeben.

Das verlorene Urvertrauen

»Wie kannst du nur bei diesem Geschrei schlafen?«, murrte »Irmgard« in Richtung ihres Mannes. Sie rieb sich die Augen, stand schlaftrunken auf und tastete sich im Dunklen zum Kinderbettchen vor, wo der kleine Leo aus vollem Halse schrie. Sie nahm das Baby auf den Arm und wiegte es sanft, während sie in der Küche ein Fläschchen wärmte. Diese Aufmerksamkeit gefiel dem Kind. Es hörte alsbald zu weinen auf und gluckste vor Vergnügen.

Traurig dachte Irmgard an ihre eigene Jugendzeit zurück. Da war es Brauch, Kinder einfach weinen zu lassen. Sie sollten sich an das Dasein gewöhnen und sich dem Leben der Erwachsenen unterordnen, und das begann schon bei den Kleinsten. Wie oft hatte sie sich als Kind alleine und verlassen gefühlt. Wenn sie Angst überfiel und sie nach ihrer Mutter rief, kam diese nicht. Damals, in der Nachkriegszeit, war Zucht und Ordnung oberste Priorität und nicht die Bedürfnisse eines unmündigen Kindes. Man solle ein Kind nicht »verwöhnen«, war die gängige Ansicht. So hatten es die Eltern von ihren Eltern gelernt, die es wiederum von ihren Eltern übernommen hatten. So waren sie geprägt.

»Niemals werde ich dir das antun«, sagte Irmgard zärtlich zu ihrem Baby, das an seiner Flasche lutschte und sich richtig gut aufgehoben und geborgen fühlte. »Ich möchte, dass du ein freier und glücklicher Mensch wirst, nicht so wie ich, angepasst und frustriert.« Sie dachte an ihre jahrelangen Therapiestunden, die ihr im Grunde nichts gebracht hatten. Sie war auf der Suche nach dem Urvertrauen. »Diese harte Haltung meiner Eltern hat sich in mein Gedächtnis eingeprägt«, seufzte sie und war sich sicher, dass das der Grund für ihre Niedergeschlagenheit und ihre oftmals tiefe Traurigkeit und das Gefühl von Einsamkeit war.

Irmgard saß mit ihrem Säugling in einem Lehnstuhl und überlegte. »Ich gehe jeder kleinsten Konfliktsituation aus dem Weg«, dachte sie fast zornig. »Alle meine eigenen Wünsche und Bedürfnisse ordne ich irgendjemanden unter – meinem Mann, dem Boss, meiner Schwiegermutter!« Sie verbarg ihre Angst, diese Urangst, unverstanden zu sein und nicht ernst genommen zu werden, unter ihren Aggressionen. Dann blickte sie auf das Kind, das in ihrem Arm eingeschlafen war. »Wenn ich nur wüsste, was ich dagegen tun könnte?«, seufzte sie. »Ich möchte auch einmal dieses Urvertrauen, die Sicherheit und Geborgenheit erleben.« Sie hatte das schlafende Kind sanft in sein Bettchen gelegt und die Türe leise geschlossen, bevor sie sich wieder niederlegte. »Urvertrauen, was ist das?« Mit diesem Gedanken schlief sie ein.

Der Psychotherapeut spricht:

Wenn das Baby schreit und die Eltern es liebevoll trösten, dann bekommt das Kind ein Gefühl von Sicherheit, selbst in unangenehmen Situationen wie Hunger oder Schmerz. Es erlebt immer wieder: »Wenn ich hungrig bin, ist für meine Bedürfnisse gesorgt. Habe ich Schmerzen, werde ich getröstet.« Mehr noch: Wenn man aus einem Albtraum aufwacht, kann man sein rasendes Herz in den liebevollen Armen der Mutter zur Ruhe bringen. Wenn das Kind hinfällt und sich die Knie aufschlägt, lässt die beruhigende Stimme des Vaters den Vorfall schnell vergessen. Wenn man eine schlechte Note nach Hause bringt, trösten die Eltern das Kind, bieten Unterstützung an und helfen, den Grund dafür zu finden. Wenn die erste Liebe zerbricht, gibt eine verständnisvolle Mutter oder ein väterlicher Freund Halt und Stütze. Wenn das Leben hart ist und trotzdem Verständnis und Fürsorge walten, dann wird in jeder Zelle des Körpers ein Urvertrauen verankert, das unerschütterlich ist. Man käme gar nicht auf den Gedanken, dass es anders sein könnte.

Manchen Menschen fehlt aber diese Sicherheit und das Vertrauen ins Leben, weil sie dieses Gefühl nie erlebt haben. Sie kennen kein Vertrauen und haben meist auch niemanden, der sie versteht und bestärkt. Oder man hat Eltern, die ihre eigenen Wünsche über die Bedürfnisse des Kindes stellen und ihm eintrichtern: »Gehorche jetzt endlich. Sei still.« Dann sind diese Erfahrungen im Zellgedächtnis abgespeichert: »Du bist nichts wert.« Wenn du in der Folge etwas brauchst, Anerkennung, Schutz oder Liebe, aber stattdessen unverstanden bleibst, dann wirst du bald lernen, still zu sein, nicht aufzufallen, die Wünsche anderer über deine eigenen zu stellen, dich für andere aufzuopfern und dabei dich selbst zu verleugnen. Du brauchst dein Dasein nicht durch Aufopferung und Leistungszwang zu bestätigen! Du bist gut, so, wie du bist.

Ein fremdes Leben zu leben,
bedeutet immer Stress,
der zu Burnout führen kann.

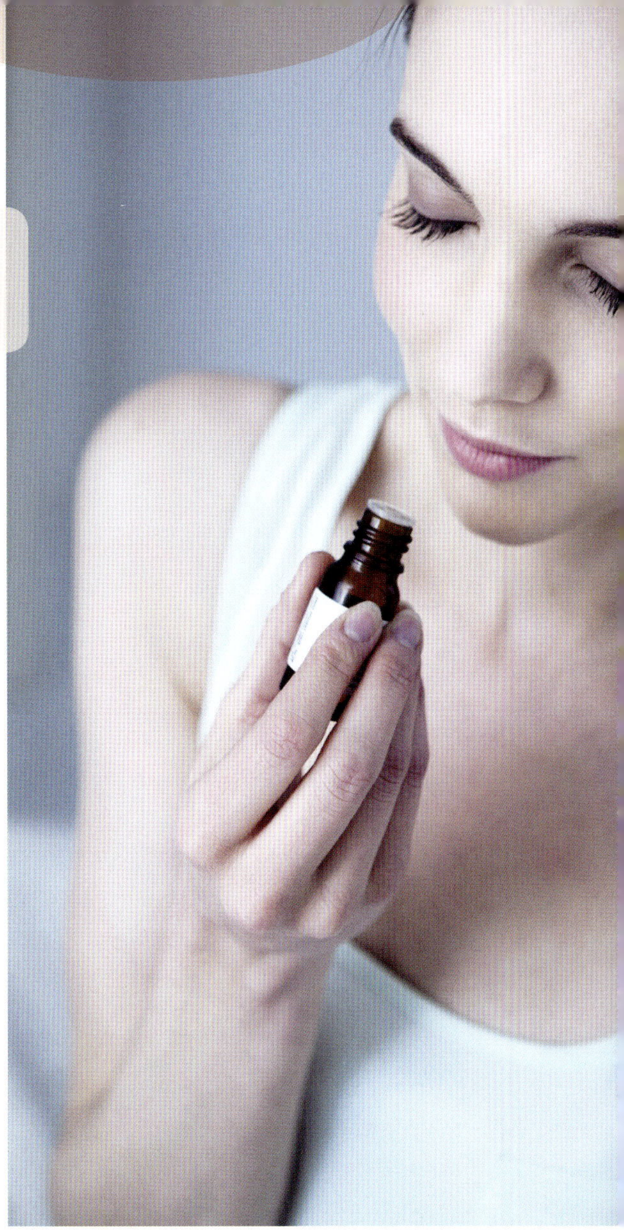

Wenn du also einsam bist, verlassen und vergessen, dann sind ätherische Öle deine besten Freunde und Vertrauten. (Aber nicht nur dann. Sie begleiten dich auch, wenn du glücklich bist.) Sie bringen Ruhe in deine gestresste Welt, heilen sanft und mit lieblichen Düften deine Einsamkeit und Trauer und können all die negativen Erfahrungen sowie die Urängste in tiefes Urvertrauen transformieren.

Die Arbeit mit ätherischen Ölen:

Aufgeben vereint die lieblichen Düfte von Angelika, Bergbohnenkraut, Kamille, Lavendel, Schwarzfichte und Zitrone. Die Ölmischung wird tief eingeatmet, und fünf Tropfen werden auf das Herz aufgetragen und eingerieben. Bei empfindlicher Haut wird das Öl auf die Fußsohlen aufgetragen.

Aufgeben ist eine Mischung aus aufmunternden ätherischen Ölen, die dich dazu ermutigen wollen, unnötige Lasten abzulegen und alte Gewohnheiten aufzugeben. Die wohlriechenden Düfte regen dich mit ihren feinstofflichen Schwingungen dazu an, Leichtigkeit und Freiheit in dein Leben zu bringen.

Eine spirituelle Übung:

Willst du den Duft des Öls und die Arbeit an dir selbst in spiritueller Hinsicht vertiefen, so kann die folgende Übung dir helfen, deine eigenen Unzulänglichkeiten und negativen äußeren Umstände der *Macht der Liebe* zu übergeben und im Gegenzug Ordnung, Glück und ein Urvertrauen in dein Leben zurückzuerhalten. Eine spirituelle Erfahrung ist tief ins eigene Herz eingebrannt und kann weder durch Lieblosigkeit noch durch Drohungen oder Beschwörungen anderer jemals von dir genommen werden. Du weißt es einfach. Dieses Wissen kann dir niemand nehmen. Diese spirituelle Übung kann dir das Loslassen und Aufgeben leichter machen und dich reichlich belohnen.

Die Himmelsrutsche

Nimm einen Papierkorb und fülle ihn mit all den Dingen an, die du in deinem Leben nicht mehr haben willst. Gib alte, abgetragene Ideen und Vorstellungen weg. Wirf alte Akten und Bücher, deren Wissen du entwachsen bist, weg. Vielleicht musst du dich von einigen »Freunden« trennen, die dich zurückhalten. Schau unter das Bett, vielleicht verstecken sich dort alte Gefühle, die es nicht wert sind, weiterentwickelt zu werden. Mache gründlich Ordnung und gib alles auf, was dich stört, dir hinderlich und deiner nicht würdig ist. Schau dich um. Dein Zimmer sieht bereits recht ordentlich aus. Solltest du etwas vergessen haben, was du aus deinem Leben entfernen wolltest, komme später zurück und sammle den Rest ein.

Jetzt zeige ich dir die »Himmelsrutsche«. Siehst du diese riesige Rutsche, die gewaltig in die Höhe ragt? Da kletterst du jetzt hinauf mit deinem Papierkorb. Oben angekommen, hast du einen großartigen Rundumblick. Da oben sieht alles viel klarer aus. Die Luft ist reiner. Die Sonne scheint heller. Nimm den Papierkorb und wirf all den Unrat und das Altgewordene bewusst die Rutsche hinunter. Da purzeln die alten Dinge lustig in die Tiefe, nehmen Fahrt auf, rollen rasend schnell dem Abgrund entgegen – in einen großen *goldenen See*. Jetzt sind sie unten. Sie berühren die goldene Oberfläche und schau: All der Unrat sinkt mühelos in den makellosen See. Plötzlich spritzt eine Riesenfontäne aus goldenen Tropfen und schäumenden Lichtern meterhoch auf, um wieder in das goldene Nass zurückzusinken. Du staunst. All das Alte ist übergeben, transformiert und ruht nun als stiller *goldener See* dort unten.

Manchmal fühlen wir uns selbst alt, ausgedient und unerträglich. Wenn du willst, kannst du nun selbst diese Rutsche benutzen, um dich rein zu waschen und in überschäumender Freude wieder ganz neu zu werden. Übergib dich den goldenen Fluten der *Liebe* und erspüre, wie Transformation sich anfühlt.

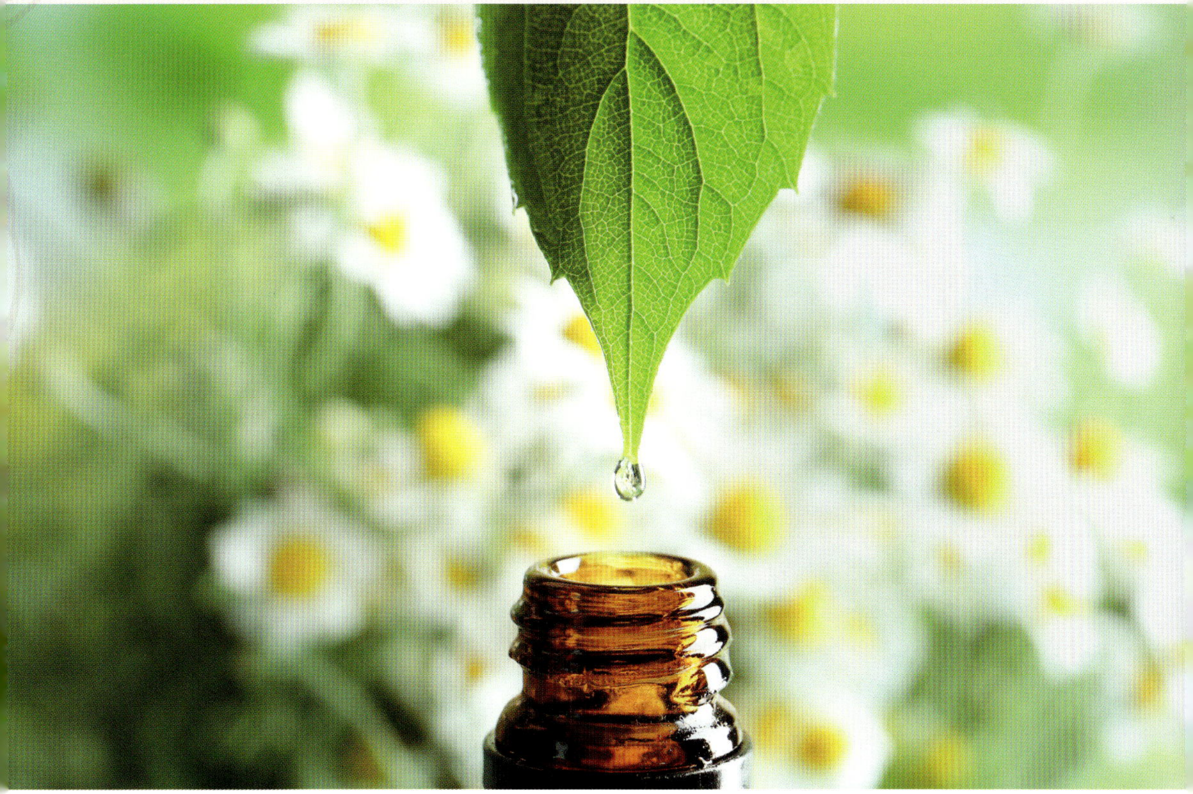

Hast du die Übung mit der »Himmelsrutsche« gemacht, kennst du bereits das befreiende Gefühl, das mit dem *Loslassen* einhergeht – Loslassen von Altem, Loslassen von unnützem Ballast, Loslassen von liebgewonnenen, aber unbrauchbaren Eigenheiten, Loslassen von hinderlichen Gegenständen. Einfach Loslassen. Doch vielleicht sitzt, versteckt im Gedächtnis, ein traumatisches Erlebnis wie ein unheilvoller Schlossgeist im Gebälk, der nicht loslassen will; oder du selbst hältst an der Vergangenheit fest wie an einem Rettungsseil, das zu reißen droht. Dann greifen wir zu härteren Bandagen: *Loslassen!*

14. »Seelenöl«: Loslassen
Entdecke diesen Schlüssel zum Glück

***Loslassen** ist eine besonders hilfreiche Mischung, um Ärger von der Leber zu lösen und Traumata, die im Gedächtnis festsitzen, zu erlösen und dadurch ein emotionales Wohlgefühl zu schaffen. Diese Ölmischung hilft mittels Stimulation der Epiphyse (Zirbeldrüse), das Bewusstsein zu öffnen und tiefsitzende Traumata loszulassen. Sie ist in emotionaler Hinsicht eine der am stärksten unterstützenden ätherischen Ölmischungen.*

***LOSLASSEN:* Geranie, Jasmin, Kamille, Mandarine, Rose, Sandelholz, Ylang Ylang und Zypresse**

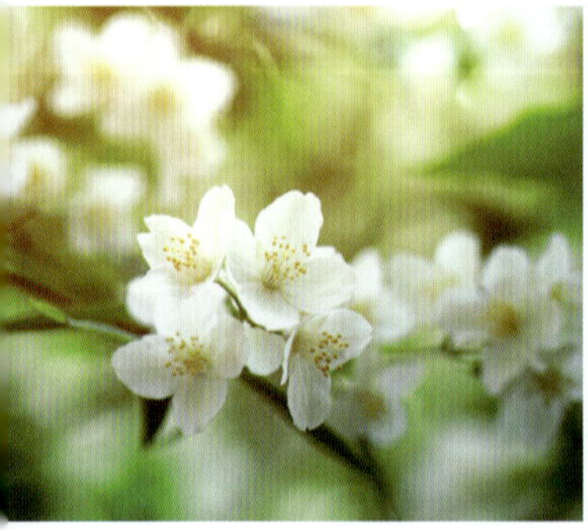
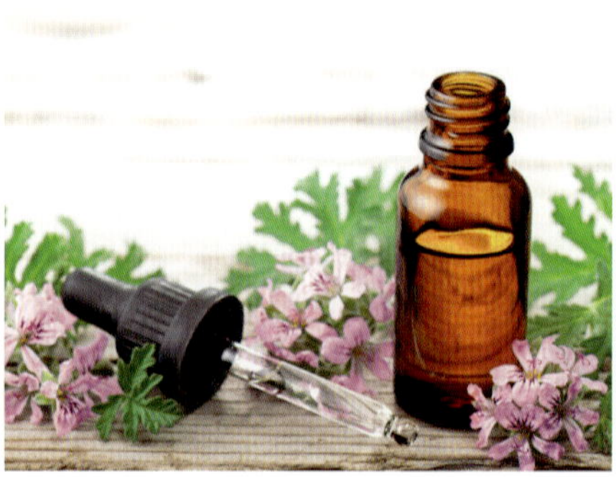
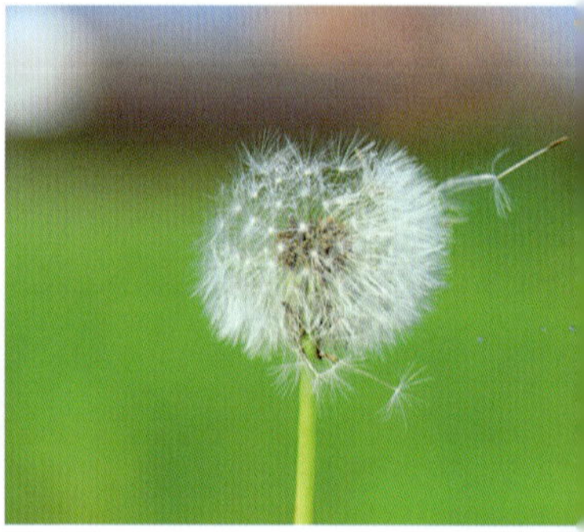

Ärger entsteht dort, wo die eigenen Bedürfnisse, Wünsche und Ideen durch andere nicht akzeptiert werden. Sie werden entweder nicht erfüllt oder man wird daran gehindert, seinen eigenen Bedürfnissen nachzugehen. Dadurch kommt Ärger auf. Manches Kind oder auch mancher Erwachsene bekommt einen Wutausbruch, schlägt alles kurz und klein, schreit wie am Spieß und lässt seine ungezügelten Emotionen heraus. Schließlich wird dieses kochende Gefühl – Wut, Zorn, Ärger – ins Unterbewusstsein abgeschoben. Dort kocht und brodelt es weiter, doch wir merken es nicht direkt, bis durch einen Auslöser der ganze Frust wie eine übelriechende Eiterblase wieder aufbricht. Doch weil wir weiter funktionieren müssen, verdrängen wir diese Emotionen.

Durch diese Verdrängung bilden sich Gedächtnis-Läsionen im Gehirn, die ganze Regionen von Neuronen absperren, welche dem Menschen dann nicht mehr zur Verfügung stehen. Diese Absperrungen sind Methylgruppen, die den Zugang zu den Genen versperren. Sie müssen gelöst werden, um die tiefsitzenden Verletzungen und Traumata zu erlösen. Nur dadurch können diese Falschprogrammierungen ihren Einfluss auf das gegenwärtige Leben verlieren. Es hilft nicht, dem Klienten ein Kissen zu geben, an dem er seine Wut auslassen kann. Das ist kontraproduktiv und verstärkt die negative Programmierung nur. Wir wollen stattdessen die Energie vom Negativen abziehen und auf das Positive, auf das Erwünschte lenken.

Dazu steuern ätherische Öle ihre Wirkstoffe bei, etwa Sesquiterpene, die die Zirbeldrüse stimulieren und das limbische System im Gehirn, das Zentrum der Emotionen und Erinnerungen, anregen. Das liefert die Energie, um die negative Zellprogrammierung am Genom zu beseitigen und in den gesunden Urzustand zurückzubringen. Andere Wirkstoffe stellen einen Entspannungszustand her und bringen die aus der Bahn geworfenen Energien wieder in Balance. Negative Gefühle treten zurück, und Selbstkontrolle wird gefördert. Ausgeglichenheit und Vertrauen kehren schließlich wieder ein, und das Bewusstsein öffnet und erweitert sich, dem Positiven entgegen.

Wenn die Vergangenheit uns einholt

Regina brütete über ihr Leben: »Warum haben sie mich als Kind so behandelt? Ich war doch ein Kind!« Tränen strömten ihre Wangen herunter, als ihre Erinnerungen wieder einmal lebendig wurden. Die zornige Hand des Vaters, die ihr das Nasenbein gebrochen hatte – niemand hatte es jemals bemerkt. Wo war die Mutter? Sie hatte sich im Nebenraum versteckt! »Sie hat mir nicht geholfen!«, stöhnte Regina und weinte bitterlich. Dabei war Regina bereits zweiundsiebzig. »Und was hatte ich schon verbrochen?«, stieß sie hervor, und ihre Augen verspritzten immer noch Wut und Verachtung. »Ein Ungenügend habe ich auf die Schularbeit bekommen! Na und? Das ist schon so manchem Kind passiert!« Voll Zorn stampfte sie auf den Boden, als könnte sie diese Erinnerung einfach aus ihrem Leben verbannen, wie man eine Zigarette austritt und dadurch die Glut löscht.

Das Schlimme daran war, dass diese Erinnerungen von Zeit zu Zeit immer wiederkehrten und Regina einfach nicht darüber hinwegkommen ließen! Sie hatte schon alles versucht: Heilungsrituale, Meditation,

Gebet und sogar Gruppentherapie, um Befreiung von diesen seelischen Nöten zu finden. Nichts hatte geholfen. Verärgert sprang sie auf und ging zum Bücherschrank. Im Hinterkopf hatte sie einen Gedanken: »Ich habe mir doch vor einem Jahr dieses Buch gekauft.« Sie suchte und zog ein Buch über Loslassen von emotionalen Zwängen aus dem Regal, das sie zwar einmal gekauft, aber nie gelesen hatte. Entschlossen setzte sie sich hin und begann zu lesen. »Oh!«, stieß sie nach einer Zeit verwundert aus und hielt nachdenklich inne. »Duft kann negative Erinnerungen beeinflussen?« Sie wurde neugierig und las weiter:

»Tragen Sie mehrere Tropfen dieser Ölmischung auf die Schultern, hinter das Ohr und auf Hals und Wirbelsäule auf.« Die Rede war von einem Öl mit dem klingenden Namen »*Loslassen*«. »Wer's glaubt wird selig!«, stieß sie verachtend hervor und wollte das Buch schon wütend auf den Tisch knallen, da hielt sie etwas wie eine unsichtbare Hand zurück. »Wie heißt das Öl? *Loslassen*. Vielleicht kann dieses Öl ja wirklich etwas bewirken«, dachte Regina. »Immerhin beschäftigt sich dieses Buch auf 150 Seiten mit diesem Thema!« Sie las weiter und staunte über die wissenschaftlichen Erkenntnisse, die belegen, dass ein Duft Emotionen heilen kann. »Das probiere ich jetzt einmal aus!«, nahm sie sich vor und besorgte sich sogleich dieses ätherische Öl. Wie im Buch beschrieben, trug sie es auf.

Am ersten Abend saß sie in ihrem Lieblingsstuhl, umgeben von einem betörenden, blumig weichen Duft. Sie lächelte und wurde ganz ruhig. Am nächsten Tag und die folgenden Tage wiederholte sie ihr abendliches Ritual: Sie atmete das Öl tief ein. Dann trug sie ein paar Tropfen auf Schultern, Hals und hinter das Ohr auf, und weil sie die Wirbelsäule selbst nicht erreichen konnte, gab sie noch drei Tropfen auf die Herzgegend. Es fühlte sich gut an. Der beruhigende Duft durchflutete den Raum und jede ihrer Gehirnzellen, aber davon wusste sie freilich nichts. Sie suchte bewusst nach ihren bitteren Gefühlen, die sie all die Jahre durch das Leben geschleppt hatte, und wunderte sich, wo die heiße Wut und der Zorn geblieben waren. Alles, was sie fühlte, war ein Hauch von Wehmut, und als sie nochmals bewusst die Szene von damals durchlebte, flossen milde Tränen über ihr Gesicht. Sie dachte an ihren Vater, der selbst als Kind hart erzogen wurde und wahrscheinlich glaubte, das Beste für seine Tochter zu tun. Mitgefühl erwärmte ihr Herz.

Regina seufzte tief. Diese Seufzer wurden über die nächsten Tage heftiger. Es schien ihr, als würden mit jedem Seufzer Berge von Lasten von ihrem Herzen genommen. Diese Seufzer waren so tief, sie hätte sie weder selbst hervorbringen noch unterdrücken können, auch wenn sie es gewollt hätte. So kam es, dass es Regina immer leichter ums Herz wurde. Eines Tages war die Last ganz von ihren Schultern abgefallen. Sie konnte es nicht glauben – sie fühlte sich frei. »Nein, das glaube ich jetzt nicht«, sagte Regina lachend zu sich und beschloss, ein Exempel zu statuieren. Sie setzte sich hin und begann ganz fest an die Jugendzeit zu denken, an den Vater, der sie bei jeder Gelegenheit – ihrer Meinung nach ungerechtfertigt – gezüchtigt hatte. Sie dachte an ihre Mutter, die ihr nicht beistand, als ihre Not am Größten war. Sie wollte noch ein bisschen Emotion – Wut, Ärger, wenigstens Abneigung – in all die vergangenen Erlebnisse hineinlegen, aber zu ihrem Erstaunen gelang es ihr nicht. Es war keine negative Energie mehr da. Wenn sie fortan an ihre Eltern dachte, flutete Dankbarkeit ihr Herz. Der Groll, die Bitterkeit und die Tränen der Vergangenheit waren nicht länger da. Sie war mit sich und der Welt im Reinen.

Ein psychotherapeutischer Einblick:

Lang gehegte traumatisierte Kindheitserinnerungen hängen uns oft ein Leben lang nach, wenn wir uns nicht aktiv um das Loslassen und Umprogrammieren negativer Gedächtnisinhalte bemühen. Dabei helfen ätherische Öle, diese herrlichen Düfte der Natur, denn sie umgehen unsere Gedankenwelt – unseren Groll auf Vergangenes – und arbeiten direkt am Genom, um Homöostase – Frieden – zu erzeugen.

Die Wissenschaft lehrt: Unsere Gedanken und Gefühle, unser Verhalten, unsere Lebenssituation werden ausschließlich davon bestimmt, wie der Mensch als Geistwesen seine Ideen auf das Genom überträgt. Die Energie auf das Positive zu legen, ist der einzige Weg, um Falschprogrammierungen, die sich im Laufe des Lebens von außen im Körper festgesetzt haben, zu löschen und umzuprogrammieren. Es ist der Erfolgsweg, um Freude, Liebe und Zufriedenheit in sein Leben zu bringen. Negative Gefühle kann man niemals mit Unterdrückung überwinden!

Das einzige Reparaturprogramm der Zellen ist das Abziehen der Energie von Unerwünschtem und das Besetzen des Genoms mit glücklich-machenden Ideen.

Die feinen Schwingungen ätherischer Öle, dieser duftenden Glücksbringer, helfen entscheidend dabei. Verwechsle diese Art der Programmierung nicht mit »positivem Denken«. Positives Denken ist nur eine Seite der Medaille. Konsequentes Arbeiten mit Methylspendern (in unserem Fall mit ätherischen Ölen), die auf der Zellebene eine Transformation bewirken können, ist für den Erfolg maßgebend.

»Ich bin kein Befürworter des positiven Denkens, ich bin ein Befürworter des positiven Handelns, welches das positive Denken voraussetzt.»

Rainer Taufertshöfer

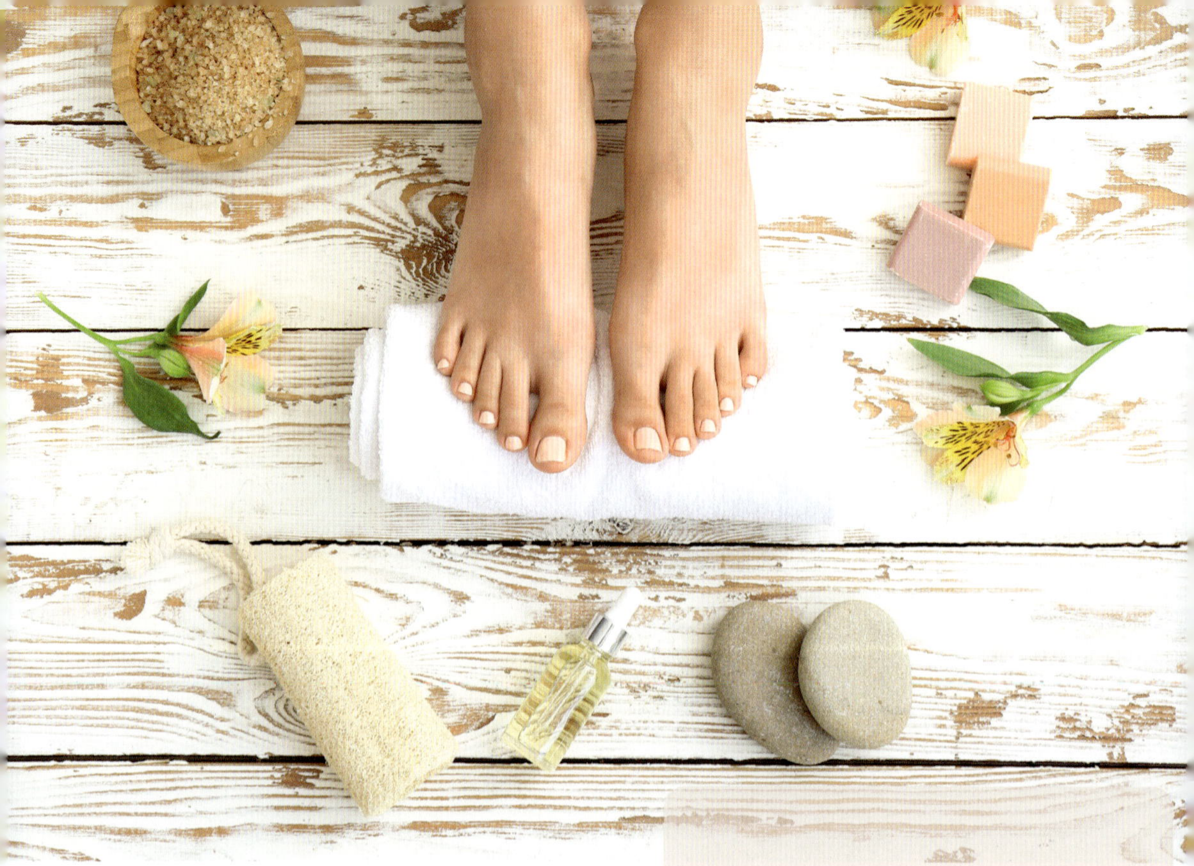

Die Arbeit mit ätherischen Ölen:

Loslassen vereint die lieblichen Düfte von Geranie, Jasmin, Kamille, Mandarine, Rose, Sandelholz und Zypresse in einer Ölbasis. Die Ölmischung wird tief eingeatmet, und fünf Tropfen werden auf das Herz aufgetragen und eingerieben. Bei empfindlicher Haut wird das Öl auf die Fußsohlen aufgetragen.

Lasse alles los. Dann wende dich positiven Dingen und dem Fortschritt zu. Diese beruhigenden und erhebenden Düfte unterstützen dich beim ***Loslassen*** mit Gefühlen von Frieden und Harmonie. Gib einen Tropfen auf deinen Lieblingsstein, etwa Rosenquarz oder Bergkristall. Jedes Mal, wenn du daran vorbeigehst, wird dich der Duft an das Loslassen erinnern.

Eine spirituelle Übung:

Willst du den Duft des Öls und die Arbeit an dir selbst in spiritueller Hinsicht vertiefen, so kann das folgende Gebet dir helfen loszulassen, um unvergleichbar Schöneres in Empfang zu nehmen.

Dein Wille geschehe

Werde ruhig und lausche der *himmlischen Musik*, die durch jede deiner Zellen schwingt. Vielleicht hörst du Glocken läuten, das Rauschen eines Wasserfalls, das Summen von Bienen oder ein majestätisches Orchester spielen? Auf jeder inneren Ebene, die dein Bewusstsein erreicht, singt ein anderer Ton seine unverkennbare Melodie.
Lausche mit deinem rechten Ohr und öffne dich für die Anleitungen und Einsichten, für die Liebe und die Wunder des göttlichen Geistes, der *Seinen Segen* ohne Unterlass in dein Leben strömen lässt. Sage still: »*Dein Wille geschehe*« mit all deinem Vertrauen und deiner Dankbarkeit, wohl wissend, dass Gottes Wille deine tiefsten Neigungen und höchsten Bestrebungen in Freude zur Vollendung bringen will. Stimme ein in die *himmlische Musik*, denn der *Ton der Seele* ist das schönste Gebet. Es fordert nichts. Es erwidert einfach die *Liebe Gottes*, die in so reichem Maße in dein Leben fließt.

»Der göttliche Geist hat es an sich, genau das zu tun, was für jeden Betroffenen im Moment richtig ist.«
Harold Klemp, Die Sprache der Seele

Mit dem Loslassen von Altem, Unnützem, kommt ein stilles Empfinden der Ruhe und Gelassenheit über uns: Ausgeglichenheit, körperliches Wohlbefinden und ein Gefühl von Freiheit – Freiheit von unnützem Ballast, der uns zurückhält. Gleichgewicht bedeutet, dass die Methylgruppen am Genom am richtigen Ort sind. Das 15. »Seelenöl« *Harmonie* unterstützt uns dabei.

15. »Seelenöl«: Harmonie
Fließe mit dem Strom des Lebens

Diese Mischung begünstigt die körperliche und emotionale Heilung, indem die Energiezentren des Körpers in ein harmonisches Gleichgewicht gebracht werden. Sie bringt uns in Einklang mit allen Dingen, Menschen und Lebenszyklen. Durch diese Ölmischung wird Stress reduziert, das Wohlbefinden gestärkt und jedes Gefühl von Unstimmigkeit beseitigt. Sein Duft ist für das Gemüt beflügelnd und erhebend und schenkt eine positive Lebenseinstellung.

***HARMONIE:* Angelika, Bergamotte, Geranie, Jasmin, Koriander, Lavendel, Orange, Palmarosa, Römische Kamille, Rose, Salbei, Sandelholz, Schwarzfichte, Weihrauch, Ylang Ylang, Ysop und Zitrone**

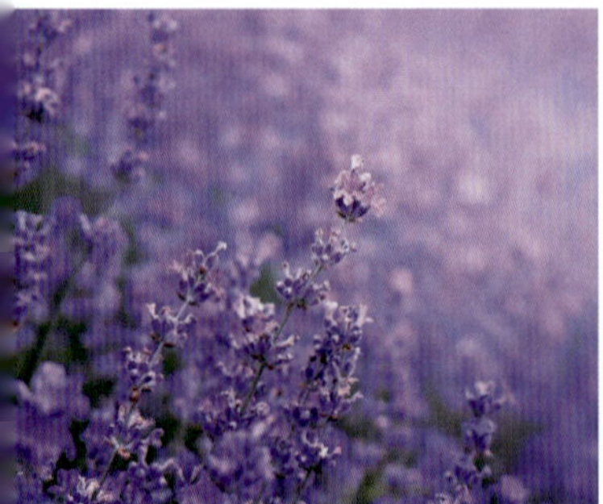
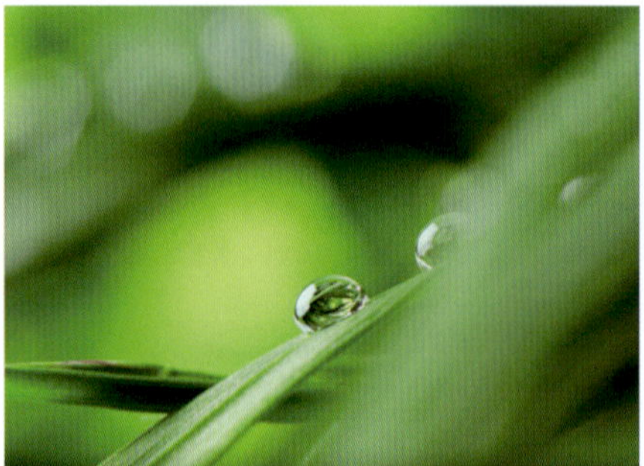
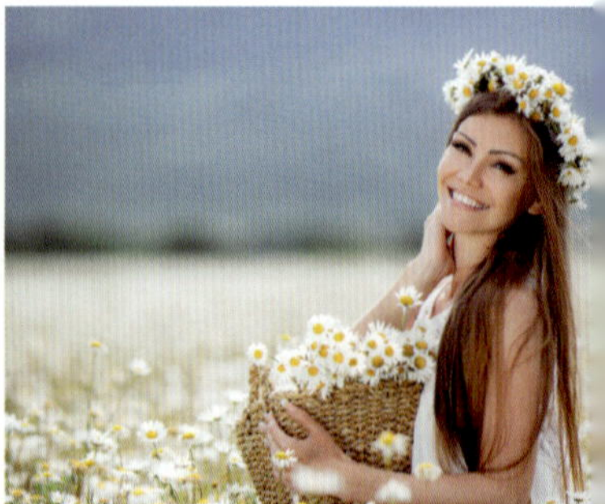

- **Gesundheit** bedeutet, dass unsere Methylgruppen am richtigen Ort platziert und richtig gesteuert sind und unserer Urprogrammierung (Gesundheit) entsprechen.
- Eine **Krankheit** zeigt sich, wenn die Methylgruppen am Genom falsch programmiert sind oder ganz fehlen.
- **Heilung** bedeutet, die Methylgruppen auf ihren angestammten Platz zurückzubringen und fehlgesteuerte Schalter der Gene zu korrigieren.

Da bietet die Natur ihre wertvollen Hilfen an, denn ätherische Öle sind geniale Methylspender und Elektronenwolken. Elektronen brauchen wir in großen Mengen, um freie Radikale zu sättigen, die andernfalls große Schäden im Körper verursachen würden. So wird Energie frei für die wichtige Arbeit am Genom. Ätherische Öle liefern diese Methylgruppen zur ordnungsgemäßen Programmierung der Schalter der Gene.

Das Gehirn muss angeregt und das Zentrum der Emotionen und der Sitz unserer Erinnerungen mit Wirkstoffen versorgt werden, um einerseits negative Zellprogrammierungen zu beseitigen und andererseits das Gemüt zu erhellen. Stress und Angst, Verzweiflung und Lethargie müssen bewältigt werden, um den Menschen zurück in den Zustand von Wohlbefinden und Balance zu bringen. Freude und Friede stärken das Lebensgefühl, und man beginnt positiven Erinnerungen nachzuhängen, die Ausgeglichenheit und Erdung fördern. Das Herz wird nicht nur durch Impulse über die Nerven und das Herz-Kreislauf-System gestärkt, sondern mit dem lieblichen Duft dieser Ölmischung in geistige Sphären angehoben, die reine Liebe magnetisch anziehen und das Herz mit Freude erfüllen.

Die Arbeit mit ätherischen Ölen:

Harmonie vereint die harmonischen Düfte von Angelika, Bergamotte, Geranie, Jasmin, Lavendel, Orange, Palmarosa, Römischer Kamille, Rose, Salbei, Sandelholz, Schwarzfichte, Weihrauch, Ylang Ylang, Ysop und Zitrone. Die Ölmischung wird tief eingeatmet, und fünf Tropfen werden auf das Herz aufgetragen und eingerieben. Bei empfindlicher Haut wird das Öl auf die Fußsohlen aufgetragen.

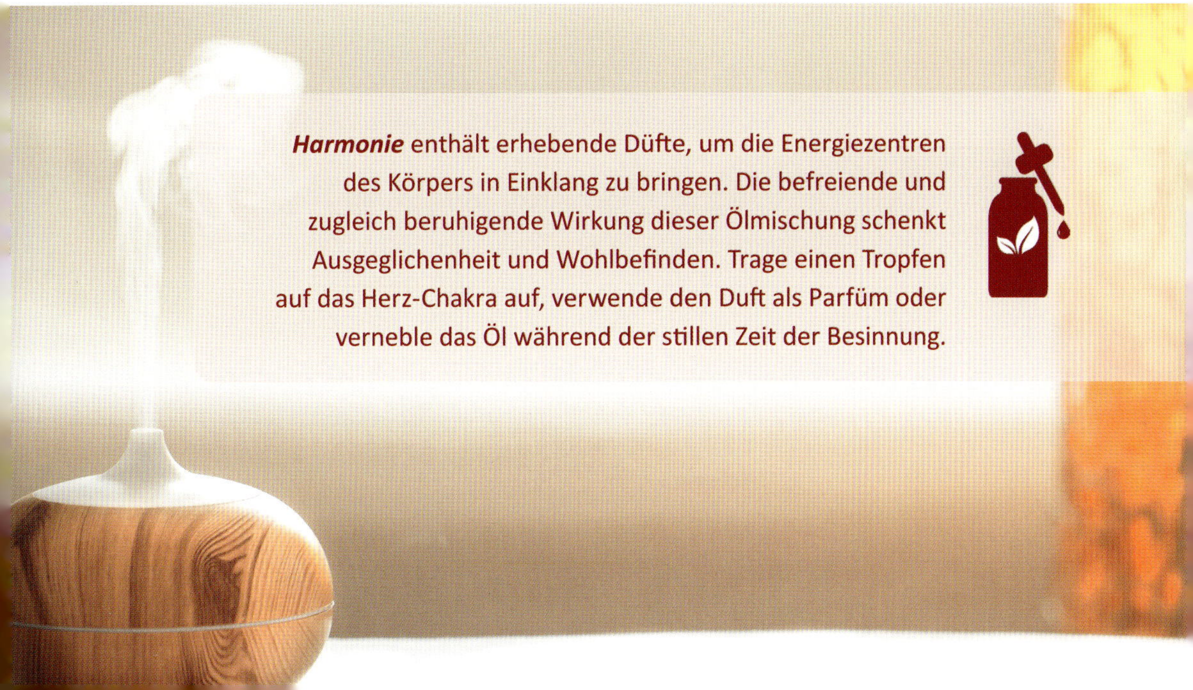

Harmonie enthält erhebende Düfte, um die Energiezentren des Körpers in Einklang zu bringen. Die befreiende und zugleich beruhigende Wirkung dieser Ölmischung schenkt Ausgeglichenheit und Wohlbefinden. Trage einen Tropfen auf das Herz-Chakra auf, verwende den Duft als Parfüm oder verneble das Öl während der stillen Zeit der Besinnung.

Eine spirituelle Übung:

Willst du den Duft des Öls und die Arbeit an dir selbst in spiritueller Hinsicht vertiefen, so kann die folgende Übung dir helfen, Harmonie in dein Leben zu bringen.

Der Waldspaziergang

Schließe deine Augen und gehe in Gedanken hinaus in die Natur. Sie hilft dir, in Balance zu kommen. Gehe barfuß durch den Wald. Du fühlst das weiche Moos, das dich behutsam wie auf Wolken trägt. Der feste Waldboden, durchzogen mit einem gewaltigen Geflecht von knorrigen Wurzeln, schenkt dir Kraft und Stärke. Du fließt mit dem *Strom des Lebens*. Bald sind unnütze Gedanken, die dein Alltagsleben belasten, verflogen, und du fühlst dich geerdet und voller Tatendrang für die wichtigen Dinge in deinem Leben. Unter den ehrwürdigen hundertjährigen Baumriesen findest du Inspiration, und dein Geist erhascht Fragmente von uralter Weisheit. Es sind neue Erkenntnisse für dich, die du harmonisch in dein Leben integrieren wirst.

Das sanfte Rauschen in den hohen Baumwipfeln erinnert dich an das *hörbare Flüstern von Gottes Liebe*. Du fühlst, wie diese *Liebe* sich in deinen Atomen regt, in jedem einzelnen deiner 10^{28} Atome, unzählbar wie die Sterne am Himmel! Du bist *Seele, ein Funke Gottes*. Wie könntest du nicht geliebt sein? Dieses Wissen bringt Harmonie in deine Welt.

Die Zeit läuft schneller. Hektik in den vielen Alltagsangelegenheiten zwingt uns, Dinge gleichzeitig zu tun. Diese Unordnung und Verwirrung reißt uns oft in verschiedene Richtungen. Wir verlieren unseren Fokus auf das Wesentliche. Um unsere Kraft zu sammeln und unser höchstes Potenzial zu entfalten, bedienen wir uns des nächsten einzigartigen »Seelenöls«: *Sammlung*.

16. »Seelenöl«: Sammlung
Hüte deinen inneren Reichtum

Diese Mischung hilft, in die vielen chaotischen Energien, die uns umgeben und uns von unserem Vorhaben Richtung höherer Zielsetzung abhalten wollen, Ordnung zu bringen. Sie unterstützt uns dabei, die spirituellen Gedanken zu sammeln, um unser gesamtes Potenzial besser ausschöpfen zu können. Die Düfte erzeugen eine größere harmonische Schwingung, die es uns erlaubt, die gewünschte Verbindung und Kommunikation mit den Kräften rund um uns herum empfangen und nutzen zu können.

***Sammlung** vereint Menschen auf physischer, emotionaler und spiritueller Ebene und ermöglicht einen stärkeren Fokus und Klarheit des Geistes. Diese Ölmischung unterstützt die persönliche Weiterentwicklung und hilft mit, konzentriert, gesammelt und zugleich offen für das Gute zu bleiben.*

SAMMLUNG: **Lavendel, Geranie, Rose, Sandelholz, Schwarzfichte, Vetiver, Weihrauch, Ylang Ylang und Zimtrinde**

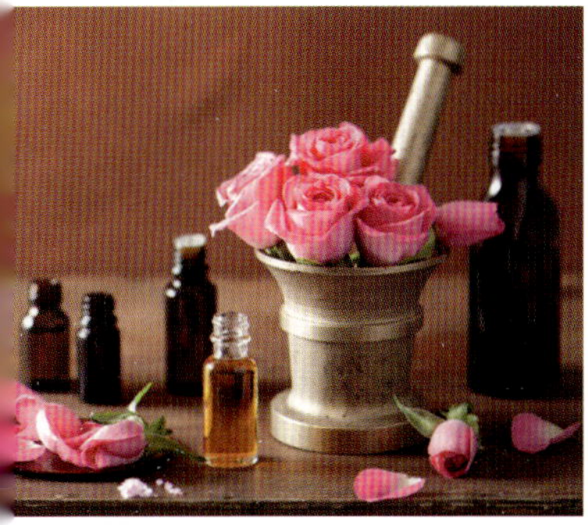

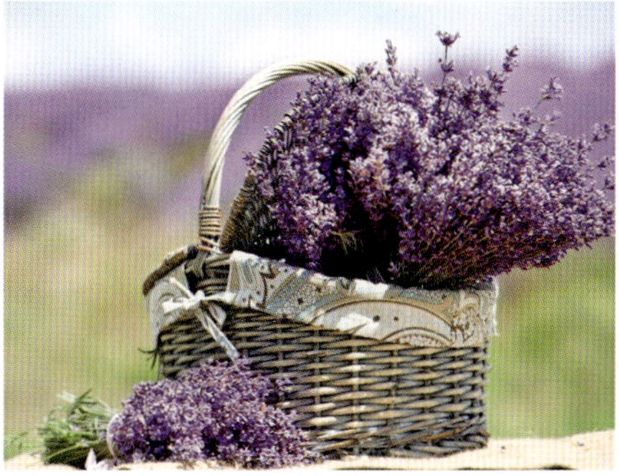

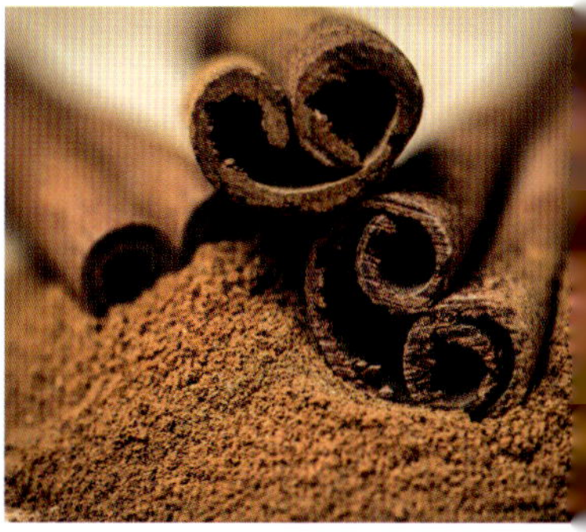

Wirkstoffe dieser Ölmischung fördern und stärken eine erhöhte Konzentration und Aufmerksamkeit. Düfte stimulieren die Nerventätigkeit, fördern den Hormonhaushalt und helfen, negative Erinnerungen loszulassen und das Bewusstsein zu öffnen. Schon im Altertum waren die erhebenden Duftstoffe dieser Ölmischung bekannt und in heiligen Zeremonien verwendet worden. Stress, der uns in unserer heutigen Zeit besonders belastet, wird in einen entspannten Zustand transformiert. Wir werden von den hohen Schwingungen dieser ätherischen Öle angehoben, und Gleichmut und Ruhe sowie erdende Stabilität unterstützen uns bei unserer Verbindung mit den höheren Kräften. Die heiße Kraft der Zimtrinde vertreibt Böswilligkeit und Tücke, und die lieblichen Blütendüfte erwecken in unserem Inneren Vertrauen, Freude und Liebe.

Die Arbeit mit ätherischen Ölen:

Sammlung vereint die konzentrierten Düfte von Lavendel, Geranie, Rose, Sandelholz, Schwarzfichte, Vetiver, Weihrauch, Ylang Ylang und Zimtrinde in einer Komposition, die unsere Kräfte sammelt und himmelwärts lenkt. Die Ölmischung wird tief eingeatmet, und fünf Tropfen werden auf das Herz aufgetragen und eingerieben. Bei empfindlicher Haut wird das Öl auf die Fußsohlen aufgetragen.

Die ätherischen Öle der Ölmischung ***Sammlung*** laden dich ein, die stressvolle Energie des Alltags loszulassen und deine Kräfte für Höheres zu sammeln. Sie wollen uns Menschen auf emotionaler und spiritueller Ebene zusammenbringen und eine bessere Verbindung schaffen. Atme das Öl tief ein und bündele deine Kraft.

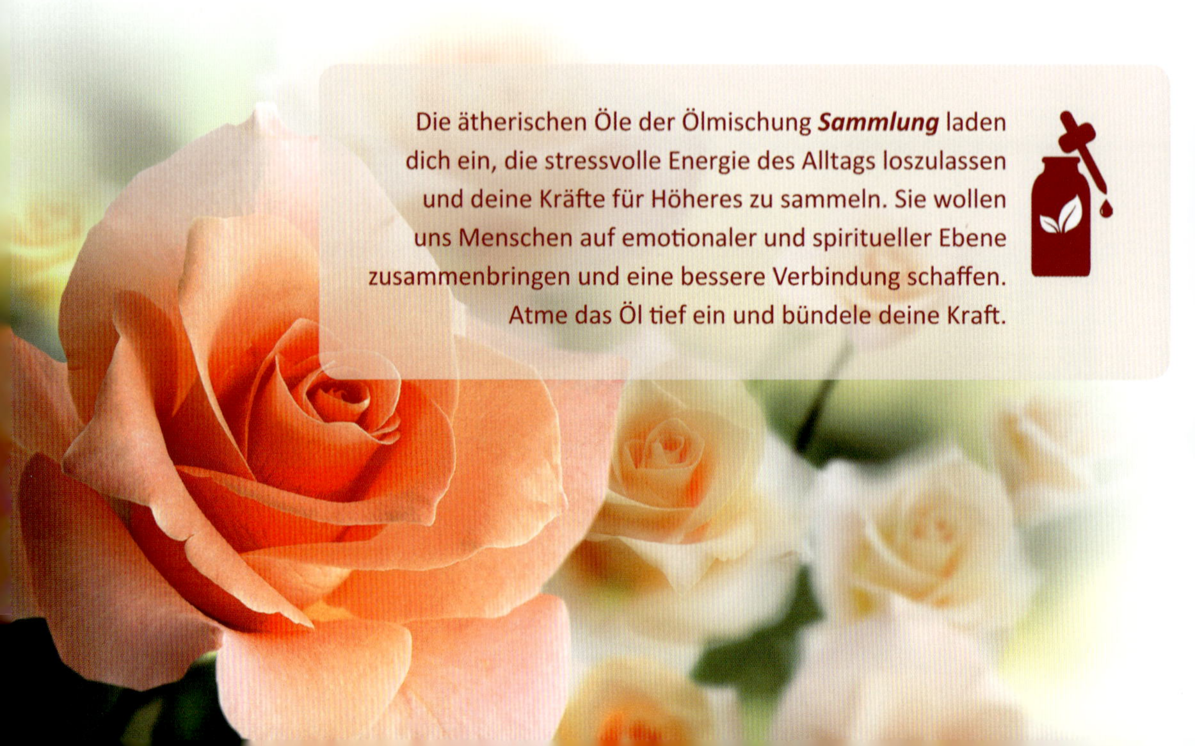

Eine spirituelle Übung:

Willst du den Duft des Öls und die Arbeit an dir selbst in spiritueller Hinsicht vertiefen, so kann die folgende Übung dir helfen, deine Kräfte zu sammeln und auf dein Ziel zu fokussieren.

Du bist der Schöpfer deines eigenen Universums

Stelle dir vor, du stehst im Zentrum deines Universums. Zu deinen Füßen der nährende Strom des Lebens, über dir das Licht der Erleuchtung. Es ist *dein* Universum, das du dir geschaffen hast. Nichts, was dir nicht gefällt, kommt in deinem Universum vor.
Denke nun an ein Projekt, das dir am Herzen liegt und an dem du arbeiten möchtest. Mit der Kraft deiner kreativen Vorstellungsgabe sammele nun alle die Schätze deines Universums ein, die du brauchst, um dein gewünschtes Ziel zu erreichen. Wisse, dass alles Nötige bereits vorhanden ist. Was benötigst du zur Vollendung deiner Arbeit? Brauchst du hilfreiche Freunde, Menschen, die dich unterstützen? Brauchst du Handwerker, die dir bei der Ausführung deines Planes an die Hand gehen? Brauchst du Finanzierung oder besondere Materialien zur Fertigstellung deines Projektes? Rufe all deine »helfenden Hände« herbei und erblicke dein Werk als vollendet. In deinem Universum ist alles möglich, was du dir im Geiste vorstellen kannst! Sei dankbar und freue dich über deine Schöpferkraft.
Während des Tages halte deine Augen offen und erkenne mit dankbarem Herzen, wie alle Hilfen zur Fertigstellung deines Projekts dir wie ›zufällig‹ zufließen. Ist dein Projekt die Arbeit an dir selbst, dann werden wunderbare *Zufälle* und neue Erkenntnisse dein Leben bereichern.

»Ob Sie nun draußen in der Welt oder zu Hause sind,
in Ihrem eigenen Universum sind Sie einfach
ein Werkzeug für die Liebe Gottes.«

Harold Klemp, Die Sprache der Seele

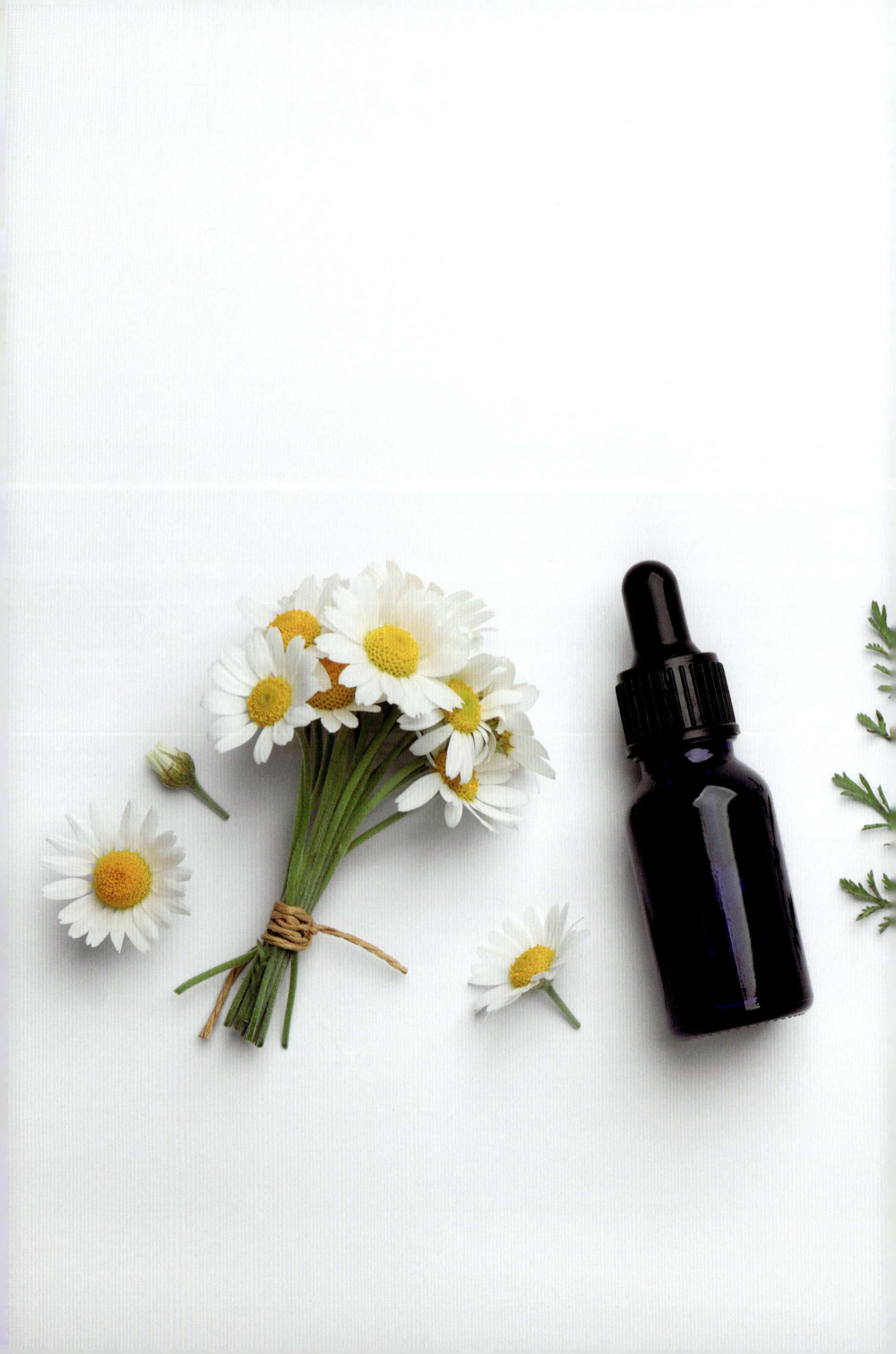

Phase 3

»AUFBAU DES EIGENEN SELBST«

11 Ölmischungen

Akzeptanz, Inspiration, Transformation, Glaube, Hausverstand, Vorstellungskraft, Erdung, Zukunftsblick, Leidenschaft, Hingabe und Weisheit

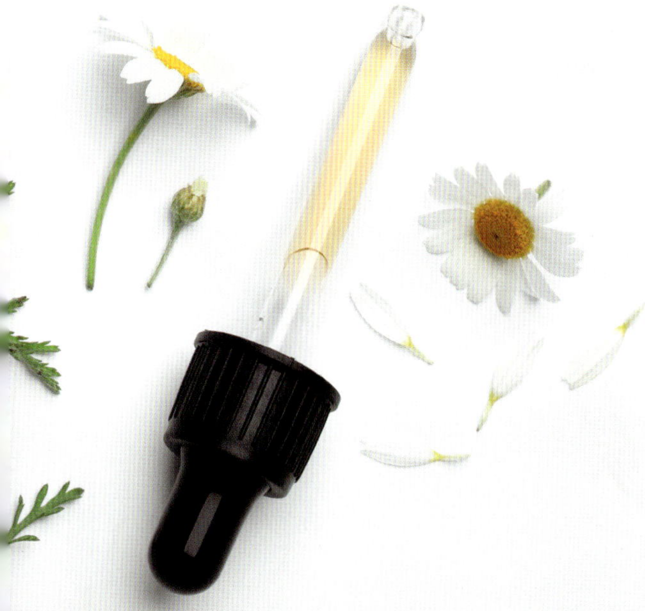

17. »Seelenöl«: Akzeptanz
Verwandle Widerstand in Akzeptanz

Das Leben anzunehmen, wenn es uns mit Geschenken bedenkt, ist wohl leicht für uns Menschen zu akzeptieren. Doch das Geschenk des Lebens mit offenem Herzen anzunehmen, wenn es Trauer, Angst und Verzweiflung bringt, das gelingt nur demjenigen, der das *Geheimnis des Lebens* kennt. Nachdem wir *unendlicher, ewiger Geist* sind, ein *Funke des göttlichen Seins*, sollten wir wissen, dass alles, was uns widerfährt, ein unendliches Geschenk der Liebe ist. Wir werden stärker, größer, weiser mit jeder Erfahrung, die uns das Leben bringt. Das einzige Ziel unseres Lebenskampfes ist es, alle Aspekte des Seins und des Überlebens auf allen Ebenen zu kennen, um einmal ein *Mitarbeiter Gottes* werden zu können. Wir akzeptieren das Geheimnis des Lebens, dass wir hier auf Erden sind, um *Liebe* zu werden. Das Leben hat keinen anderen Zweck.

Die Ölmischung ***Akzeptanz*** *stimuliert den Geist, drängt ihn, sich zu öffnen und neue Dinge, Menschen und Beziehungen im Leben zu akzeptieren, und erweckt so das höhere Potenzial, das in uns steckt. Es hilft auch, Zaudern und Ablehnung zu beseitigen.*

AKZEPTANZ: **Bergamotte, Bitterorange, Geranie, Grapefruit, Jasmin, Kamille, Koriander, Limette, Mandarine, Ocotea, Rose, Sandelholz, Weihrauch und Ylang Ylang**

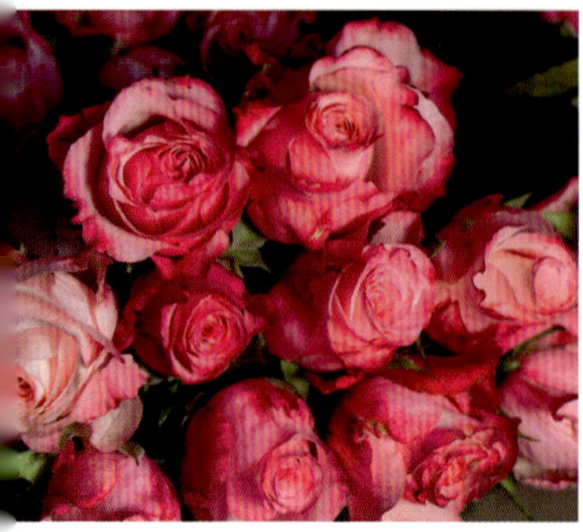
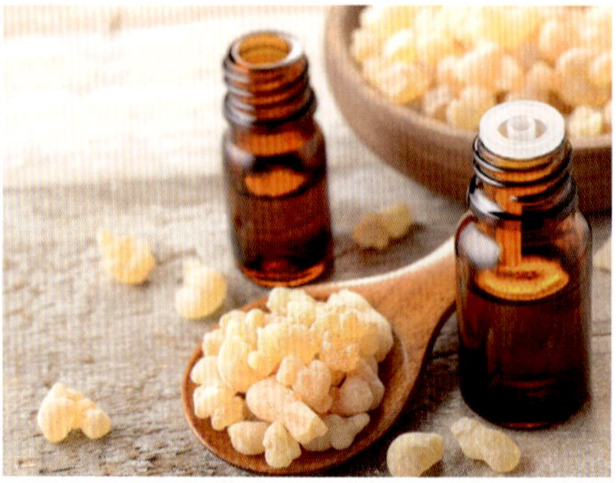
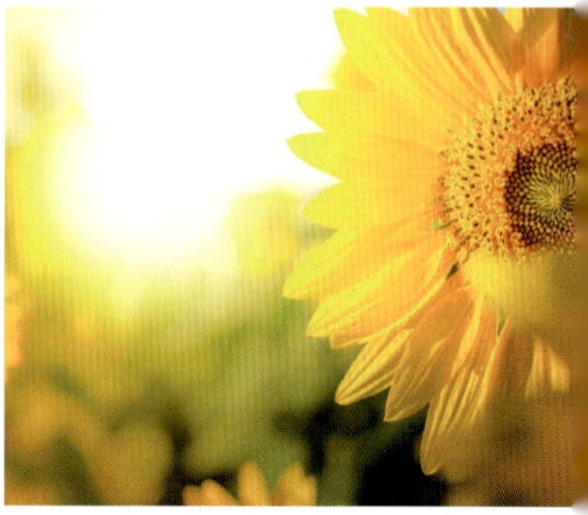

Diese Ölmischung ist das 1. »Seelenöl«, das uns beim ***Aufbau des eigenen Selbst*** hilfreich unterstützt.

In der Phase 1 haben wir uns zur Erkenntnis durchgerungen, dass wir möglicherweise dem Antrieb und der Motivation eines fremden Impulses gefolgt sind. ***Auf dem Weg zur Erkenntnis unseres eigenen Selbst*** haben wir uns ertappt, dass wir Dinge automatisch tun, die wir schon immer getan, aber niemals hinterfragt haben. Wir haben uns einer Fremdprogrammierung gefügt und unsere eigenen Wünsche und Ziele zurückgehalten. Mit *Mut*, dem Abbau von Stress (*Stressfrei*) und der *Hoffnung* nach einem größeren, schöneren Leben sind wir zu einem Licht erwacht (*Erwachen*), das uns *Menschlichkeit, Motivation* und tiefe *Freude* geschenkt hat.

In der Phase 2 haben wir uns um den ***Abbau des fremden Selbst*** bemüht und uns von Fremdprogrammierungen und alten Gewohnheiten, die uns nicht guttun, verabschiedet. Wir haben *Traumata* aufgearbeitet, das *Innere Kind* in unser Leben zurückgerufen, sind unseren ureigenen Träumen nachgehangen (*Traumfänger*), haben uns in *Vergebung* und dem *Aufgeben* und Übergeben unserer Lebensumstände an die göttliche Weisheit geübt. Wir haben das Alte, Unbrauchbare losgelassen (*Loslassen*), um *Harmonie* und Lebensweisheit zu finden, und die Perlen gesammelt (*Sammlung*), die uns für den *Aufbau unseres eigenen Selbst* behilflich sind.

In der Phase 3: Entspannt, mit Mut und Schaffenskraft und mit einer unbändigen Energie und Abenteuerlust gehen wir nun an den ***Aufbau unseres eigenen Selbst*** heran. Nachdem wir mit jeder Faser unseres Seins wissen, dass wir ein *Funke von Gottes Geist* sind – *unendlich und ewig* – hilft die Ölmischung ***Akzeptanz*** dabei, diese Wahrheit in unserem Leben auch sichtbar und erlebbar zu machen. Wir haben unendlich viel Energie zur Verfügung, um alle Gedanken und Eingebungen zu konkreten Ideen zu verbinden – und wir können unsere Ideen mit dieser unendlichen Energie in Bewegung setzen!

Die Düfte der Ölmischung *Akzeptanz* mit ihren wunderbaren Wirkungen helfen dabei. Unser Gemüt ist hell. Freude durchströmt uns bei dem Gedanken, ganz wir »Selbst« zu sein, so wie wir uns einst gesehen haben, als wir den Weg in das Irdische angetreten haben: Erfolgreich, strahlend schön, ein Magnet der *Liebe*. Öle dieser Ölmischung *Akzeptanz* helfen uns dabei, unsere Lebensaufgabe anzunehmen und dadurch die DNA zu beeinflussen. Die Methylgruppen können korrekt abgelesen werden. Alte, unbrauchbar gewordene Programmierungen werden mit der Kraft der Schwingungen dieser reinen ätherischen Öle abgebaut und positive Programme eingeschaltet.

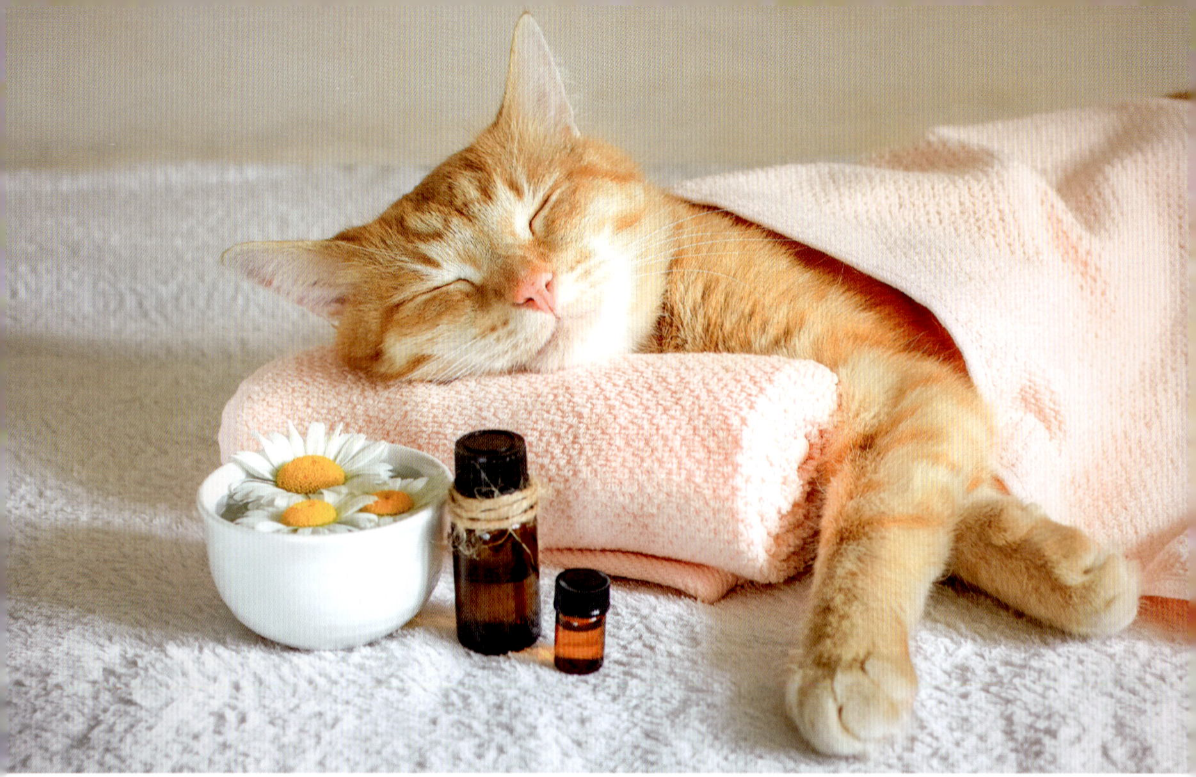

Der Aufbau des eigenen Selbst beginnt. Jetzt fange ich bewusst an, mich selbst als ewiger Geist – *Geist der Liebe* – zu akzeptieren.

Ich bin der Schöpfer meiner Welt.

Die Arbeit mit ätherischen Ölen:

Akzeptanz vereint die kräftigen Düfte von Bergamotte, Bitterorange, Geranie, Grapefruit, Jasmin, Kamille, Koriander, Limette, Mandarine, Ocotea, Rose, Sandelholz, Weihrauch und Ylang Ylang in einer Ölbasis. Das Erkennen und Akzeptieren seiner schöpferischen Kraft und seines göttlichen Ursprungs ist der erste Schritt zur Freiheit. Die Ölmischung wird tief eingeatmet, und fünf Tropfen werden auf das Herz aufgetragen und eingerieben. Bei empfindlicher Haut wird das Öl auf die Fußsohlen aufgetragen.

Die betörenden Blütendüfte, vereint mit den sonnigen Zitrusaromen und den erdenden Baumdüften, regen den Geist zu ***Akzeptanz*** an und fördern ein Gefühl der Stärke und des Selbstvertrauens. Verwende diese Ölmischung zur Aromapflege, zum Zerstäuben und Auftragen über dem Herzen, an den Handgelenken und im Nacken, um die kraftvolle Wirkung der Natur in dein Leben zu holen.

Eine spirituelle Übung:

Willst du den Duft des Öls und die Arbeit an dir selbst in spiritueller Hinsicht vertiefen, so kann die folgende Übung dir helfen, dich im Licht deiner Göttlichkeit zu sehen und zu akzeptieren.

Du bist das Licht für die Welt

Du gehst durch eine dunkle Welt eine Landstraße entlang. Alles scheint finster und leer zu sein. Dennoch fühlst du dich sicher und von einer *Kraft* getragen, die leise, aber unaufhörlich, deine Schritte begleitet. Dich umgibt ein lieblicher *Ton*, der Freude schenkt und dir die Sicherheit gibt, dass du niemals alleine bist. Du stimmst ein in den *Ton der Seele – HU*. Während du so dahingehst, formt sich in deinem Herzen die dringende Frage: »Wann sehe ich endlich das Licht?« Da bemerkst du mit Staunen, dass deine Hände zu leuchten beginnen. Es sind aber nicht nur deine Hände, die da leuchten. Du selbst leuchtest. Jede deiner Zellen funkelt, als wären hundert Billionen Sterne in deinem Körper alle auf einmal im Dunkel der Nacht aufgegangen. Du strahlst in Ewigkeit. Die Dunkelheit wird durch dich zum hellen Tag für alle diejenigen, die dich treffen. Du bist Licht für die Welt.

Von der Muse geküsst! Vom Windhauch der Inspiration sanft berührt! Das ist ein erhebendes Gefühl. Inspiration ist wahrhaft ein Geschenk des Himmels. Es ist ein Attribut des Schöpfers, das wir als göttliches Erbe in uns tragen. Manchmal ist es die Intuition, das ureigene, angeborene Wissen, das uns zu Hilfe kommt, um uns zu lenken und zu leiten. Doch manchmal tappen wir im Dunklen. Das nächste Öl ***Inspiration*** mit seiner wunderbaren Duftzusammensetzung ist einerseits eine Huldigung an diesen kreativen Geist. Andererseits regt es mit seinem erhabenen Duft die Inspiration in uns an, nach der wir verlangen.

18. »Seelenöl«: Inspiration
Finde das Wunder des Lebens in der Stille

Diese Mischung will in unserem Geist einen Ort der Stille wecken und uns enger mit dem kreativen Zentrum verbinden, wo unsere höhere Intuition wirkt. Schon die Ureinwohner Amerikas arbeiteten mit diesen Ölen, um ihre Spiritualität, das Gebet und die innere Bewusstheit zu stärken.

INSPIRATION: **Bergamotte, Geranie, Koriander, Myrte, Narde, Sandelholz, Schwarzfichte, Vetiver, Weihrauch, Ylang Ylang und Zedernholz**

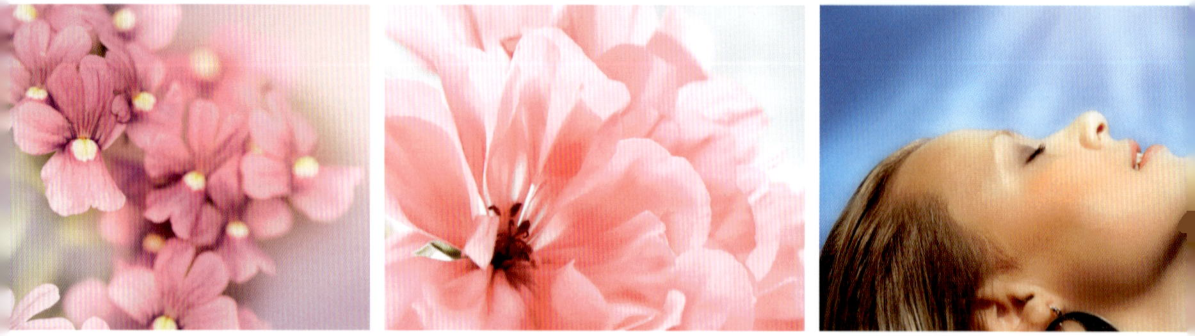

Der Atem der ***Inspiration*** berührt das Zentrum unserer Emotionen und Erinnerungen, die durch bestimmte ätherische Öle in dieser Ölmischung angefacht und verstärkt werden. Diese Düfte können stabilisierend und erdend auf unser Gemüt und den Verstand wirken und Ausgeglichenheit und ein beglückendes Wohlgefühl schenken. Sie energetisieren, inspirieren, beflügeln und schenken ein Glücksgefühl, das aus dem goldenen Faden der *Liebe* gewoben ist. Ausgeglichenheit, Vertrauen und ein offener Weitblick begleiten uns, während wir den Anregungen der *Inspiration* in das Land der Verwirklichung folgen.

Nur im eigenen Selbst wird Ruhe und Klarheit gefunden.

Nun ruhen unsere einst aufgewühlten Gefühle wie die stille Wasseroberfläche eines Sees, der unberührt von Wind und Wetter scheinbar schläft. Doch unsere Sinne sind scharf und klar wie der ungetrübte Blick eines Adlers. Das ist der Grund, warum wir zuerst das fremde Selbst ablegen müssen, um zum wahren Kern unseres eigenen Bewusstseins vordringen zu können. Wir müssen klar sehen und unbelastet von negativen Gefühlen an die Arbeit gehen, wenn ***der Aufbau unseres eigenen Selbst*** gelingen soll. Wir verweilen ungestört und frei im kreativen Zentrum unseres Seins und erträumen unsere Zukunft.

Therapeutischer Einblick:

Inspiration ist eine nie versiegende, sprudelnde Quelle neuer Einsichten und ungeahnter Möglichkeiten, um unser Leben auf höhere Ziele auszurichten. Daher ist es die Absicht des Therapeuten, seinem Klienten ein Hilfsmittel an die Hand zu geben, um ihm dabei zu helfen, seine eigenen Urquellen zu erschließen. Das ätherische Öl *Inspiration* ist so ein mächtiges Hilfsmittel, das zudem ganz leicht anzuwenden ist.

Die Arbeit mit ätherischen Ölen:

Inspiration vereint die mächtigen Düfte von Bergamotte, Geranie, Koriander, Myrte, Narde, Sandelholz, Schwarzfichte, Vetiver, Weihrauch, Ylang Ylang und Zedernholz. *Inspiration* ist eine Himmelsmacht, die uns unsichtbar mit dem Himmel verbindet. Die Ölmischung wird tief eingeatmet, und fünf Tropfen werden auf das Herz aufgetragen und eingerieben. Bei empfindlicher Haut wird das Öl auf die Fußsohlen aufgetragen.

Inspiration hebt mit einer Fülle von lieblich duftenden Naturstoffen den Geist an und weckt ungeahnte Einsichten und Kräfte in uns. Verneble das Öl bei der geistigen Arbeit oder abends beim Gebet. Inspiration will dir neue Welten eröffnen und dir den Weg in die Freiheit weisen.

Eine spirituelle Übung:

Willst du den Duft des Öls und die Arbeit an dir selbst in spiritueller Hinsicht vertiefen, so kann die folgende Übung dir helfen, dein Bewusstsein der göttlichen Inspiration zu öffnen.

Lade Inspiration in dein Leben ein

Nimm ein paar tiefe Atemzüge, um die Last des Tages auszuatmen, fort von dir. Sende deine nimmermüden Gedanken auf ihren Spielplatz und beachte sie nicht. Um frei von lästigen Gedanken zu sein, hilft es nicht, sie verdrängen oder abschalten zu wollen. Stattdessen lasse sie tun, was sie am liebsten tun: Im ewigen Reigen gedanklicher Möglichkeiten kreisen. Kümmere dich nicht darum.

Gehe auf eine Reise in deine innere Welt. Um von Gedanken ungestört zu bleiben, besteige einen Heißluftballon und fliege davon. Besuche deinen Lieblingskraftplatz – eine duftende Blumenwiese, den schattigen Wald, den einsamen Berggipfel oder das unendliche Meer. In der Ruhe deiner Welt öffne bewusst und dankbar dein Herz. Singe sanft das *Lied der Liebe* und lade göttliche Inspiration in dein Leben ein. Du weißt, dass *Gottes Liebe* für immer zu dir fließt. Beobachte diesen ruhigen *Strom der Liebe,* wie er sanft in dein Herz und in dein Sein fließt.

Werden unterdrückte Traumata und Tragödien aus der Vergangenheit nur oberflächlich verarbeitet, sind sie trotzdem noch unbewusst in uns am Werk, um uns immer wieder zur gegebenen Zeit einzuholen. Da alle Ereignisse in unseren Zellen gespeichert werden, wollen wir diese eingelagerten negativen Emotionen in Freude, Hoffnung und Mut transformieren. Dabei hilft uns das nächste Öl. Selbst wenn wir gerade nicht daran denken, hoffnungsvoll und mutig voranzuschreiten, arbeitet das Öl dennoch im Verborgenen, unbeachtet und still, für uns.

19. »Seelenöl«: Transformation
Warte nicht auf den Erfolg, verursache ihn

*Diese Mischung vereint reinigende und revitalisierende Kräfte, um neue Programmierungen zu verankern. Der Duft der **Transformation** gelangt in die tiefsten Winkel unseres Zellgedächtnisses und gibt uns die Kraft und das Durchhaltevermögen, Veränderungen, die wir machen wollen, aufrechtzuerhalten. Positive, aufrichtende Glaubenssätze sind für die Transformation des Verhaltens Voraussetzung.*

***TRANSFORMATION:* Fichte, Kardamom, Muskatellersalbei, Ocotea, Palo Santo, Pfefferminze, Sandelholz, Weihrauch und Zitrone**

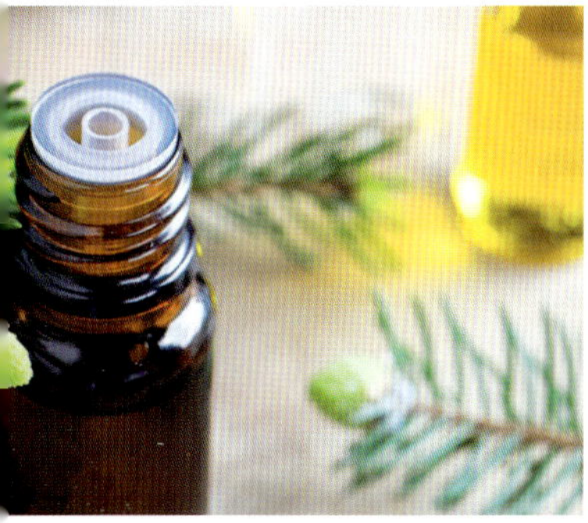

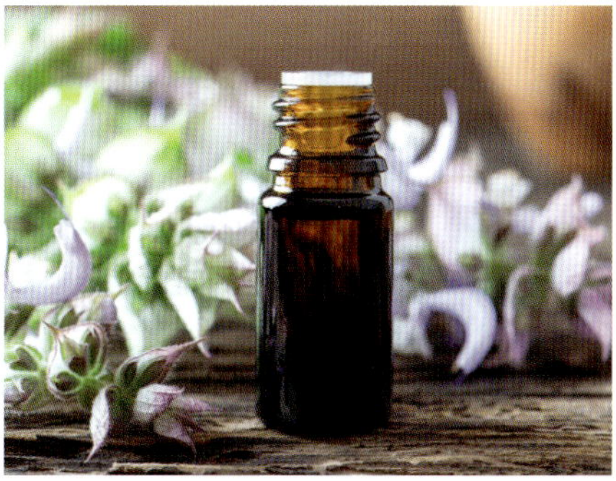

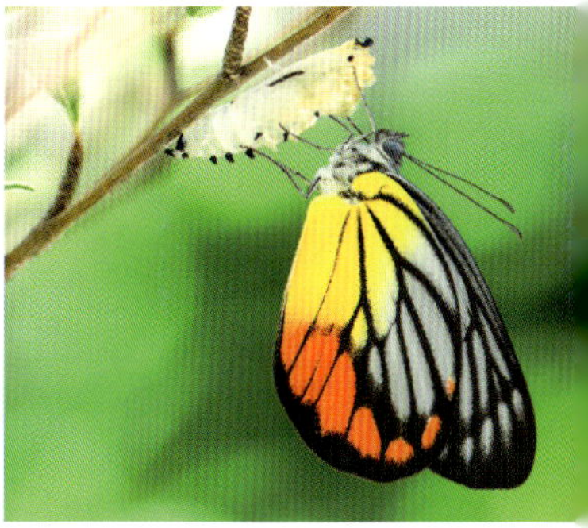

In diese Ölmischung ***Transformation*** weben sich beruhigende Düfte, die sich mit kräftig stimulierenden Aromen verbinden, um einerseits zu beruhigen, andererseits aufzumuntern und zu energetisieren. Ein Gefühl der Ruhe und Ausgeglichenheit unterstützt den Körper bei seinen Reaktionen auf Stress und schwierige Situationen. Zusammen mit dem aufrichtenden, erfrischenden und belebenden Aroma ist diese Kraft der ätherischen Öle nötig, um am Genom die gezielte Transformation von negativen zu positiven Programmierungen zu bewerkstelligen.

Transformation ist ein stetiger Prozess, der schließlich mit dem gewünschten Erfolg gekrönt ist. Alle Öle in dieser Aufbauphase stellen sicher, dass die *Transformation* gelingt und in jeder unserer Zellen verankert wird. Ein neues Selbstverständnis, neue Gedankenmuster und neue Verhaltensweisen werden etabliert, wenn die *Transformation* gelungen ist. Wir steigen auf wie »der Phönix aus der Asche«.

»Das Geheimnis von Transformation ist es, alle Energie auf das Aufbauen des NEUEN zu fokussieren, statt Altes zu bekämpfen.«
Sokrates

Eine Transformation von Existenzangst zu Freiheit

Lisa hatte von heute auf morgen ihren Job verloren. Wütend stieß sie hervor: »Fünfzehn Jahre lang bin ich jeden Tag pünktlich zur Arbeit erschienen. Ich war keinen einzigen Tag krank!« Sie schluchzte laut auf: »Und das ist der Dank dafür!« Gekränkt ballte sie die Faust. Da klingelte das Telefon. Widerwillig griff Lisa nach dem Handy. Es war ihre Freundin Andrea, die fragte: »Wie geht es dir heute?« Andrea wusste, dass Lisa gerade eine harte Zeit durchmachte. Schnell wischte Lisa eine Träne weg und antwortete mit gewollt kräftiger Stimme: »Danke, geht schon.« Doch die Freundin hörte die Trauer und Verzweiflung aus ihren Worten. Nach einer Zeit fragte Lisa kleinlaut: »Was soll ich tun? Ich habe keine großen Ersparnisse. Wie soll ich meine zwei Kinder ernähren?«

Da hatte die Freundin eine Idee. »Erinnerst du dich an die Konferenz über ätherische Öle vor vierzehn Tagen? Da haben wir doch dieses Öl *Transformation* gekauft.« »Ja, genau! Dieses Öl brauche ich jetzt!«, rief Lisa aus und war ihrer Freundin dankbar dafür, dass sie sie daran erinnerte. Das Öl *Transformation* hatte Lisa nämlich fasziniert. Der erdende Duft von Sandelholz, der sagenumwobene Weihrauch aus Oman und Palo Santo, das heilige Holz sowie die verspielten Muskatellersalbei- und Zitrusnoten hatten eine ganz besondere Anziehungskraft auf Lisa. »Es soll einen gestressten Geist und ein verängstigtes Herz wie eine Daunenfeder im Wind in Frieden und Leichtigkeit wiegen«, erinnerte sich Lisa und sann diesem Reigen von Kraft und Leichtigkeit nach.

Also tropfte Lisa von nun an täglich abends ein paar Tropfen dieses Öls in den Aroma-Diffuser und atmete den Duft tief ein. Dann gab sie einen Tropfen auf Stirn, Schläfen, in den Nacken und auf das Herz-Chakra. Die kühlende Wirkung fühlte sich beruhigend an. Sie schloss die Augen und genoss den Moment. Verwundert dachte sie für einen Augenblick: »Wo ist meine Wut, wo sind meine Existenzsorgen geblieben?« Doch dann verlor sie sich wieder in den duftenden Wellen des Glücks.

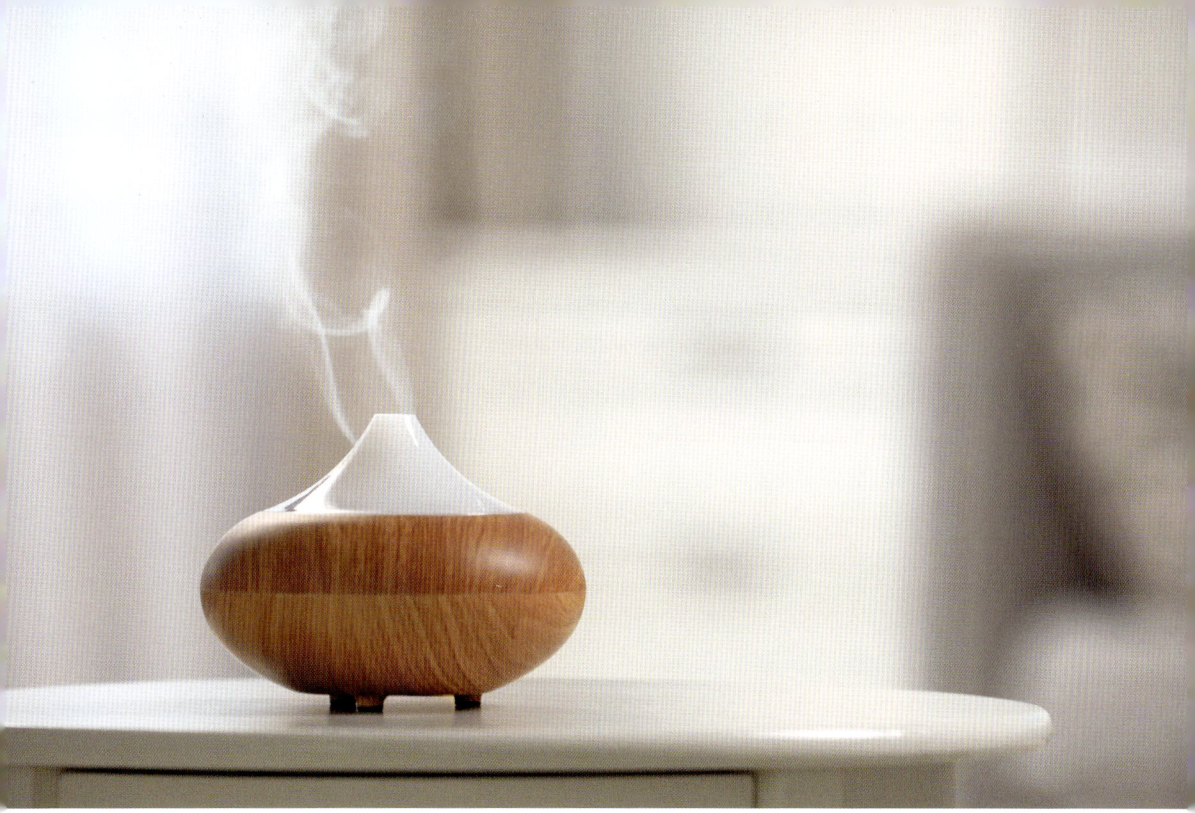

Später erzählte Lisa ihrer Freundin: »Stelle dir vor, nachdem ich nur wenige Tage mit *Transformation* gearbeitet hatte, bemerkte ich, dass sich meine Wut auf meinen Boss völlig aufgelöst hatte. Ich fühlte Klarheit und konnte den Schock und den Ärger über meinen verlorenen Job loslassen. In kürzester Zeit hatte ich mein Gleichgewicht wiedergewonnen.« Sie strahlte und Andrea freute sich von Herzen, aber sie beobachtete auch erstaunt, wie Lisa voll neuer Ideen sprudelte. »Ich habe einen neuen Job«, verkündete Lisa triumphierend: »Ich bin jetzt selbstständig!« Bewundernd schaute Andrea ihre Freundin an und konnte diese Transformation kaum glauben. »Ja«, erzählte Lisa begeistert. »Nachdem ich mich beruhigt hatte, begann ich viel klarer zu sehen. Gedanken und Einsichten flogen mir nur so zu, und ich beschloss, dass die einzige Möglichkeit für mich, frei zu sein, bedeuten würde, mein eigener Chef zu sein. Ich vertrete jetzt eine Firma mit kostbaren Naturprodukten!«

Die beiden Freundinnen feierten diese unerwartete und beglückende »Transformation«. Lisas Leben hatte sich komplett verändert – von Abhängigkeit hin zu mehr Freiheit. Nun konnte sie ungebunden planen, ihre Zeit selbst einteilen und ihr Leben nach ihren Vorlieben und Talenten ausleben. Zwar würde sie als Selbstständige auch manchmal bis spät in die Nacht arbeiten müssen – aber ihre Arbeit machte ihr Spaß!

Der Psychotherapeut ergänzt:

Damit Transformation gelingen kann, muss die Aufarbeitung eines Problems abgeschlossen sein und ein neues Ziel erkannt und aktiv verfolgt werden. Diese Transformation spiegelt sich in den Genen wieder. Ätherische Öle helfen uns dabei, denn laut Dr. Marcus Hölzl »unterstützen sie uns durch ihren Reichtum an Methylgruppen und stellen so unsere Basisversorgung an den lebenswichtigen Molekülen sicher. Mithilfe dieser Methylgruppen bewirken sie Tag für Tag eine positive Neuprogrammierung unserer Gene.« Er erklärt: »Die Methygruppen in den ätherischen Ölen drücken die Tasten auf dem Genklavier, um eine Melodie zu erschaffen. Das wirkt sich körperlich wie emotional auf jedes Gefühl, jede Stimmungslage und auf unser Allgemeinbefinden aus.«*

Die Arbeit mit ätherischen Ölen:

Transformation vereint die einzigartigen Düfte von Fichte, Kardamom, Muskatellersalbei, Ocotea, Palo Santo, Pfefferminze, Sandelholz, Weihrauch und Zitrone. *Transformation* schenkt eine bleibende Veränderung. Mit jeder Transformation erklimmen wir den heiligen Berg des Bewusstseins höher und höher. Die Ölmischung wird tief eingeatmet, und fünf Tropfen werden auf das Herz aufgetragen und eingerieben. Bei empfindlicher Haut wird das Öl auf die Fußsohlen aufgetragen.

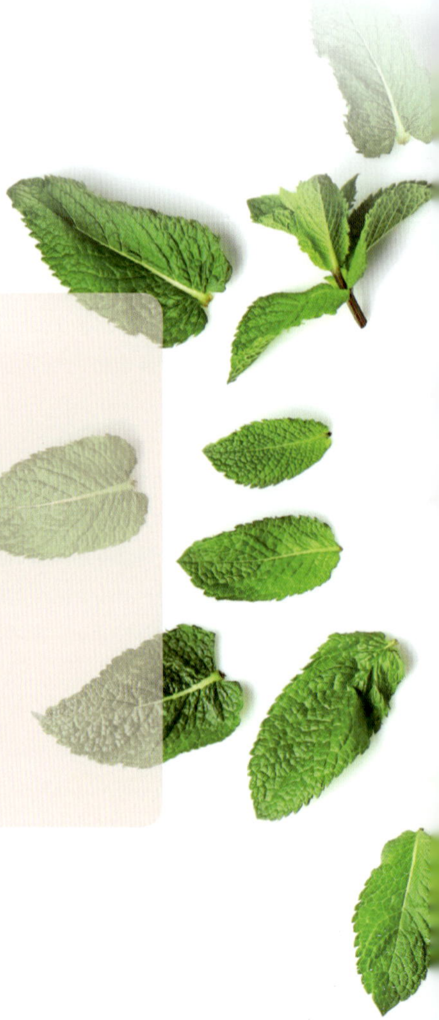

Transformation ist eine Sammlung von ätherischen Ölen, die bei der Änderung alter Gedankenmuster und eingefahrener Verhaltensweisen hilft. Sie unterstützt effektiv dabei, negative Gedanken durch positive Denkmuster zu ersetzen. Die Öle verleihen Kraft für die Veränderung und verankern die neuen, positiven Gedanken und Gefühle nachhaltig in den Zellen. Trage einen Tropfen dieser Ölmischung auf die Handgelenke oder am Nacken auf. Mit einer Lavastein-Halskette kann dich der Duft der Transformation durch den ganzen Tag überall hin begleiten.

* Dr. Marcus Hölzl, www.marcushoelzl.com

Eine spirituelle Übung:

Willst du den Duft des Öls und die Arbeit an dir selbst in spiritueller Hinsicht vertiefen, so kann die folgende Übung dir helfen, aktiv am Prozess der Transformation mitzuwirken.

Auf dem Weg der Transformation

Öffne das Herz für die *Liebe Gottes* und stimme dich auf den *Ton der Seele* ein. Wie ein Musiker die Stimmgabel verwendet, um die richtigen Töne zu finden, so stellt sich der Mensch, der *HU* singt, auf ein höheres spirituelles Bewusstsein ein. Wenn du die Stimmgabel der Seele anschlägst, verbreitet sich der *Ton* in deinem Sein, um dich auf die höheren Zustände von Liebe, Kreativität, Heilung und Bewusstsein auszurichten. Als *Träger der Liebe* zwischen dir und dem *Allerhöchsten* wird der *Ton* dein Leben transformieren.

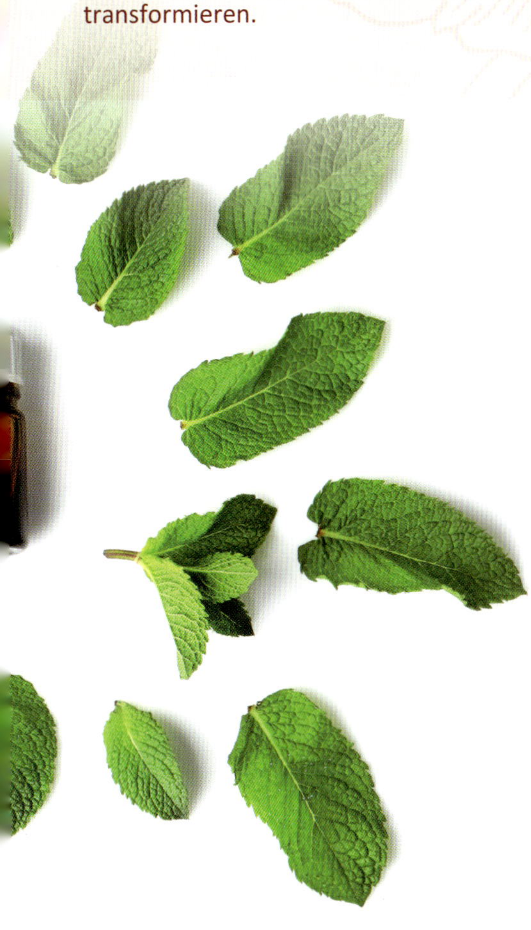

Wir sind der *unendliche, ewige Geistfunken*, der aus dem *Geist Gottes* geboren wurde. Wir sind ein *Tropfen göttlichen Seins im Ozean der Liebe*. Wir haben einen freien Willen, unsere eigenen Entscheidungen zu treffen, Meinungen zu haben, Wissen anzuhäufen und unsere Vorstellungskraft zu nutzen, um unser Leben nach unseren Wünschen zu manifestieren. Unser Geist kann Berge versetzen.

20. »Seelenöl«: Glaube
Setze dein grenzenloses Potenzial frei

In jedem von uns steckt ein grenzenloses Potenzial. ***Glaube*** *hilft uns dabei, es freizusetzen. Es stellt das Gefühl der Hoffnung wieder her, sodass wir Gesundheit, Fröhlichkeit und das Lebensglück noch intensiver erleben können.*

GLAUBE: **Balsamtanne, Bergamotte, Blaufichte, Geranie, Koriander, Weihrauch und Ylang Ylang**

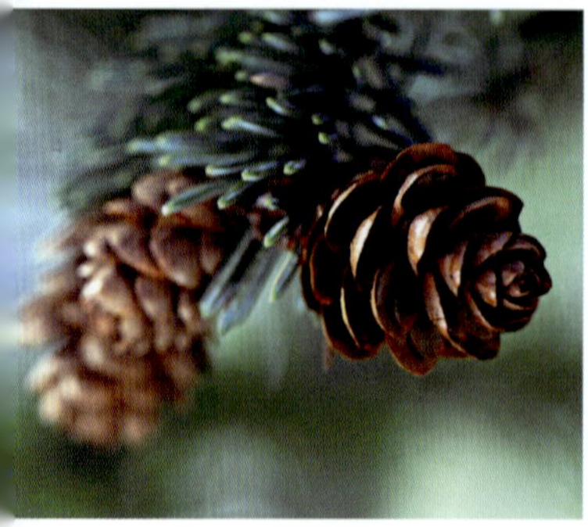

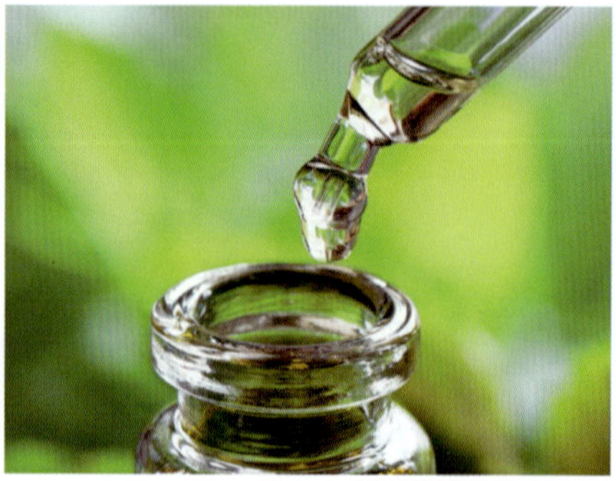

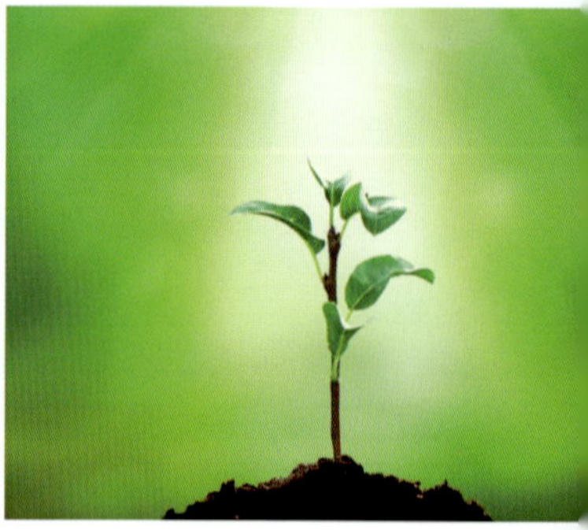

Diese Ölmischung gibt uns ein Gefühl der Stärke und des inneren Friedens. Ruhig und gelassen verfolgen wir unser Ziel mit Mut und Hoffnung, dass die von uns als Geist festgehaltenen Ideen Wirklichkeit werden. Dieser Glaube wird durch den »Duft des Waldes« verstärkt, der erdet, den Geist belebt und den Körper entspannt. Die lieblichen Duftnoten von Koriander, Bergamotte und wohlriechenden Blüten geben unserem Vorhaben dazu eine beschwingte Leichtigkeit. Das Vertrauen in die eigene Kraft wächst, denn Vitalität und Lebendigkeit erwachsen aus der Verwirklichung des eigenen, wahren Selbst.

Unsere Gedanken setzen unseren unbegrenzten Möglichkeiten Grenzen, um unsere endliche Welt zu erschaffen.

Erst durch die Fixierung auf eine Gedankenkonstruktion oder eine Idee wird die Unbegrenztheit der Möglichkeiten aufgehoben und Grenzen werden um ein Potenzial gezogen. Diese Grenzen sind notwendig, um eine endliche, materielle Welt zu manifestieren. Erst durch diese begrenzte Schöpfung ist ein Gefühl möglich, da die Energie, die von der Materie zum Geist zurückkehrt, als Gefühl bezeichnet wird. Unsere Ideenwelt beeinflusst unsere Gesundheit und wie die Methylgruppen auf der DNA in die entsprechende Position gebracht werden.

Was die Ölmischung Glaube mit dem »ungläubigen« Thomas machte

Thomas blickte seine Therapeutin an, und sein Blick verriet, dass er – ein bodenständiger und rationaler IT-Spezialist – mit solchen Ideen nichts anfangen konnte. Sein Problem, wofür er Hilfe bei einer bekannten Heilpraktikerin für Psychotherapie suchte, war eine schwere Nierenerkrankung. Die Schulmedizin konnte ihm keine wirklichen Hilfen bieten.

»Ihr Bewusstsein steuert Ihre Organe, nicht umgekehrt«, versuchte die Therapeutin zu erklären. Sie hatte ihn behutsam in eine neue Welt des Gefühls führen wollen. In eine strahlende Welt des Seins, wo Verstand und Herzensfreude in Einklang standen. Die Nieren brauchen dieses Gleichgewicht zum Überleben, das wusste sie, denn sie stehen für das Gefühl der Verbundenheit; und diese schwere Nierenerkrankung war nichts anderes als ein Aufschrei der Natur, jetzt die Energien von Liebe, Geborgenheit und Herzensfreude in sein Leben zu holen, bevor es zu spät war. Harter Lebenskampf, Aggressivität und Existenzängste haben seine Nieren für den freien Fluss der Energien – Leichtigkeit, Sicherheit und freudige Erfüllung – zugeschnürt. »Wir müssen die Ursache beheben«, sagte die Therapeutin.

Doch Thomas Verstand wehrte sich gegen jede noch so wohlmeinende Idee. Er wehrte sich gegen alles irrationale, emotionale Geschwätz. Er war es gewohnt, logisch zu denken und hart und fordernd sich selbst und der Welt gegenüber zu sein. Sein Beruf brachte es verstärkt mit sich, dass er konstant angespannt und konzentriert auf ein Problem fixiert sein musste und seine logischen Gedankengänge bis ins kleinste Detail kontrollierte.

Als Thomas zur nächsten Sitzung kam, hatte sich die Therapeutin für ihn einen neuen Zugang zu seinem inneren Selbst ausgedacht. Sie lächelte bei dem Gedanken, denn sie kannte die unglaubliche Kraft dieser kleinen Helfer, die sie verwenden wollte: Ätherische Öle. Sie fragte den Klienten: »Sind Sie bereit, etwas Neues auszuprobieren?« Schnell fügte sie hinzu: »Es wird weder wehtun noch kostet es etwas extra.« Thomas stimmte zu.

Die Therapeutin nahm ein Fläschchen, öffnete es liebevoll und nahm demonstrativ einen tiefen Atemzug des Duftes. Dann hielt sie Thomas das Öl zum Riechen hin. Der roch zwar daran, er wollte ja nicht unhöflich sein, besonders wenn die Therapeutin diesem Mittel eine solche Wertschätzung entgegenbrachte. Doch insgeheim dachte er: »Wieder so ein esoterisches Zeug!« Er kam nicht dazu, Widerstand zu leisten. Schon tropfte sie ihm einen Tropfen dieses Öls direkt auf den Scheitel und bat ihn, die Augen zu schließen. Mit sanfter Stimme fragte sie Thomas: »Sind Sie bereit, etwas in Ihrem Leben zu verändern und die Erkrankung Ihrer Nieren als Chance dafür zu sehen?«

Thomas saß wie versteinert da, mit geschlossenen Augen. Er regte sich nicht. Schon wollte die Therapeutin ihre Frage wiederholen. Da schlug Thomas die Augen auf, strahlte sie an und sagte mit fester Überzeugung: »Ja!«

Nun war der Klient bereit, seiner Therapeutin zuzuhören. Er fragte gespannt: »Was genau soll ich tun?« Doch alles, was sie sagte, war: »Nehmen Sie das Fläschchen mit nach Hause und nehmen Sie sich abends ein bisschen Zeit für sich selbst. Riechen Sie daran.» Voll Eifer wollte er wissen: »Und was soll ich dabei denken?« Die Therapeutin schmunzelte: »Lassen Sie einfach ihre Gedanken den plätschernden Bach hinunterfließen, dem unendlichen Ozean entgegen.« Irritiert schaute er weg und blickte auf das Fläschchen. »Schon wieder so eine vage Antwort«, bemühte er sich, seinen Unmut zu verbergen. Dann las er die Aufschrift auf dem Fläschchen: *Glaube.* »OK«, sagte er schließlich lachend. »Dann glaube ich Ihnen jetzt einmal und werde das ausprobieren.«

Der Psychotherapeut kennt seinen Klienten:

Warum das Riechen an einem Fläschchen die Nieren wieder in Ordnung bringen sollte, das ist einem Hilfesuchenden wohl nicht bewusst. Aber irgendwie zieht das duftende Öl einen Menschen in seinen Bann. Der Duft tut gut. Wenn der Klient mit dem Öl bis zur nächsten Sprechstunde arbeitet, wird er als »neuer Mensch« wiederkommen. Das hat sich in der Praxis vielfach bestätigt.

Das Öl bewirkt, dass die linken Gehirnströme sich mit den rechten harmonisch vereinigen und die beiden ein Ganzes bilden – den kompletten Menschen, der mit Herz und Hirn bei der Sache ist: Immer in Arbeit. Leistungsdruck und Stress zu leben, verlangt aber nach einem Ausgleich. Freude, Friede, Sicherheit und eine heitere Gelassenheit runden das Bild eines harmonischen Menschen ab.

Ein harmonischer Mensch ist ein gesunder Mensch.

Christiane Beerlandt sagt in ihrem Buch *Der Schlüssel zur Selbstheilung* über die Nierenerkrankung: »Ein Mensch, der im wahrsten Sinne des Wortes *dankbar* ist, für das Leben, das er IST, wird gesunde

Nieren haben. Nicht fordernd, beherrschend und hart, sondern Leben spendend und strahlend!« Bewege dich also auf der Schwingung des SEINS. Genieße diesen Lebensstrom in deinem Körper. Das heißt, nicht »*haben zu wollen*«, sondern einfach nur du selbst »zu *sein*«.

Warum ein Klient sein träumerisches, spielerisches, liebendes Emotionalbewusstsein im Keller vergräbt und darauf bedacht ist, es nie wieder hochkommen zu lassen, das liegt wohl an den Prägungen, die oft aus frühester Kindheit stammen können. Vielleicht hatte er als Kind miterleben müssen, wie sich Vater und Mutter im Streit getrennt hatten und er plötzlich aus dem Nest gefallen war und zwischen zwei Stühlen saß. Vielleicht hatte er im früheren Leben seine Liebste verloren, und der Schmerz war so groß und unüberwindbar, dass er sich geschworen hatte, nie wieder zu lieben, zu singen oder zu spielen. Es gibt viele Gründe, warum wir uns von unserer Natur abspalten und einen wichtigen Teil unseres Selbst verlieren – unsere Gefühle, unser Herz.

Glücklicherweise interessiert es das ätherische Öl nicht, was der Grund oder die vielen Gründe sind, die zusammenspielen können, um uns krank zu machen. Es geht mit der Kraft seiner innewohnenden Sendung an die Arbeit, um aufzuräumen. Krämpfe werden gelockert, Traumata gelöst, Trauer transformiert, Schmerzen gelindert und Krankheiten geheilt. Die Wissenschaften der Epigenetik und der Aromatherapie erklären, wie ätherische Öle uns zu unserem ursprünglichen, heilen Leben hin öffnen können. (Siehe Kapitel *Wissenschaft*)

Die Arbeit mit ätherischen Ölen:

Glaube vereint die lieblichen Düfte von Balsamtanne, Bergamotte, Blaufichte, Geranie, Koriander, Weihrauch und Ylang Ylang. Glaube sieht den Erfolg einer Idee vertrauensvoll als verwirklicht an, und der Glaube wird mit der Zeit durch Erfahrung in Wissen und Weisheit gewandelt. Die Ölmischung wird tief eingeatmet, und fünf Tropfen werden auf das Herz aufgetragen und eingerieben. Bei empfindlicher Haut wird das Öl auf die Fußsohlen aufgetragen.

Die Ölmischung ***Glaube*** fördert ein Gefühl von Zuversicht und geistiger Stärke und unterstützt dich dabei, dein höchstes Potenzial zu entfalten. Rieche an dem Ölfläschchen. Trage es auf die Haut auf, verwende es als Parfüm und fühle dich auf deinem Weg mit diesen beruhigenden und zugleich belebenden Düften behütet und begleitet.

Eine spirituelle Übung:

Willst du den Duft des Öls und die Arbeit an dir selbst in spiritueller Hinsicht vertiefen, so kann die folgende spirituelle Übung dir helfen, Glaube in Wissen und Wissen in Weisheit zu wandeln.

Vom Glauben zur Erfahrung, zum Wissen und zur Weisheit

*»Das Gesetz, das alle zu erkennen trachten, ist das große Prinzip des Lebens. Seine Einfachheit ist verblüffend, denn es wird zusammengefasst in der Aussage: Die Seele existiert, weil Gott sie liebt. Mit anderen Worten, alles Leben existiert, weil Gott es so will. Dies ist die wahre Grundlage des Lebens.«**

Du kannst zwar glauben, dass es einen Gott gibt oder auch nicht, doch kann der menschliche Verstand auf der Ebene der Mentalwelt die Schallmauer der höheren Himmel niemals durchbrechen. Daher kannst du mit dem Verstand das *Geheimnis des Lebens* nicht lüften. Willst du dir beweisen, dass Gott dich liebt, dann schalte den Verstand aus, öffne dein Herz und lasse dich von dem *Ton der Seele* in die unbegrenzten, dem menschlichen Auge unsichtbaren Welten tragen. Aus dem Glauben, dass es etwas Höheres geben muss, wird Erfahrung. Wissen und Erfahrung führen zu Weisheit.

»Alles im Universum hat seinen Ursprung in der Idee, im Gedanken, und erfährt seine Erfüllung in der Manifestation des Gedankens durch die Form. Wir alle wählen unseren eigenen Bewusstseinszustand. Es dauert bei vielen Menschen eine Weile, bis sie das erkennen. **Wir schaffen uns unsere eigene Welt.** Was wir heute sind, ist die Summe dessen, was wir durch alle Zeitalter hindurch gedacht haben und gewesen sind.«**

* Paul Twitchell, Das Shariyat-Ki-Sugmad, Buch 1

** Paul Twitchell, Die Flöte Gottes

21. »Seelenöl«: Hausverstand Schärfe deine geistige Klarheit

***Hausverstand** ist eine Mischung reiner ätherischer Öle, welche die geistige Klarheit und den Scharfsinn steigern, um bei Entscheidungsfindungen zu helfen und die täglichen Denk- und Argumentationsfähigkeiten zu erhöhen.*

***HAUSVERSTAND:* Goldrute, Limette, Ocotea, Weihrauch und Ylang Ylang**

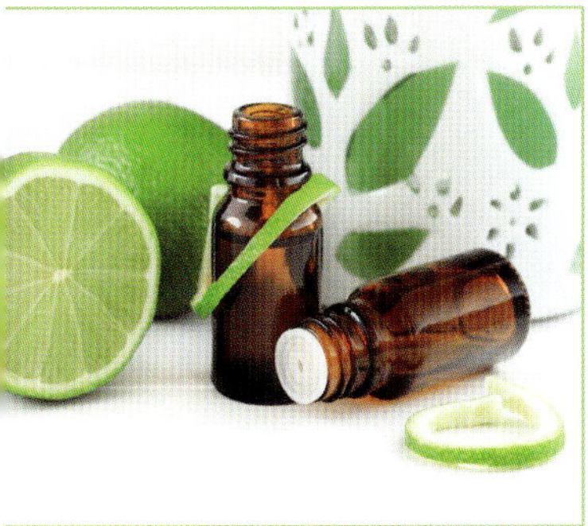

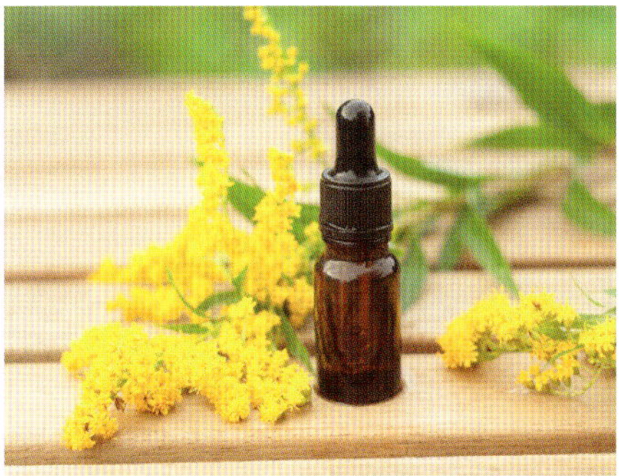

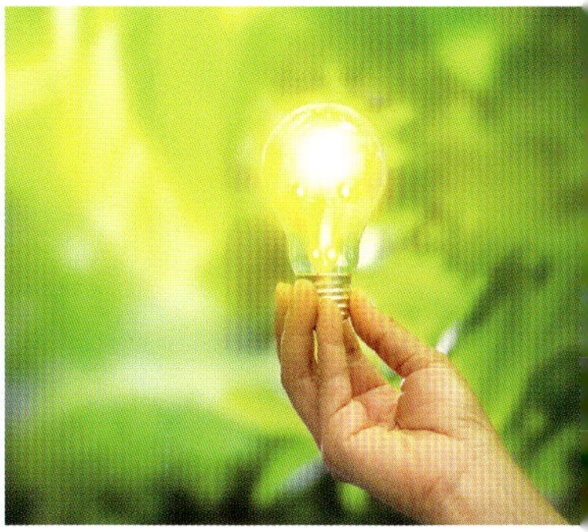

Mentaler Scharfsinn und Intelligenz hängen von der Bildung des dendritischen Dorns am Neuron ab, der ebenso durch Methylierung, beziehungsweise durch Wiederholung des Reizes über die Nervreizleitung, gebildet wird. Dadurch ist es dem Denkapparat möglich, sich aus dem Neuron die Gedächtnisinhalte zu holen. Das nennt man **Lernen**. Ätherische Öle helfen dabei, das Denkvermögen beträchtlich zu erhöhen und Lerninhalte gleichzeitig mit anderen Neuronen zu vernetzen und dendritisch zu verstärken.

Die ätherischen Öle dieser Ölmischung helfen auch dabei, den limbischen Teil des Gehirns zu stimulieren, um mit einem heiteren Gemüt, mit Entspanntheit, Ausgeglichenheit und Selbstvertrauen durch das Leben zu gehen. Negative Gefühlspotenziale wie Wut oder Reizbarkeit werden ausgeglichen und durch körperliche, emotionale und geistige Ruhe und Stärke ersetzt. Der spritzige Zitrusduft in der Ölmischung schenkt zudem geistige Frische und Lebensfreude.

Mit der Kraft der Gedanken bauen wir unsere Welt.

Aus der Praxis des Psychotherapeuten:

Menschen kommen zum Therapeuten, um Probleme zu lösen, die sie selbst nicht in den Griff bekommen können. Oft sieht man den Baum vor lauter Wald nicht mehr. Da greift der Psychotherapeut zu einem Ölfläschchen, das dabei hilft, verschüttete und schwer zugängliche Gedankenmuster zu erreichen, zu lösen und mit Herz und gesundem Menschenverstand neu zu entdecken und aufzubauen. Natürlich kann der Therapeut mit wohlmeinenden Worten versuchen, den Klienten sein Problem selbst erkennen zu lassen; aber wenn der Mensch nicht will oder bei aller Mühe keinen Zugang zu seinem tieferen Problem findet, ist der Therapeut machtlos. Anders verhält es sich mit dem »Psychotherapeuten aus dem Fläschchen«. Der braucht keine willentliche Zustimmung, falls der Patient in tiefen Depressionen gefangen ist und selbst gar nicht aktiv zu werden vermag. Es bedarf keiner Überredungskunst, um das Problem gezielt und unfehlbar anzugehen. Der Duft bahnt sich den Weg ganz von selbst und hat die Lösung dabei.

Die Arbeit mit ätherischen Ölen:

Hausverstand vereint die stärkenden Düfte von Goldrute, Limette, Ocotea, Weihrauch und Ylang Ylang zur Unterstützung unserer Denkprozesse. Mit der Kraft des Gedankens zimmern wir unser Leben. Alle unsere bereits erlebten Erfahrungen sind in unseren hundert Billionen Zellen gespeichert und auf Abruf bereit und können ins Gedächtnis zurückgerufen werden. Neue Lerninhalte werden durch Wiederholung auf unseren Genen methyliert. Die Ölmischung wird tief eingeatmet, und fünf Tropfen auf das Herz aufgetragen und eingerieben. Bei empfindlicher Haut wird das Öl auf die Fußsohlen aufgetragen.

Die Ölmischung ***Hausverstand*** unterstützt dich dabei, die richtigen Entscheidungen zu treffen, die dein Leben in wohlgeordnete Bahnen lenken und dir Zufriedenheit und Wohlbefinden schenken können. Vor schwierigen Entscheidungen »frage« deinen Hausverstand – rieche am Fläschchen – und lasse dich »beraten«.

Eine spirituelle Übung:

Willst du den Duft des Öls und die Arbeit an dir selbst in spiritueller Hinsicht vertiefen, so kann die folgende Kontemplation dir helfen, dein Bewusstsein bei einer größeren Erkenntnis und der Verwirklichung deines Selbst zu unterstützen.

Die Macht der Liebe

Wenn du ein Problem hast und einen Einblick oder ein Verständnis wünschst, wie du das Problem lösen kannst, werde still. Fülle dein Herz mit Liebe und stimme den *Ton der Seele* an. *HU* ist ein uralter und heiliger Name für Gott, der die Kraft und die Liebe Gottes birgt. Tauche ein in die größere Kraft, die deinen Menschenverstand übersteigt und dein Herz anhebt. Einsichten werden dir eröffnet, die von den inneren Welten kommen.

»Wenn du Gott Liebe gibst, erkenne einfach, dass Gottes Liebe dir bereits gegeben ist. Du brauchst jetzt nur noch die Liebe Gottes anzunehmen und sie an das Leben zurückzugeben.«*

Die *Vorstellungskraft*, Imagination, ist ein göttliches Attribut, das jedem von uns in die Wiege gelegt wurde. Alles, was wir uns vorstellen können, das können wir in unser Leben bringen, seien es weltliche Dinge, Einsichten oder Geschenke der höchsten Art. Wir selbst wählen, was wir in unserer Vorstellungskraft sehen und manifestieren wollen. Der Verstand und die Sinnesorgane empfangen ihre Kraft zu handeln von der göttlichen Quelle – dem *unendlichen, ewigen Geist*, der wir sind. Das nächste »Seelenöl« weckt unsere Intuition.

* Harold Klemp, How the Inner Master Works

22. »Seelenöl«: Vorstellungskraft Stärke die Kunst, unsichtbare Träume zu sehen

Diese Mischung stärkt den Fokus und stimuliert die kreativen und intuitiven Fähigkeiten und die emotionale Kraft, um Ziele und Träume zu erreichen. Der innerliche Elan und die Unabhängigkeit können neu erweckt und Ängste und emotionale Blockaden bewältigt werden, um für die größere Sichtweise bereit zu sein.

***VORSTELLUNGSKRAFT:* Fichte, Geranie, Lavendel, Orange, Rose und Salbei**

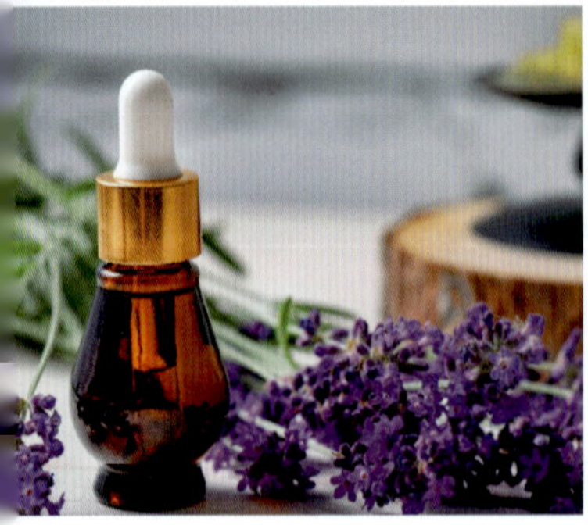

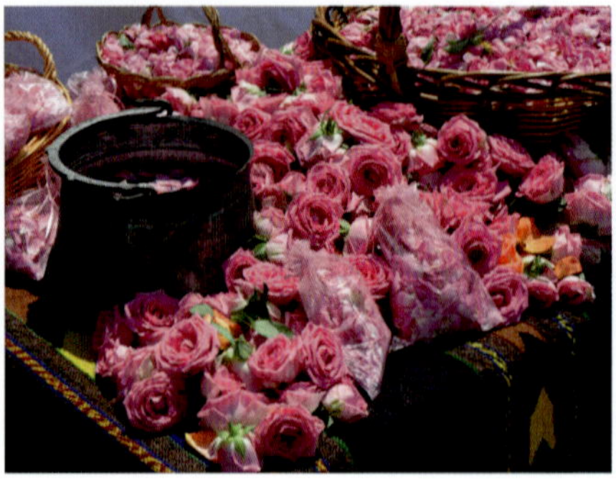

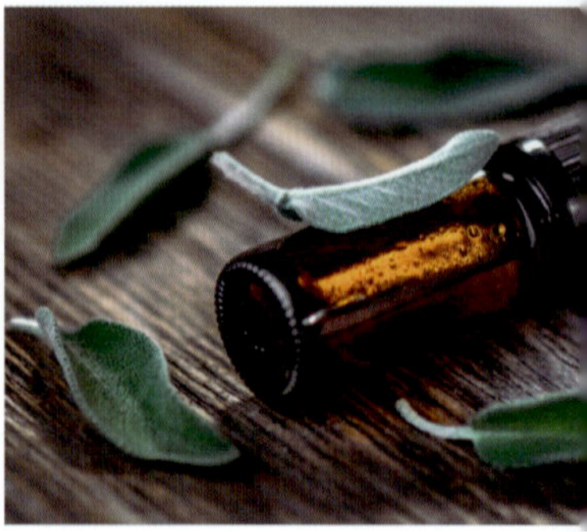

Diese liebliche Ölmischung lockt unsere kreativen Fähigkeiten mit Düften an und lädt zu Visionen ein, die oft größer als unser Verstand sind. Sie bewegt uns zum rechten Handeln. »Die rechte Handlung ist die Handlung, die dem Fortschritt aller Menschen am besten dient.«*

Blumige Düfte öffnen und erweitern den Geist und bringen Freude und Herzensfrieden, damit wir unserer Vorstellungskraft freudig folgen. Auch Konzentration und Fokus werden angeregt, um unser Ziel nicht aus den Augen zu verlieren. Reinigende, heilende Schwingungen vertreiben negative Emotionen und erzeugen eine magnetische Liebesenergie, die uns bis an die Pforten des Himmels führt.

Alles, was wir uns vorstellen können, das können wir in unser Leben bringen.

* Paul Twitchell, Das Shariyat-Ki-Sugmad, Buch 1

Fokus ist die Fähigkeit des Gehirns, auf einem Neuron und dessen Inhalt, samt seiner Vernetzungen mit anderen Neuronen, möglichst lange zu verweilen. Dadurch ist es ihm möglich, noch mehr Inhalte und Vernetzungen über die Methylierung der DNA herzustellen. Das steigert die kreative Fähigkeit, denn bei diesem Prozess werden mehrere Neuronen zusammengeschaltet und miteinander vereinigt. Das lässt die magnetische Kraft anschwellen, was die Neuronen auf eine höhere Schwingungsebene hebt. Die höhere Schwingung wiederum beflügelt die Intuition, um zu weiteren Informationen zu kommen, die noch nicht mit dem Neuron vernetzt sind. Die unbekannte Quelle der Intuition fließt uns zu, wenn wir dafür bereit sind. Es ist die stets sprudelnde, nie versiegende Quelle unseres *unendlichen, ewigen Geistes*, unserer göttlichen Schöpferkraft.

Intuition ist die Schöpferkraft der Seele.

Die Arbeit mit ätherischen Ölen:

Diese Ölmischung vereint die lieblichen Düfte von Fichte, Geranie, Lavendel, Orange, Rose und Salbei, um Intuition und Vorstellungskraft in unserem geistigen Auge zu erwecken und uns zu neuen Abenteuern und Erkenntnissen zu ermutigen. Die Ölmischung wird tief eingeatmet, und fünf Tropfen werden auf das Herz aufgetragen und eingerieben. Bei empfindlicher Haut wird das Öl auf die Fußsohlen aufgetragen.

Mit der Ölmischung ***Vorstellungskraft*** gewappnet, gehst du mit Kreativität und Einfallsreichtum an die Arbeit, dein Leben nach deinen eigenen Wünschen und Bedürfnissen einzurichten. Die Düfte verleihen dir ein Vertrauen in die Zukunft und die Kraft, deine Träume mit Klarheit und Weitblick zu sehen und zu verwirklichen. Immer, wenn du an deinen Zielen arbeitest, verreibe einen Tropfen in deinen Handflächen und atme den Duft tief ein.

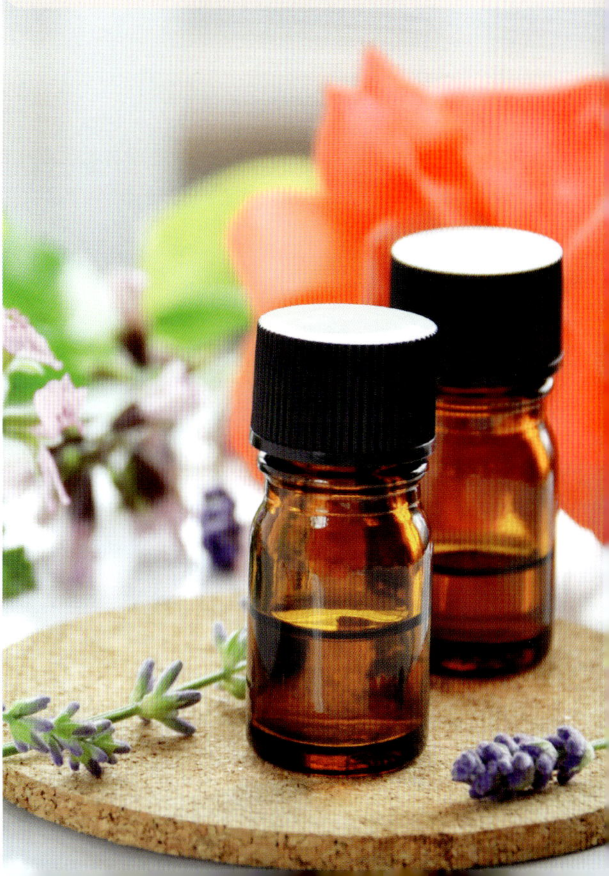

Eine spirituelle Übung:

Willst du den Duft des Öls und die Arbeit an dir selbst in spiritueller Hinsicht vertiefen, so kann die folgende Übung dir helfen, die Tore deiner Intuition und Imagination weit zu öffnen.

*»Die Seele, ein Teil Gottes, ist mit dem Geschenk der kreativen Vorstellungskraft gesegnet, die für jedes Problem eine Lösung findet.«**

Der singende Quell des Lebens

Wo der einsame, klare Gebirgsbach entspringt, da sprudelt deine geheime Quelle der Kraft. Nur dir ist dein Kraftplatz bekannt. Schaue dich um und visualisiere, wie schön und still es hier oben in der Einsamkeit ist. Goldene Sonnenstrahlen wärmen dich, und das leise Plätschern der Quelle singt ein liebliches *Lied*, das sanft in die Landschaft gewoben ist. Blätter rascheln verspielt im Wind. Das Zirpen der Grillen stimmt in den Gesang mit ein; und du fühlst, wie dein Herz sich mit Licht und Liebe füllt, während du dem *Liebeslied der Schöpfung* lauschst.

»Das Wasser des Lebens«, denkst du dankbar. Du schließt deine Augen und spürst, wie du sanft auf eine Reise mit dem Wasser mitgenommen wirst. Erst plätschert das Rinnsal über Steine lustig dahin, doch du fühlst, dass es an Kraft und Stärke gewinnt. Schon geht es behände den Gebirgshang hinunter. In einem Becken sammelt und staut sich das Wasser, das gewaltig an Kraft gewonnen hat. Jetzt stürzt es mit donnerndem Getöse über einen Felsabhang in die Tiefe. Jeder Tropfen scheint vor Lust und Freude an diesem Schauspiel hell aufzulachen und die abenteuerliche Reise zu genießen.

Dann sammeln sich Bächlein zu Bächlein und Fluss zu Fluss, und es wird daraus ein träger Strom, der gemächlich durch die Landschaft zieht. Nach vielen tausenden Kilometern, einer Zeitspanne, die wie eine Ewigkeit erscheint, öffnet sich der Strom und vereinigt sich mit dem unendlichen Meer. *»Der Ozean der Liebe«*, weißt du intuitiv. Du fühlst, du bist angekommen und wirst eins mit dem Ursprung des Lebens. Verweile nun am *Pulsschlag der Liebe* so lange du willst.

»Die Liebe ist das Band, das die Welt zusammenhält.« Warme Liebe für unsere Liebsten und unpersönliche Liebe für alle anderen, so stabilisiert und erdet Liebe uns, um die Aufgaben unseres Lebens treu zu erfüllen.

* Harold Klemp, Die Sprache der Seele

23. »Seelenöl«: Erdung
Sei geerdet, selbst im größten Sturm

Diese Ölmischung schafft ein Gefühl von Standfestigkeit und Ausgeglichenheit. Es stabilisiert und erdet, sodass der Mensch besser und zielgerichteter mit seiner Realität umgehen kann. Doch Menschen, die emotional stark verletzt wurden, neigen oft zur Verdrängung der Erlebnisse und Vermeidung von wichtigen Entschlüssen. In solchen Momenten treffen sie gewöhnlich unkluge Entscheidungen, unter denen sie selbst und letztlich auch ihre Beziehungen und der Beruf leiden können. Sie trachten mit diesem Verhalten ihren verletzten Gefühlen zu entkommen, weil sie nicht wissen, wie sie sonst mit ihnen umgehen sollen.

***ERDUNG:* Angelika, Fichte, Kiefer, Tanne, Wacholder, Ylang Ylang und Zeder**

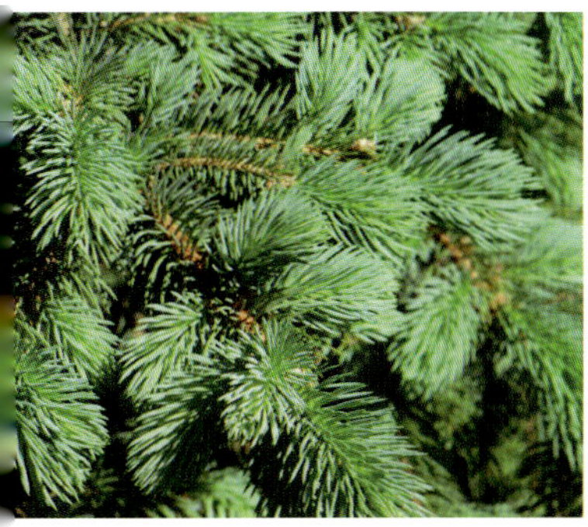

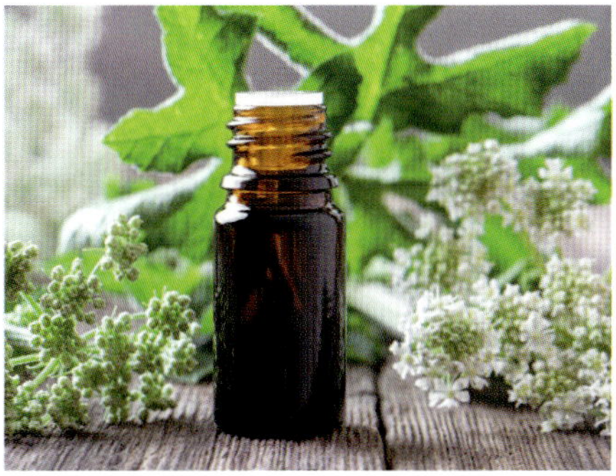

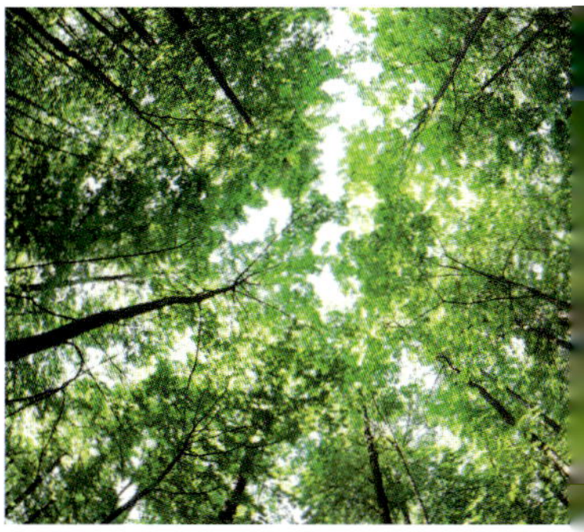

Diese Mischung aus erdenden Baumölen mit einem Hauch von Blütenduft lässt unsere Füße stark und standfest in der Erde verwurzelt im Leben stehen, während unser Haupt (unser *Geist*) im Himmel weilt. Nur wenn der Mensch anfängt, seine Aufmerksamkeit den größeren Dingen zuzuwenden und seinen Blick himmelwärts zu richten, beginnt für ihn ein neues, unbekanntes und glücklicheres Leben. Gleichzeitig darf er sich aber nicht von seinen weltlichen Pflichten zurückziehen und seine Mitmenschen vergessen, die auf seine Hilfe angewiesen sind.

So schafft diese Ölmischung ***Erdung*** ein Gefühl von Solidarität und Balance. Sie schenkt Verankerung und Standfestigkeit, um besser und zielgerichteter mit der Realität umgehen zu können. Der Duft energetisiert und stärkt den Körper mit seinen hilfreichen Wirkstoffen und gibt uns, besonders nach traumatischen Erlebnissen, ein positives Lebensgefühl zurück, das Freude und Frieden schenkt. Eine starke Haltung der Verbundenheit keimt auf. Wir rücken näher zusammen, arbeiten miteinander und unterstützen uns gegenseitig mit gemeinsamen Ideen, Aktivitäten und Zielen.

Wenn Krankheit uns den Boden unter den Füßen wegzieht

Greta saß im Publikum und lauschte der Erzählung einer Frau, die bescheiden und zurückhaltend wirkte, doch ihr ganzes Wesen strahlte Zuversicht und Stärke aus. Ihre Geschichte berührte das Herz.

»Im August 2010 wurde bei mir ein Gehirntumor diagnostiziert (Astrozytom Grad II). Ich entschied mich für einen ganzheitlichen Heilungsweg und vermied eine Chemotherapie. Unter der Anleitung und Aufsicht eines ganzheitlichen Therapeuten änderte ich meine Ernährung, begann mit der Einnahme von immunstärkenden Nahrungsergänzungsmitteln und verwendete zusätzlich ätherische Öle. Ich war, gelinde gesagt, skeptisch gegenüber duftenden Ölen, aber bereit, alles zu versuchen.

Krebs ist eine ausgeprägte genomweite Untermethylierung. Ätherische Öle sind geniale Methylspender.

Ich erhielt eine besondere Massage mit verschiedenen ätherischen Ölen, die sich wie Regentropfen auf meinem Rücken anfühlten. Diese Massage führte erstaunlicherweise zu einer starken Reinigung, sowohl physisch als auch emotional. Einige Stunden nach der Massage begann ich, über eine Stunde lang zu weinen. Ich hielt das für eine gute Sache, da ich nie die Gelegenheit hatte, den Tod meines Vaters zu betrauern, der eine Woche nach meiner Diagnose von uns gegangen war.

Mein Therapeut und ich verfolgten den Fortschritt des Krebses mittels Bluttests. Bis zu jenem Zeitpunkt lagen meine Ergebnisse alle im Krebsbereich. Doch eine Woche nach dieser besonderen Massage lag mein Testergebnis wieder im normalen Bereich. Normal ist alles unter 100 – und mein Ergebnis war 15! Der Tumor war nicht weggegangen, aber ich hatte ihn ›deaktiviert‹.

Zwar ist der Tumor immer noch vorhanden, aber er ist seit dreieinhalb Jahren nicht mehr gewachsen, und ich fühle mich stärker und gesünder als je zuvor. Oh, und ich werde selten krank, selbst wenn böse Viren meine Familie und Freunde heimsuchen. Die Umstellung auf gesunde Ernährung hat mein Immunsystem gestärkt.

Die ätherischen Öle haben meine Reise mit dieser Krankheit auf körperlicher, emotionaler und geistiger Ebene bereichert. Ich benutze die Ölmischungen *Aufgeben*, *Erwachen* und *Erdung* für die tägliche Meditation. Ich trage diese drei Mischungen auf Stirn, Nacken und den Hirnstamm auf. Ich verwende Weihrauch im Gesicht und habe keine Krähenfüße mehr. Ich nehme Zitronenöl in heißem Wasser zu mir und verwende verdauungsfördernde Öle wie Fenchel, Anis oder Pfefferminze täglich in einer Kapsel, um meine Verdauung zu unterstützen, von der ich weiß, dass sie mit der Existenz des Tumors zusammenhängt. Es geht mir immer besser, und ich bin unendlich dankbar, diese hochwirksamen ätherischen Öle gefunden zu haben.«

Aus der therapeutischen Praxis:

In der ganzheitlichen Therapie sind Berichte wie dieser nichts Seltenes. Krebs ist eine akute Untermethylierung der Gene. Wird also die Zufuhr von Methylgruppen massiv gesteigert, kann der Körper seine Balance wiederfinden. Methylgruppen werden zugeführt durch das Essen von reichlich frischem Obst und Gemüse (Chlorophyll) und die Anwendung ätherischer Öle, die durch Dampfdestillation hochkonzentriert und daher noch um ein Vielfaches wirksamer als frische oder getrocknete Kräuter sind.

Die Ölmischung *Erdung* ist überdies eine wunderbare Hilfe für die Trauerarbeit. Wenn man das körperliche Gefühl der Trauer nicht loswerden kann und in einem Meer von Tränen versinkt, lösen die ätherischen Öle dieser Ölmischung den Druck auf den Genen liebevoll auf und bringen Befreiung. Nach und nach wird die Heftigkeit des Schmerzes gemildert und eine begütigende, gefestigte Ruhe tritt ein. Die gespeicherten Emotionen lösen sich auf, fließen ab und bringen ein geprüftes Herz wieder in eine ruhige, geerdete Herzensstimmung.

Die Arbeit mit ätherischen Ölen:

Erdung vereint die erdenden Düfte von Angelika, Fichte, Kiefer, Tanne, Wacholder, Ylang Ylang und Zeder, um stark, geerdet und mit dem Leben in Einklang zu stehen. Die Ölmischung wird tief eingeatmet, und fünf Tropfen werden auf das Herz aufgetragen und eingerieben. Bei empfindlicher Haut wird das Öl auf die Fußsohlen aufgetragen.

Die Ölmischung ***Erdung*** will Stabilität und Klarheit in dein Leben bringen. Das warme Aroma der *Erdung* kann eine Atmosphäre schaffen, die Selbstfindung und ein gesteigertes Selbstbewusstsein fördert. Vernebele den Duft. Trage das Öl auf die Fußsohlen auf und beobachte, was geschieht.

Eine spirituelle Übung:

Willst du den Duft des Öls und die Arbeit an dir selbst in spiritueller Hinsicht vertiefen, so kann die folgende Übung dir helfen, fest verwurzelt im Leben zu stehen und dein Haupt in lichte Höhen zu erheben.

Die tausendjährige Eiche

Draußen im Wald, nur dir bekannt, steht eine uralte Eiche. Immer, wenn du Kraft und Stärke brauchst und fühlst, der Wind der Veränderung weht dich dorthin und dahin, komme zu deiner Eiche und hole dir Kraft. Schließe die Augen und lausche dem Rauschen des Windes in der Baumkrone. Es ist wie ein *Liebeslied*, das, vom Herzen des *Höchsten* ausgehend, durch Zeit und Ewigkeit singt und dir zuraunt: »Vergiss deine Sorgen in den Armen meiner Liebe. Ruhe aus.« Die Kraft dieser tausendjährigen Eiche birgt das Versprechen von Schutz und Geborgenheit. Sie vermittelt Standfestigkeit und Stärke.

Genieße die erholsame Ruhe so lange, bis du dich stark, kräftig und geerdet fühlst, um deinen Lebensweg mutig fortzusetzen. Dann gehe in deinen Alltag zurück, wohl wissend, dass du jederzeit wiederkommen kannst, um dich mit dem Himmel und der Erde zu »verbinden«, also in Einklang zu bringen.

Wie oft begnügen wir uns mit Mittelmäßigkeit. Aus Angst vor dem Neuen, Unbekannten verdrängen wir unsere Abenteuerlust und verschließen die Augen vor einer unsicheren Zukunft. Wir opfern unser Potenzial, verleugnen unsere Talente und untergraben den Erfolg. Das 24. »Seelenöl« nimmt uns an die Hand und zeigt uns eine Zukunft, in der unsere kühnsten Träume Realität geworden sind. Wenn wir uns eine erfolgreiche Zukunft wünschen, müssen wir sie heute groß und erfolgreich sehen; denn was wir heute denken, wird unsere Zukunft von Morgen sein.

24. »Seelenöl«: Zukunftsblick
Erwarte heute das Beste

Diese Ölmischung hilft dabei, die Vergangenheit zurückzulassen, um mit neuen Visionen und mit Begeisterung in die Zukunft zu blicken. Viel zu oft schöpfen wir aus Angst vor dem Unbekannten unser eigenes Potenzial zu wenig aus und treiben mit der trägen Masse im Strom. Diese Ölmischung soll uns zu klaren Zielsetzungen und zu Pionierarbeit inspirieren. Sie erzeugt in uns ein starkes Gefühl, das eigene Potenzial auch wirklich ausschöpfen zu können.

***ZUKUNFTSBLICK:* Blaufichte, Jasmin, Muskatellersalbei, Orange, Wacholder, Weißer Lotus, Weißtanne, Ylang Ylang und Zedernholz**

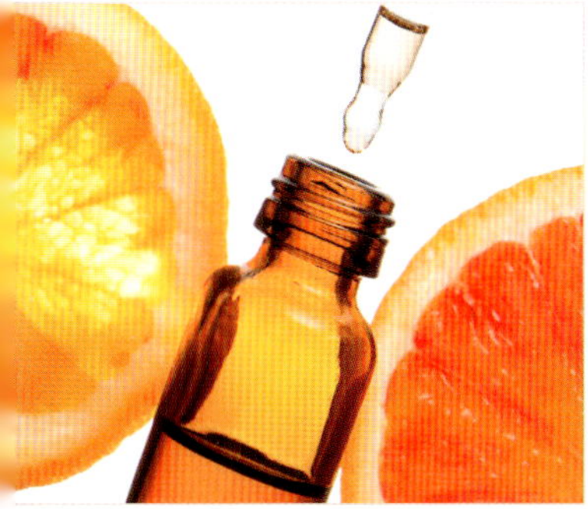

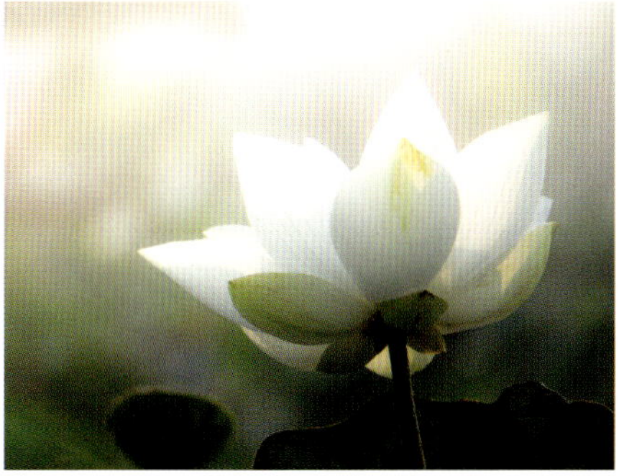

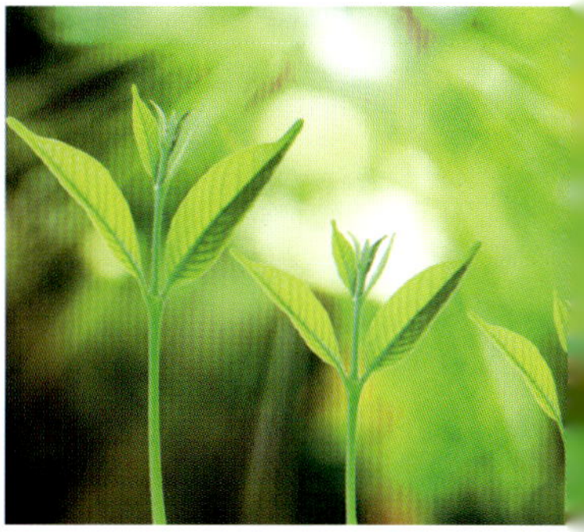

Die Vergangenheit mit all ihren guten und schlechten Facetten liegt verblasst hinter uns. Wir wenden unseren ***Blick in die Zukunft*** und planen voraus, welche Zukunft wir erleben wollen.

Unsere heutigen Gedanken sagen unsere Zukunft voraus.

Dazu inspirieren die herrlichen ätherischen Öle dieses »Seelenöls« ***Zukunftsblick***. Sie fördern Entspannung und Ausgeglichenheit und schaffen ein Gefühl des Vertrauens, der Erdung und Stärke. Mit einem Hauch von betörendem Blütenduft öffnen sie, wie mit einem goldenen Schlüssel, die Blockaden der Vergangenheit, um uns ein Gefühl von Liebe, tiefem Frieden und Trost zu schenken und zugleich Mut und Unternehmungsgeist zu wecken.

Jetzt hängt der Verstand nicht mehr an längst vergangenen negativen Erinnerungen, die früher in den Katakomben der Verdrängung festsaßen. Durch das Lösen der Methylgruppen sind die Neuronen nun frei von Falschprogrammierungen. Alte Feindschaften, trübe Ahnungen und schmerzhafte Erlebnisse haben in unseren Zellen Frieden gefunden. Neue Methylgruppen, die unseren eigenen Bedürfnissen und Wünschen entsprechen, wurden gesetzt und in das Genom einprogrammiert. Wir werden auch in Zukunft Rückschläge, Hiobsbotschaften und Kummer erfahren, doch jetzt stehen wir über den Dingen. Wir nehmen die Zukunft bewusst und dankbar an und haben gelernt, mit dem Strom unseres Lebens zu schwimmen, nicht dagegen.

Die freigewordene Energie zeigt sich in der Freude am Schaffen und in einer dankbaren Begeisterung für das Geschenk des Lebens. Ab dieser Phase reißt die Begeisterung nicht oder nur noch selten ab, da alle unsere Zukunftspläne und erklärten Ziele aus dem eigenen Bedürfnis heraus geschehen, die unser Geist manifestieren will. Wir haben unser Ziel klar vor Augen.

Die Arbeit mit ätherischen Ölen:

Zukunftsblick vereint die vorwärts strebenden Düfte von Blaufichte, Jasmin, Muskatellersalbei, Orange, Wacholder, Weißer Lotus, Weißtanne, Ylang Ylang und Zedernholz. Mit dem Fokus zielsicher auf ein Zukunftsprojekt gerichtet, streben wir unbeirrt der Vollendung entgegen – dabei unterstützen die ätherischen Öle. Die Ölmischung wird tief eingeatmet, und fünf Tropfen werden auf das Herz aufgetragen und eingerieben. Bei empfindlicher Haut wird das Öl auf die Fußsohlen aufgetragen.

Die Ölmischung ***Zukunftsblick*** ist eine inspirierende Duftmischung, die dich auf deinem Lebensweg, deinen Träumen und Zielen entgegen, begleitet. Mit der Kraft dieser ätherischen Öle gestärkt, gehst du zuversichtlich und zielsicher in deine Zukunft, ohne dich von deiner Vergangenheit ablenken oder behindern zu lassen.

Eine spirituelle Übung:

Willst du den Duft des Öls und die Arbeit an dir selbst in spiritueller Hinsicht vertiefen, so kann die folgende Übung dir helfen, deinen Herzenswunsch zu erkennen und zielsicher darauf zuzugehen.

Ein kostbares Geschenk, das deine Zukunft verändert

Der Herzschlag unserer Mutter ist einer der ersten Klänge, die wir in dieser Welt hören. Dann kommt ihre Stimme. Wenn sie ein Schlafliedchen singt, ist die Melodie ein Träger für die Liebe zu ihrem Kind. In ähnlicher Weise ist *HU*, der *Ton der Seele*, ein Träger der Liebe zwischen dir und Gott.

»Im gesamten Himmel und auf Erden ist kein Name mächtiger als HU. Es kann das betrübte Herz in einen Tempel des Trostes anheben. Ein Weggefährte in Schwierigkeiten, ist es gleichermaßen ein Freund in Zeiten des Wohlergehens. Und ist das weiter verwunderlich, ist doch das HU das kostbarste Geschenk Gottes an die Seele.«*

Das »*Feuer*«, das uns antreibt, unseren Lebensplan zu erfüllen, wird von der Energie des *unendlichen, ewigen Geistes* in uns entfacht. Am Herzen des *Allerhöchsten* genährt, gibt diese Begeisterung für unsere Lebensaufgabe unseren Ideen und Vorhaben Schwung und Strahlkraft. Sie versetzt das gesamte Universum in Schwingung und erhebt sich von den Tiefen der Schöpfung bis in die höchsten Himmel. Das 25. »Seelenöl« unterstützt uns dabei.

* Harold Klemp, HU, The Most Beautiful Prayer (HU, das schönste Gebet)

25. »Seelenöl«: Leidenschaft
Lebe mit Leidenschaft, um Großes zu erreichen

Diese Mischung entzündet das Feuer des Lebens und steigert die innere Energie und den Antrieb mit einer Kombination von ätherischen Ölen, die dazu dienen, Menschen wieder zu einer positiven Ausstrahlung, zur vollen Schöpferkraft und damit zum Ziel ihrer Bestimmung zu verhelfen.

***LEIDENSCHAFT:* Fichte, Limette, Muskat, Orange, Pfefferminze, Sandelholz, Weihrauch und Ylang Ylang**

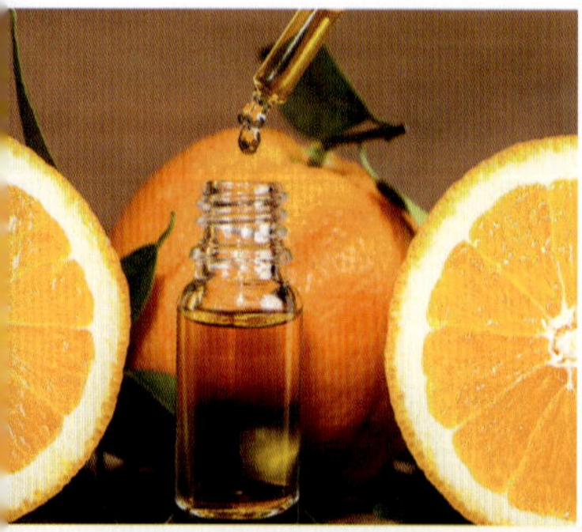

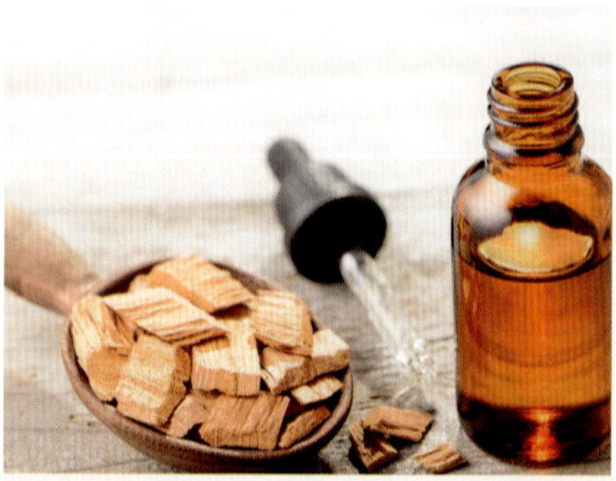

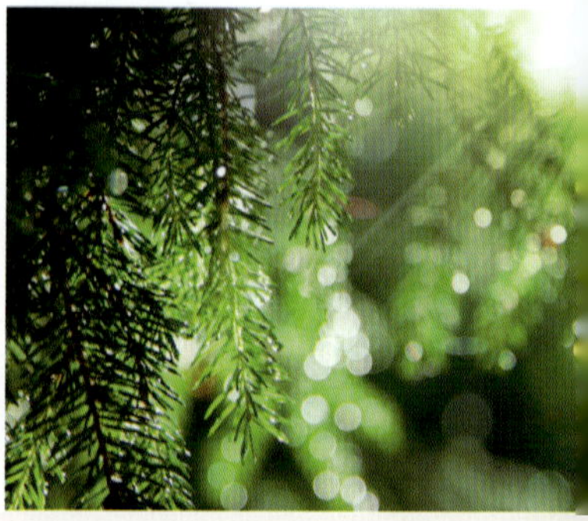

Als unendlicher, ewiger Geist haben wir unendlich viel Energie.

Ätherische Öle sind Energie-Sammelpunkte – wie Tankstellen – die wir bei Bedarf anzapfen können. So steuern Öle dieser Mischung ***Leidenschaft*** Wirkstoffe bei, die das Zentrum der Gefühle im Gehirn anregen, um Lebenslust und gesteigerte Energie zu erzeugen. Sie unterstützen uns dabei, unsere Lebensaufgabe getreu auszuführen. Mit verbesserter Konzentration und geschärftem Fokus helfen uns ätherische Öle auch dabei, unser Ziel konsequent zu verfolgen. Sie erden, stärken das emotionale und mentale Gleichgewicht und geben

Kraft in Zeiten von Unsicherheit, Rückschlägen und Anfeindungen von außen. Auch fördern sie Sanftmut, damit wir nicht im Feuereifer mit dem Kopf durch die Wand gehen. Liebliche Blütendüfte fächeln uns Gefühle von Vertrauen und Stärke zu und leiten unser Bewusstsein an, nach Höherem zu greifen.

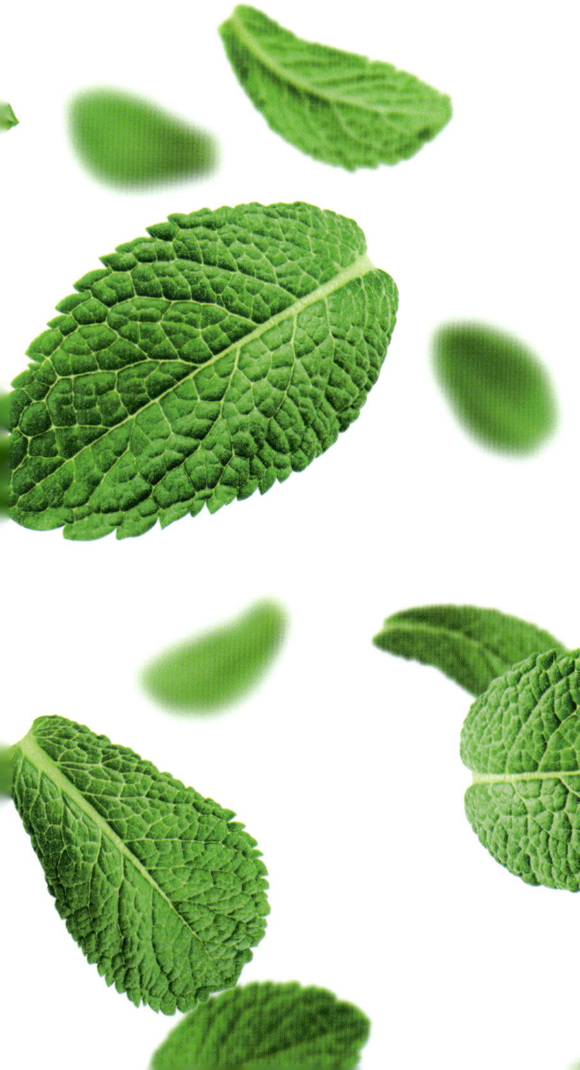

Die Arbeit mit ätherischen Ölen:

Leidenschaft vereint die starken Düfte von Fichte, Limette, Muskat, Orange, Pfefferminze, Sandelholz, Weihrauch und Ylang Ylang. Das *Feuer der Liebe* treibt uns an, unsere Lebensaufgabe zu finden und zu erfüllen. Ätherische Öle sind ein Ausdruck göttlicher Liebe. Jedes Atom strebt danach, die Aufgabe zu erfüllen, für die es geschaffen wurde. Ätherische Öle sind ein wunderbares Beispiel dafür, mit Leidenschaft für das Leben zu leben und ihm zu dienen. Die Ölmischung wird tief eingeatmet, und fünf Tropfen werden auf das Herz aufgetragen und eingerieben. Bei empfindlicher Haut wird das Öl auf die Fußsohlen aufgetragen.

Schreite mit dieser beschwingten süßen Ölmischung ***Leidenschaft*** optimistisch und mit Freude voran, deiner Bestimmung entgegen. Atme den Duft tief ein. Trage das Öl auf das Herz-Chakra und auf die Handgelenke auf. Ob du nun duftend und voll Elan durch den Tag gehst oder dich abends zu Gebet oder Meditation zurückziehst, diese Öle wollen deine Leidenschaft für das Leben entfachen.

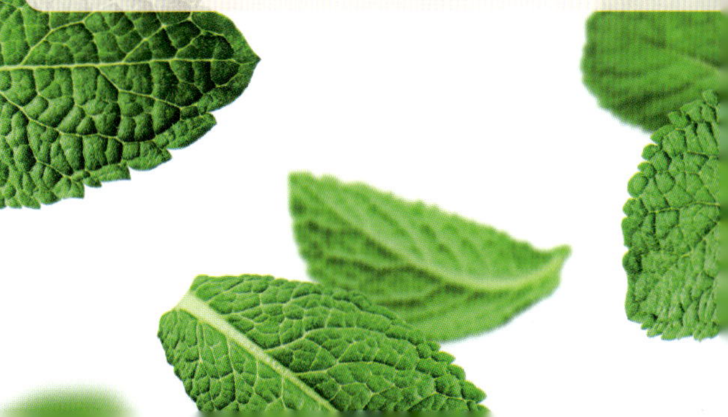

Eine spirituelle Übung:

Willst du den Duft des Öls und die Arbeit an dir selbst in spiritueller Hinsicht vertiefen, so kann die folgende Übung dir helfen, das *Feuer der Liebe* in deinem Herzen zu einem lodernden Brand zu entfachen. Es ist dasselbe *heilige Feuer,* das im Herzen Gottes brennt. Es ist dein sehnlichster Wunsch – oft unbewusst – mit dem *lebendigen Feuer der Liebe* wieder vereint zu werden.

Der Diamant aus Meisterhand

Stelle dir einen riesengroßen Diamanten vor. Sein kunstvoller Schliff, seine Strahlkraft und atemberaubende Schönheit halten dich in seinem Bann. Diese vollendete Arbeit stammt aus Meisterhand! Jetzt halte dieses kostbare Juwel ans Licht. Der Edelstein wird auf einmal lebendig. Er beginnt, in schillernden Regenbogenfarben zu tanzen und zu leuchten und sendet ringsum Lichtpfeile aus, die wie ein nächtliches Feuerwerk glitzern und glänzen und die Welt erhellen.

Bis Kohlenstoff sich zu einem erlesenen Diamanten transformiert, braucht es Jahrmillionen. DU bist dieser Diamant, der das *göttliche Feuer* in sich trägt. Für eine unendlich lange Zeit bist du im dunklen Berg herangereift, von dunkler Materie zu hellem Licht; und ebenso lange hat es gebraucht, bis du dich in deiner vollen Schönheit wiederfindest. Nun erkennst du dich als einen kostbaren Edelstein. Das *Feuer deiner Liebe* spiegelt sich in allen Facetten wider und bringt den Diamanten, DICH, zum Strahlen. Dein Herz singt den einen *Ton* aus dem Orchester Gottes, der DU bist.

Was ist deine Bestimmung? Finde und baue dein eigenes Selbst auf und erkenne, wer du wirklich bist. »Der Himmel existiert in allen Menschen, und alle Menschen haben Zugang zu ihm.«*

* Paul Twitchell, Das Shariyat-Ki-Sugmad, Buch 1

26. »Seelenöl«: Hingabe Lebe deine Bestimmung mit Freude

Diese Mischung stimuliert das Hormonsystem, einen größeren Energiefluss auf die rechte Hemisphäre des Gehirns zu lenken. Dadurch wird Kreativität, Motivation und Fokus aktiviert. Das hilft uns, so lange unserem Handeln Sinn beizumessen und unsere Wünsche und die reine Absicht zu verstärken, bis sie Wirklichkeit geworden sind.

HINGABE: **Bergamotte, Geranie, Ingwer, Koriander, Muskat, Patschuli, Salbei, Sandelholz, Ylang Ylang und Zimtrinde**

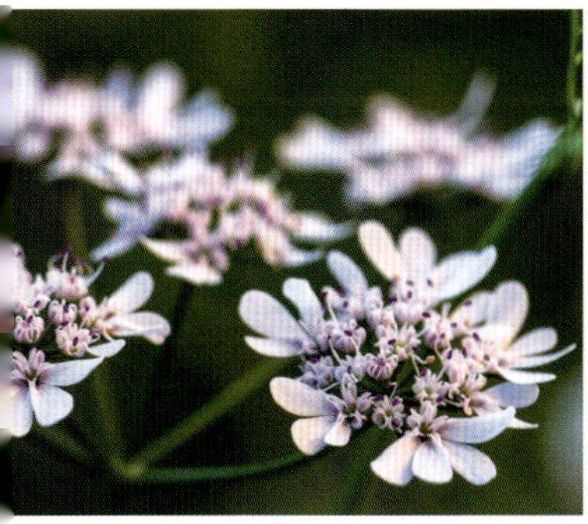

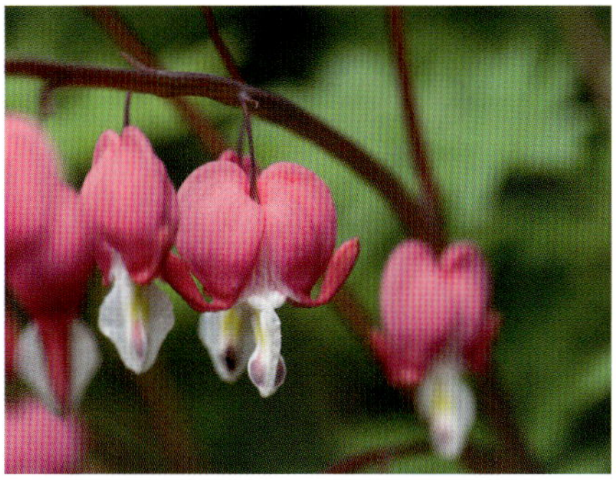

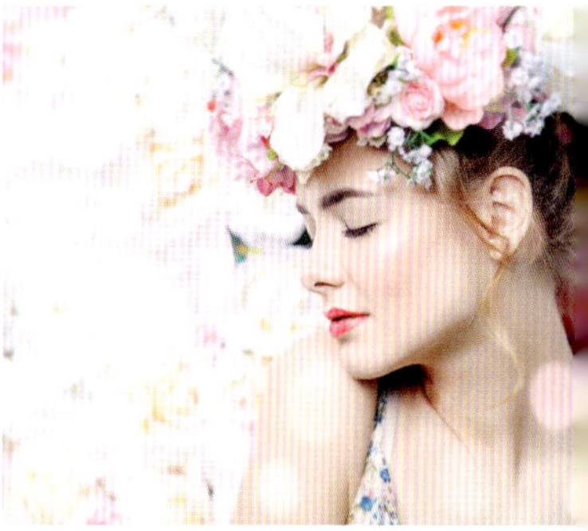

Unser Gehirn ist so eingerichtet, dass eine gewisse Arbeitsteilung zwischen linker und rechter Gehirnhälfte stattfindet – zwischen logischem Denken und der Gefühlswelt. Die Informationsspeicher der linken Hälfte können bei dementsprechender Verbindung mit der rechten Gehirnhälfte in eine einheitliche Schwingung gebracht werden. Dadurch entsteht eine Einheitsintelligenz höchsten Ausmaßes. Ätherische Öle bewerkstelligen mit ihren sehr hohen Schwingungen, dass nicht nur negative Zellprogrammierungen beseitigt werden und korrekte Urprogramme wieder aufgesetzt und in das Genom eingespielt werden; sie stärken auch unsere Vitalität, stellen ein Gleichgewicht her, wirken erdend und stabilisieren unsere Gefühlswelt. Sie entspannen unsere

Gedanken, beruhigen gestresste Nerven und richten uns auf, wenn wir von der Last des Lebens niedergedrückt und müde werden. Sie flößen uns Vertrauen ein und entzünden Glücksgefühle, wenn wir Erfolge erzielen und unserer Bestimmung treu bleiben.

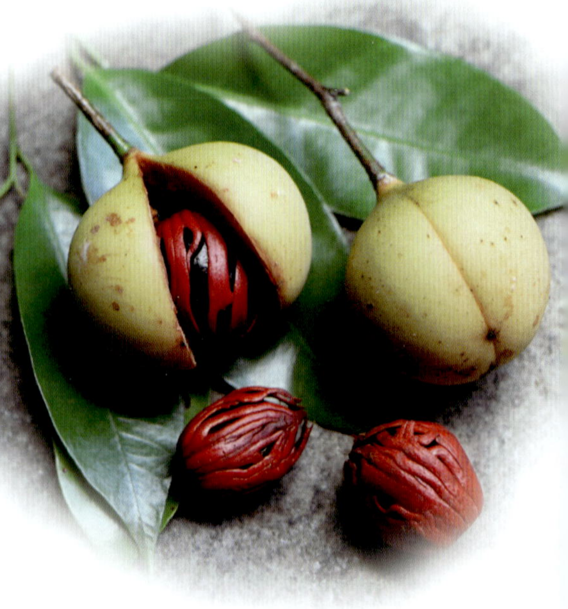

Lebe deine Bestimmung!

Die Arbeit mit ätherischen Ölen:

Hingabe vereint die einzigartigen Düfte von Bergamotte, Geranie, Ingwer, Koriander, Muskat, Patschuli, Salbei, Sandelholz, Ylang Ylang und Zimtrinde. Betrachte deine Talente durch das Vergrößerungsglas der Liebe und folge deiner Bestimmung. Die Ölmischung wird tief eingeatmet, und fünf Tropfen werden auf das Herz aufgetragen und eingerieben. Bei empfindlicher Haut wird das Öl auf die Fußsohlen aufgetragen.

Diese erfrischend duftende Ölmischung ***Hingabe*** lässt dich nach deiner Bestimmung verlangen. Mit Kreativität, Konzentration und Tatendrang ergreifst du die Initiative und gehst deiner Bestimmung entgegen. Das blumig duftende, würzig erdende Aroma schenkt Fokus und Ausdauer, um dich auf deinem *Weg zum Glück* zu unterstützen. Atme den Duft tief ein, während du dich auf dein Lebensziel besinnst.

Eine spirituelle Übung:

Willst du den Duft des Öls und die Arbeit an dir selbst in spiritueller Hinsicht vertiefen, so kann die folgende Übung dir helfen, dich im Brennglas der Liebe tiefer zu erblicken.

Das Brennglas der Liebe

Ein Brennglas ist eine Sammellinse zur Feuerentzündung. Betrachte dich und dein Leben heute durch dieses Brennglas. Fülle dein Herz mit Liebe und Dankbarkeit für dein Leben. Du bist der Herr deines Lebens. Niemand, kein Mensch und auch kein Engel, kann dich auch nur einen Zentimeter von dem Fleck fortbewegen, auf dem du jetzt stehst, wenn du nicht mitmachst. Es ist gegen das spirituelle Gesetz, den Freiraum eines anderen zu verletzen, also ihn zu drängen oder zu zwingen. Du, *göttlicher Geist*, hast den freien Willen.

Blicke nun durch das Brennglas und betrachte dein Leben. Finde einen Bereich, der nach den höchsten Prinzipien ausgerichtet ist und den du verstärken willst. Je länger du diesen Lebensbereich betrachtest, desto wärmer wird seine Energie. Bald wird sie heiß – und schließlich glühend. Du fühlst die Glückseligkeit, die mit der Erfüllung deiner Bestimmung einhergeht. Schalte die Hitze noch eine Stufe höher, bis du selbst vor Liebe zu deiner Bestimmung brennst. Fühle die Freude und Hingabe. Das Feuer ist heiß, doch die Hitze legt gleichzeitig einen schützenden, kühlen Mantel um deine Schultern. Du brennst mit dem Feuer der Begeisterung. Lebe deine Bestimmung!

Weisheit ist das Ziel eines langen, lehrreichen Lebens. »*Wenn der göttliche Geist durch die Welten von seinem Urquell im Zentrum aller Schöpfung, weit jenseits dieser Erdenwelt, herabfließt, braucht er Verteiler*«* und arbeitet durch Menschen.

* Paul Twitchell, Die Flöte Gottes, Kapitel 7

27. »Seelenöl«: Weisheit Bringe deine Gedanken zur Ruhe und schaue ins Licht

*Diese Ölmischung, **Weisheit**, fördert Gefühle der Ehrfurcht und des spirituellen Bewusstseins. Die Kraft der ätherischen Öle beginnt das unbewusste Selbst zu öffnen. Dieses Öl wird von vielen als Geschenk betrachtet und verbessert das emotionale Gleichgewicht, da es beruhigt und das Herz jubeln lässt.*

***WEISHEIT:* Myrrhe, Sandelholz, Schwarzfichte, Wacholder und Weihrauch**

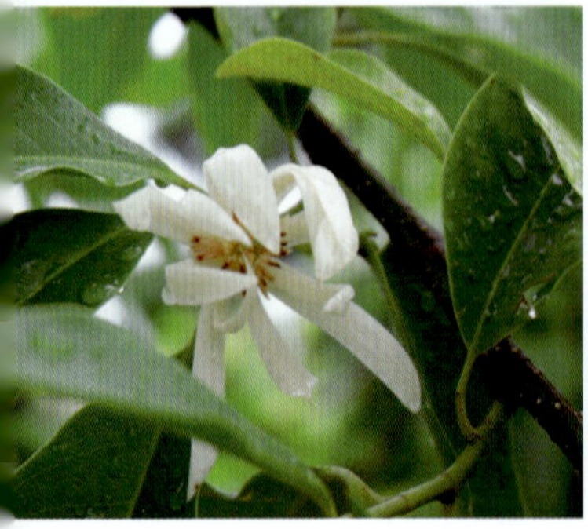

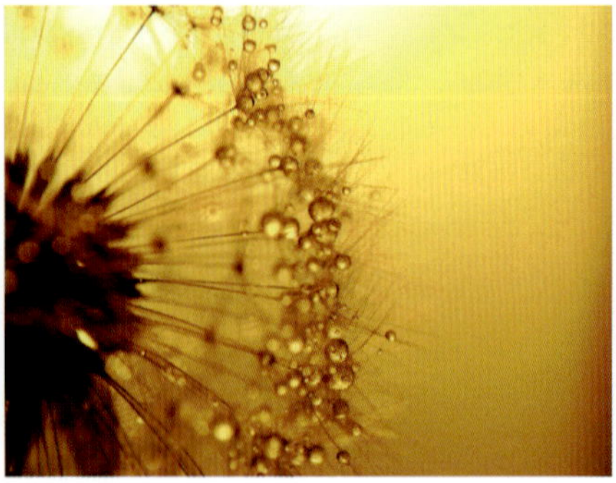

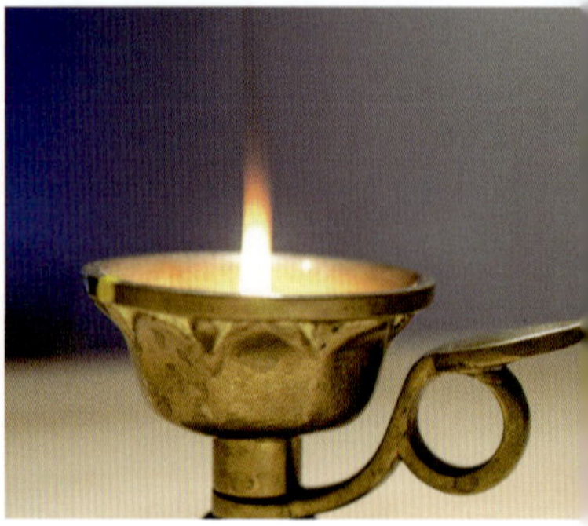

Haben wir das Problem der Fremdbestimmung gelöst, so steht uns nun das Wissen der gesamten Schöpfung offen. Wir können die Matrix des Universums anzapfen, die, so wie auch in unseren körperlichen Genen, alle Informationen über die Schöpfung gespeichert hält. Wissen und Erfahrung geben uns Menschen die Macht, in Weisheit neue Dinge hervorzubringen.

Diese Ölmischung ruft mit ihren innewohnenden Wirkstoffen Gefühle von Frieden und Liebe hervor und erweitert das Bewusstsein. Sie sorgt für Ausgeglichenheit und Erdung und lässt das erhabene Gefühl zu, als »weiser Mann« oder als »weise Frau« auf dem Weg durch die Zeit unterwegs zu sein. Begleitet von dem Segen des Himmels, geht der Mensch seinen Verpflichtungen nach und streut den Samen der *Liebe* auf seinen Weg. Mit der Zeit werden die Samen aufgehen und reife Früchte hervorbringen.

Die Arbeit mit ätherischen Ölen:

Weisheit vereint die ehrwürdigen Düfte von Myrrhe, Sandelholz, Schwarzfichte, Wacholder und Weihrauch in einer Ölbasis. Weisheit ist Losgelöstheit.

*»Losgelöstheit heißt, dem Spiel des Lebens zuzuschauen – zu weinen, wenn wir müssen, zu lachen, wenn wir können – aber immer das Leben vom Standpunkt der Seele aus zu sehen und zu wissen, dass auch dies vorübergehen wird.«**

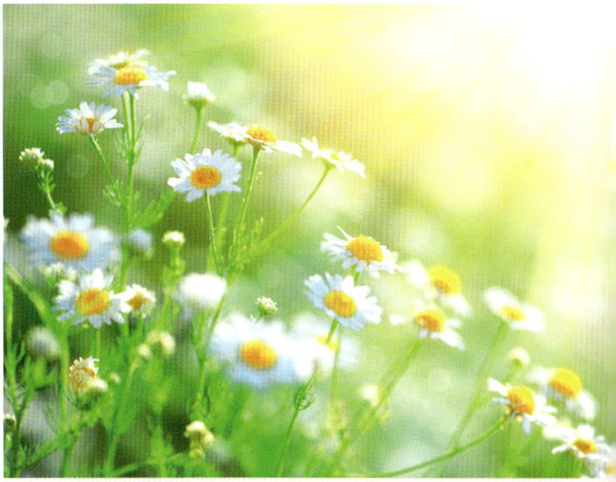

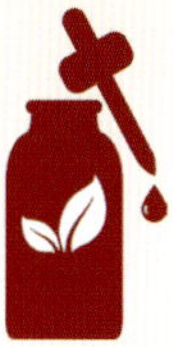

Die Ölmischung wird tief eingeatmet, und fünf Tropfen werden auf das Herz aufgetragen und eingerieben. Bei empfindlicher Haut wird das Öl auf die Fußsohlen aufgetragen.

Diese spirituelle Ölmischung ***Weisheit*** enthält kostbare Öle, die bereits vor Tausenden von Jahren zu heiligen Zwecken verwendet wurden, um das Herz von vergänglichen Dingen zu lösen und himmelwärts zu lenken. Der Duft flößt Ehrfurcht und die Liebe nach spirituellen Dingen ein. Atme das edle Aroma tief ein. Reibe das Öl auf Herz und Stirn und lasse dich sanft anheben.

* Harold Klemp, Wie man Gott findet

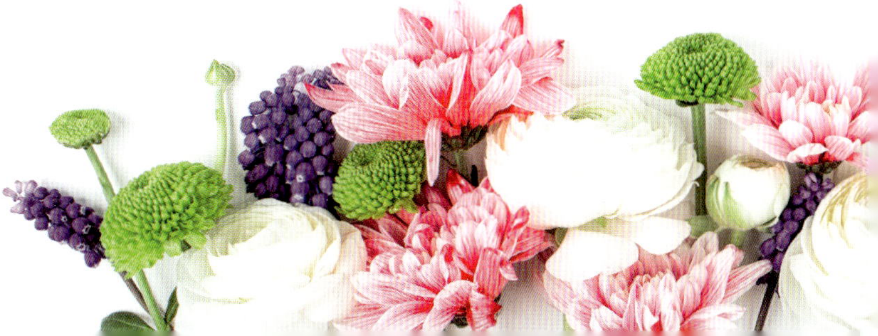

Eine spirituelle Übung:

Willst du den Duft des Öls und die Arbeit an dir selbst in spiritueller Hinsicht vertiefen, so kann die folgende Übung dir helfen, Erkenntnis aus dem Kelch der Weisheit zu trinken, solltest du danach dürsten.

Der Kelch der Weisheit

Fülle dein Herz mit *Liebe*. Du betrittst einen goldenen Tempel, begleitet von deinem himmlischen Freund. Mit Staunen bemerkst du, dass der große runde Raum von einer *unsichtbaren Lichtquelle* erleuchtet wird, die lebendig zu sein scheint. Die Wände strahlen in einem sanften Goldschimmer. Dein Begleiter bittet dich näher zu treten und reicht dir einen goldenen Kelch. *»Der Kelch der Weisheit«*, denkst du ehrfurchtsvoll. Nimm und koste davon. Trinke so viel du kannst. Immer, wenn es dich nach Weisheit dürstet, komme hierher zurück und stille deinen Durst. *Weisheit* ist ein Attribut Gottes, so wie auch *Liebe* sein Wesenszug ist. Es gibt immer noch eine Weisheit mehr zu erkennen, nach der du dürsten wirst.

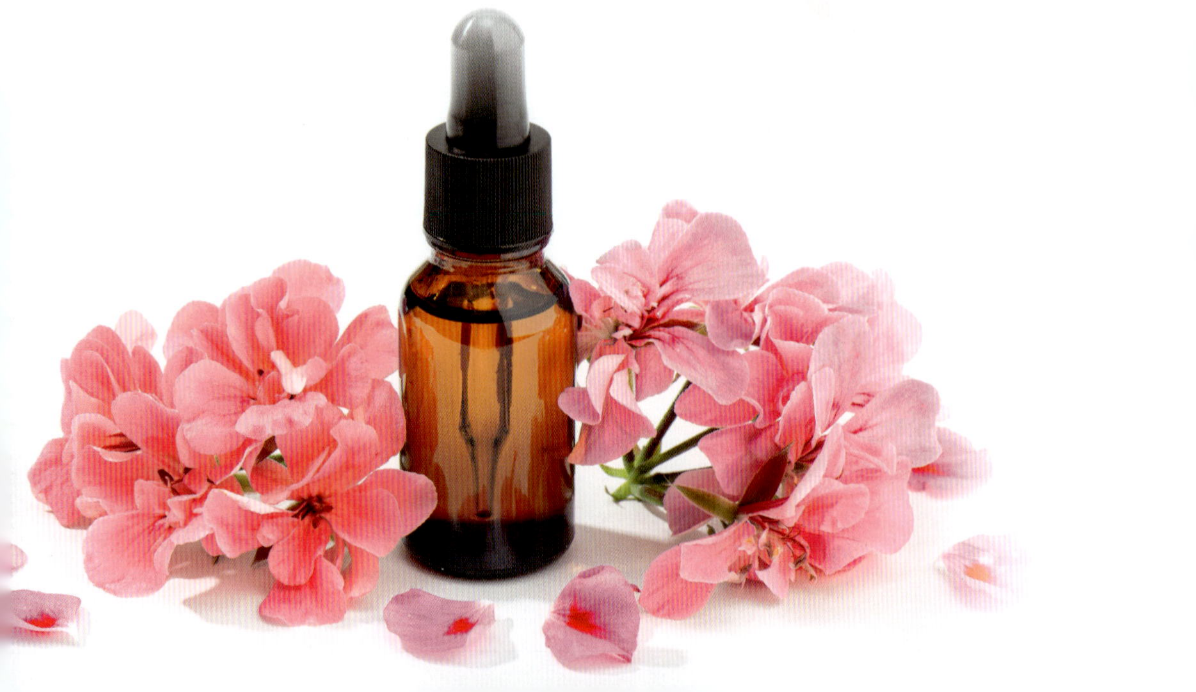

Phase 4

»VERSTÄRKUNG DES EIGENEN SELBST«
6 Ölmischungen

Höchstes Potenzial, Reichtum, Dankbarkeit, Gegenwärtigkeit, Heiliger Berg, Weißer Engel

28. »Seelenöl«: Höchstes Potenzial
Willst du zur Quelle, schwimme gegen den Strom

*In der Ölmischung **Höchstes Potenzial** vereinen sich kraftvolle emotionale ätherische Öle mit den kräftigen biblischen Ölen von Weihrauch, Galbanum, Zedernholz und Sandelholz, die auch im Öl **Sammlung** enthalten sind, damit du all deine Fähigkeiten sammeln und dein höchstes Potenzial abrufen kannst. In dieser Mischung wirken verschiedene erdende, beruhigende, inspirierende und kräftigende ätherische Öle harmonisch zusammen.*

HÖCHSTES POTENZIAL: **Geranie, Grapefruit, Grüne Minze, Jasmin, Kamille, Lavendel, Limette, Mandarine, Ocotea, Rainfarn, Rose, Sandelholz, Schwarzfichte, Tanne, Vetiver, Weihrauch, Ylang Ylang, Zedernholz, Zimt, Zitrone und Zypresse**

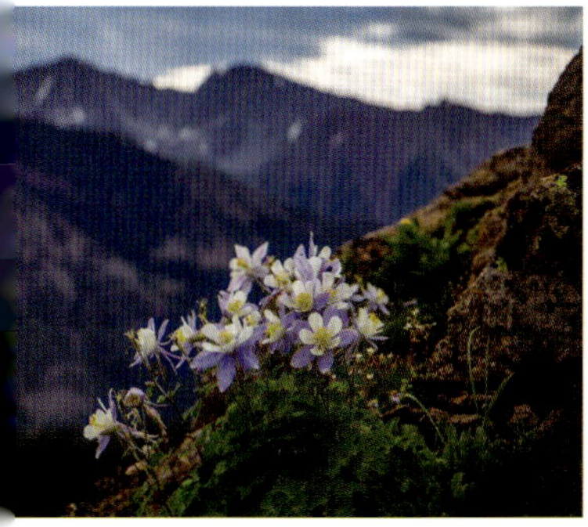

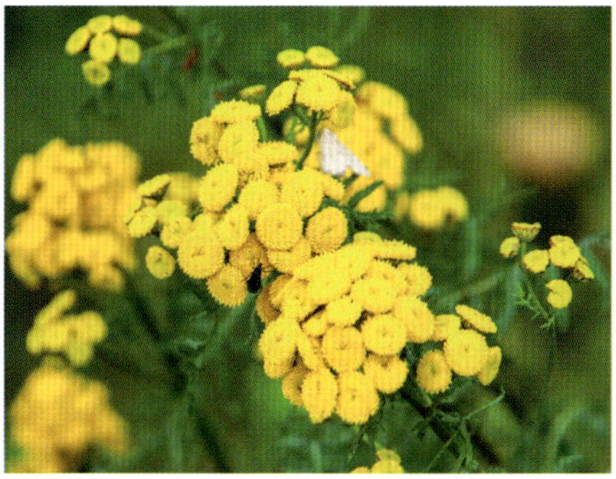

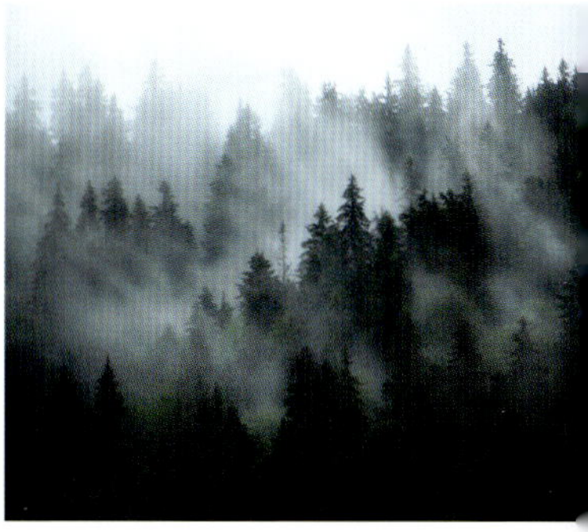

Die sorgfältige Auswahl einer Vielzahl von ätherischen Ölen ist bereits ein Hinweis darauf, dass diese Ölmischung eine ganz besondere Aufgabe zu erfüllen hat. Lieblich duftende Blütenöle weben sich in die erdenden Harzöle des Altertums. Zitronendüfte locken unsere Sinne zum Höhenflug an. Diese Düfte wollen Stolpersteine entfernen und neue Sichtweisen eröffnen. Sie klären die Gedankenprozesse, fokussieren die Intention und fördern das kreative Schaffen.

Wir haben unser eigenes Selbst aus den Banden der Fremdbestimmung gelöst. Wir haben die Fremdprogrammierungen erkannt und abgebaut und unser eigenes Selbst aufgebaut. Nun gehen wir daran, all das, was wir bisher erarbeitet haben, fest in unserer Genstruktur zu verankern und zu verstärken. Den schwierigsten Teil der Arbeit an unserem Selbst haben wir bereits geschafft. Nun gehen wir befreit und mit Zuversicht und Freude einem ganz neuen Leben entgegen.

Der Therapeut bestätigt:

Ein geklärter Verstand ist gekennzeichnet durch die Aufhebung der Methylgruppen an lädierten Nervengenen und ermöglicht so die Öffnung geschlossener Histonverschlüsse. Histone sind basische Proteine des Zellkerns. Gedanken können in der Epiphyse (Zirbeldrüse) in Form von Photonen gesammelt und zu Elektronen verdichtet werden, die den einzelnen Teilen des limbischen Systems (Amygdala, Hippocampus etc.) zugeführt werden. Dadurch bilden sich neue Infrastrukturen sowohl im Zwischenhirn als auch im Großhirn. Die mentale Energie wird gesteigert, da die Energie der Methylgruppen, die das Genom am falschen Platz besetzt hatten, frei geworden ist und nun für neue, wunschgemäße Methylierungen verwendet werden kann. Damit haben wir wesentlich mehr Potenzial, um die geöffneten, bereinigten Histone zu neuem Schaffen zu verwenden.

Körper, Gefühl und Verstand des eigenen Selbst verschmelzen zu einer harmonischen Einheit, die geerdet, das heißt richtig methyliert, wieder die Dinge hervorbringen kann, die der Mensch aus seinem wahren Selbst heraus erschaffen will. Als *unendlicher, ewiger Geist* weilt der Mensch in seiner Unendlichkeit und Ewigkeit immer in der Ruhe und Stille seines Seins. Er ruht in den Armen der *ewigen Liebe.*

Wir wollen Ursache,
nicht Wirkung sein.

Wir haben als unser Ziel erkannt, dass wir die Ursache sind und Wirkung erzeugen. Wir sind nun der Verursacher, der Schöpfer unserer Ideen und dadurch der Herr über die Methylgruppen auf unserem Genom! **Wir sind der Herr unserer Lebenssituation!**

Die Arbeit mit ätherischen Ölen:

Höchstes Potenzial vereint die anhebenden Düfte von Geranie, Grapefruit, Grüner Minze, Jasmin, Kamille, Lavendel, Limette, Mandarine, Ocotea, Rainfarn, Rose, Sandelholz, Schwarzfichte, Tanne, Vetiver, Weihrauch, Ylang Ylang, Zedernholz, Zimt, Zitrone und Zypresse. Nicht länger sind wir Wirkung und reagieren auf äußere, ungewollte Einflüsse. **Wir sind die Ursache und setzen die gewünschte Wirkung.** Wir konzentrieren uns auf jene Fähigkeiten in uns, die vielleicht noch schlafen, aber erweckt und zum vollen Erblühen gebracht werden wollen.

Die Ölmischung wird mit dieser Intention tief eingeatmet, und fünf Tropfen werden auf das Herz aufgetragen und eingerieben. Bei empfindlicher Haut wird das Öl auf die Fußsohlen aufgetragen.

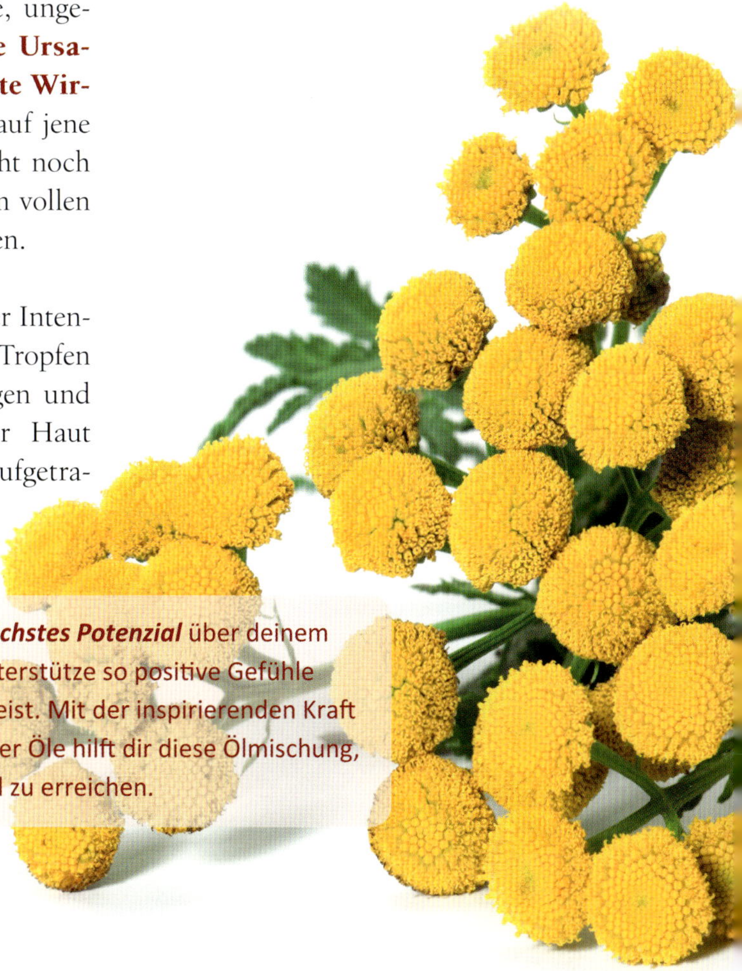

Trage einen Tropfen ***Höchstes Potenzial*** über deinem Bauchnabel auf und unterstütze so positive Gefühle und beruhige deinen Geist. Mit der inspirierenden Kraft ausgewählter ätherischer Öle hilft dir diese Ölmischung, dein Höchstes Potenzial zu erreichen.

Eine spirituelle Übung:

Willst du den Duft des Öls und die Arbeit an dir selbst in spiritueller Hinsicht vertiefen, so kann die folgende Übung dir helfen, dich als Ursache zu sehen und die gewünschte Wirkung zu manifestieren.

Das spirituelle Gesetz von Ursache und Wirkung

»Diese mentale Aktion und Reaktion ist das Gesetz der Kausalität (das Gesetz von Ursache und Wirkung). ***Das Prinzip der Verursachung beginnt*** *nicht im Individuum, sondern* ***in der kosmischen Kraft****. Es ist keine objektive Fähigkeit, sondern ein subjektiver Prozess, und die Resultate werden in einer unendlichen Vielfalt von Bedingungen und Erfahrungen sichtbar. Um Leben auszudrücken, muss es die Kraft geben.* ***Nichts kann ohne die kosmische Kraft existieren.*** *Alles, was existiert, ist eine Manifestation dieser zugrunde liegenden Kraft, aus der alle Dinge geschaffen wurden und fortwährend geschaffen werden.«**

Die kosmische Kraft hat einen Ton, der im *HU* seine Vollendung findet. *HU* vereint alle Töne, vom gesprochenen Wort bis zu den Lauten der Natur und des Weltalls. Verbinde dich mit der Schöpferkraft. Vereinige dich mit dem kosmischen Pulsschlag des Lebens. Stimme den kosmischen *Ton* an.

Dann stelle dir einen Herzenswunsch vor. Das kann eine Freundschaft oder Partnerschaft sein, finanzielle Rücklagen oder ein gesundheitliches Problem, das du lösen willst; oder es kann ein viel höheres Ziel sein. Lege deinen Wunsch in das Zentrum dieser Schöpferkraft mit dem Wissen, dass diese kosmische Kraft deinen Herzenswunsch in ungeahnten Möglichkeiten in dein Leben bringen kann. Sei still. Habe Vertrauen. *Schaue und lausche.* Wenn du nach einiger Zeit diese spirituelle Übung beendest, hast du vielleicht bereits Impulse bekommen, die dich ans Ziel deiner Wünsche bringen können. Häufiger kommen Einsichten und Anregungen erst im Laufe der nächsten Tage. Folge den Hinweisen.

Vielleicht erzählt dir jemand von einem ganz besonderen Gesundheitsberater. Gehe diesem Hinweis nach. Es könnte die Lösung für dein gesundheitliches Problem sein. Genauso lassen sich finanzielle Mittel oder neue Freundschaften finden oder alte Freundschaften kitten. Wisse, dass die *universale kreative Kraft* dir zur Verfügung steht. Diese *kosmische Kraft* ist überall um dich herum. Nutze sie. Greife sie auf. Verbinde dich mit der lebendigen Schöpferkraft. Werde Schöpfer.

* Paul Twitchell, Dialoge mit dem Meister, Kapitel 20

Du bist der Schöpfer deines
eigenen Universums –
bewusst oder unbewusst.

Erzeuge eine Wirkung. Manifestiere deinen Wunsch. Als *unendlicher, ewiger Geist* kannst du das aktive Meer *kosmischer Kraft* aufnehmen und nutzen. Es wartet nur darauf, dass du es erkennst. Es spiegelt dir die Lösungen, die in deinen Gedanken nach Antwort drängen, und leitet dich mit unsichtbarer Hand deinem Ziel entgegen. Kann diese Kraft für gute und böse Zwecke verwendet werden? Ja. Du hast freien Willen. Entscheide weise.

Jede Ursache hat eine Wirkung,
die direkt auf dich zurückkommen wird.

»Jeder Mensch sollte ohne Vorurteil wissen, dass alles Leben in dieser Welt für alles bezahlt, was es erhält. Es gibt keine Ausnahme.«*

Mache diese spirituelle Übung öfter. Es braucht Zeit, um sich auf den *ewigen Rhythmus des Lebens und der Liebe* einzustellen und Antworten zu erkennen, die bereits offen wie ein aufgeschlagenes Buch vor uns liegen. Die Antworten sind bereits da, noch bevor du die Frage stellen kannst. Sie waren immer da und werden immer für dich da sein, bis du sie eines Tages erkennst. Dann »weißt« du, ohne zu fragen. Schritt für Schritt entfaltest du dein Höchstes Potenzial. Erbaue dein eigenes Leben und erfülle deine höchste Bestimmung.

Du lebst in einem Universum der Fülle. Es ist genug für jeden von uns da, auch wenn manche Menschen anderer Meinung sind und allen Ernstes glauben, sie könnten mit ihrer Habgier und dem Geiz diesem Universum auch nur eine kleine Delle zufügen. Der Wissende geht nicht auf die Barrikaden und fordert Gerechtigkeit. Er ist Gerechtigkeit in einem Universum der Fülle.

* Paul Twitchell, Das Shariyat-Ki-Sugmad, Buch 1

29. »Seelenöl«: Reichtum
Wie du Reichtum und Fülle magnetisch anziehst

Diese Mischung ist der Inbegriff der wahren Kraft von Synergie. Ihre Inhaltsstoffe besitzen alle eine verstärkte Schwingung, die dem Gesetz der Anziehung folgen und die Energie und Frequenz von Wohlstand, Fülle und Erfolg erhöhen.

REICHTUM: **Ingwer, Myrrhe, Nelke, Orange, Patschuli, Schwarzfichte, Weihrauch und Zimtrinde**

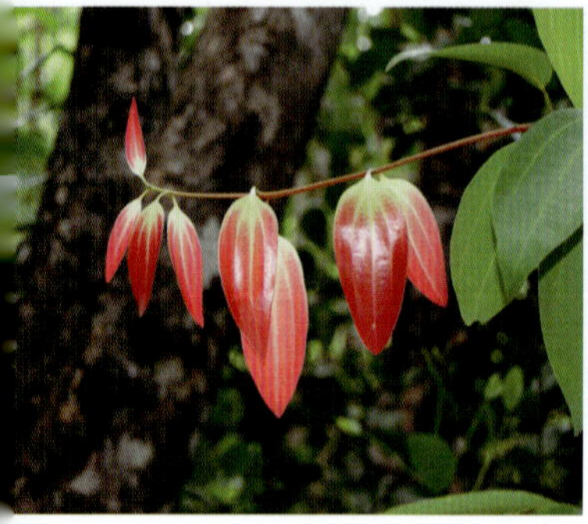

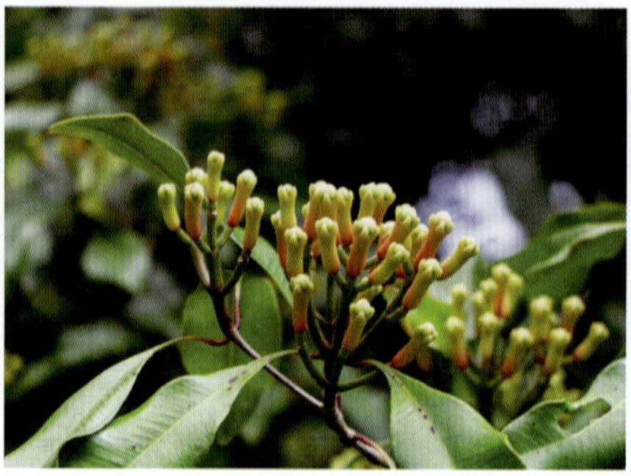

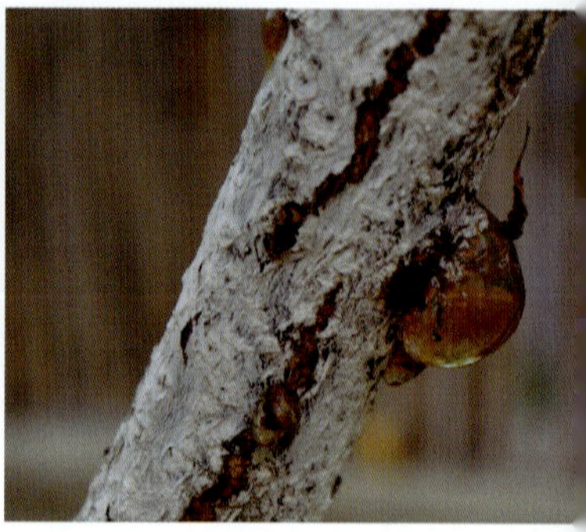

Synergie ist das Zauberwort allen Lebens. Die Zellen in unserem Körper sind alle eigene Lebewesen. Nur die harmonische Zusammenarbeit garantiert diesen einmaligen Erfolg – den Menschen. Jedes Atom schwingt, jede Zelle singt, der ganze Körper schwingt.

Die ätherischen Öle dieser Ölmischung ***Reichtum*** unterstützen uns dabei, unsere Schwingung zu erhöhen. Beruhigende Düfte künden von Freude, Frieden, Sicherheit und Glück. Magnetische Düfte ziehen Wohlstand an und schaffen eine Atmosphäre von königlicher Würde, Erhabenheit und Fülle.

Darum bringt jede Erhöhung der Schwingungsrate des Körpers eine Erhöhung der Lebensqualität mit sich.

Schwingungen erzeugen elektromagnetische Kräfte, darunter auch die der Anziehung. Frauen kennen das Geheimnis der Düfte, die einen Partner magisch anziehen und betören können. Wohlstand gesellt sich zu Wohlstand, und Reichtum wird automatisch mehr. Doch auch Menschen als »Einzelwesen« vereinigen sich zu Gruppen, die gemeinsam schwingen, mit Intention ein Ziel verfolgen, dadurch in ihren Bemühungen Erfolg haben und Reichtum und Wohlstand begründen.

Wie ein Duft Reichtum und Fülle in dein Leben bringt

»Jetzt ist Schluss damit!«, knallte Gabriela die Hand auf den Tisch, als wollte sie sich selbst aus einem tiefen Schlaf aufwecken und endlich in die Umsetzung kommen. Ihre Umstände waren gut. Sie führte ein bequemes Leben, hatte einen liebevollen Ehemann. Ihre Kinder waren bereits außer Haus, und sie liebte ihren Beruf. Sie hatte eine gutgehende *Praxis für Ganzheitliches Wohlbefinden*. Ihre Klienten verehrten sie und holten sich immer wieder Rat bei ihr, denn sie hatte eine liebevolle und verständnisvolle Art, mit ihnen umzugehen. Aber in ihrem Herzen fühlte Gabriela eine innere Leere. Das Feuer der Begeisterung war erloschen. Die Freude war aus ihren Augen verschwunden, und sie bemerkte, wie sie sich sogar abmühen musste, jeden Tag nur zur Arbeit zu erscheinen, geschweige denn ihre Termine wahrzunehmen.

»So kann es nicht weitergehen!«, ermahnte sie sich und befüllte ihren Aroma-Diffuser mit der *Ölmischung für Fülle*. »Ich liebe doch meinen Beruf und kann mir keine schönere Berufung vorstellen, als Menschen zu helfen sich selbst zu helfen, gesund und glücklich zu sein!« Ratlos schüttelte sie den Kopf und kramte in den letzten Winkeln ihrer Erinnerungen und Gedanken, um herauszufinden, was denn mit ihr los sei. »Warum habe ich keine Freude mehr an meiner Arbeit?«, erforschte sie ihr Gewissen. Aber sie kam zu keinem schlüssigen Ergebnis. Verzweifelt nahm sie einen tiefen Atemzug aus dem Duftfläschchen, wie ein Ertrinkender, der nach Luft ringt. Der Duft von *Reichtum und Fülle* umspielte liebevoll ihre Sinne, doch sie merkte es nicht. Da kam ihr plötzlich der erlösende Gedanke!

»Gut, ich muss mich selber herausfordern!«, entschied sie energisch. Ihre Augen blitzten, als wäre plötzlich neues Leben in ihr Sein eingehaucht. »Ich muss nur endlich in die Gänge kommen!«, klatschte sie begeistert in die Hände und beschloss, noch am selben Tag mit einer *40-Tage-Challenge* zu beginnen. Die *40-Tage-Challenge* mit dem *Öl für Reichtum* ist eine ganz bestimmte Yoga-Übung, bei der man jeden Morgen um 04:30 Uhr aufsteht, kalt duscht, viel Wasser trinkt und sich sodann auf das Yoga-Set konzentriert. Sie wählte mit Bedacht das *Glücks- und Energie Set*. »Diese Yoga-Übung wird mir helfen, mein Herz-Zentrum zu öffnen und Glück in Form von guten Möglichkeiten anzuziehen«, freute sie sich und nahm einen tiefen Atemzug aus ihrem Ölfläschchen. Sie malte sich schon aus, wie ihre Praxis mit neuem Schwung belebt würde. »Das wird mehr Klienten und bessere Einkommensmöglichkeiten bedeuten«, stellte sie sich lebhaft vor. Wie für viele selbstständige Unternehmer war das Finanzielle für sie auch jeden Monat eine Herausforderung.

Als sie in ihrer Übung vertieft dasaß, stieg leise eine Duftwolke aus dem Aroma-Diffuser in der Ecke. Warme Gedanken gingen ihr durch den Kopf, und sie sah sich bereits an ihrem Ziel: »Ich werde in meinem Herzen günstige Gelegenheiten erkennen. Wohlstand kann in vielerlei Formen zu mir kommen.« Sie hatte ihre Augen geschlossen und lächelte bei dem Gedanken: »Ich *verdiene* Wohlstand. Ich bin zutiefst geliebt.« Diese Erkenntnis leuchtete auf ihrer Stirne: »Je mehr ich mich selbst der Liebe öffne, desto mehr Geschenke des Universums fallen mir zu. Ich bin ein Magnet der Liebe und ziehe Glück und Freude magnetisch an.« Mit einem Aufatmen der Erleichterung wusste sie: »Ich brauche nicht zu kämpfen. Ich ziehe mit Leichtigkeit gute Gelegenheiten an und bringe das Beste spielend in mein Leben.« Der *Duft von Wohlstand und Fülle* hatte sich bereits tief in ihr Unterbewusstsein eingeprägt.

So war Gabriela in ihre duftende vierzigtägige Yoga-Übung vertieft, und mit jedem Tag fühlte sie mehr Freude und Begeisterung in ihr Leben zurückkehren. Sie war geradezu neugierig wie ein Kind, was das Universum ihr wohl an jenem Tag bringen würde. Da klingelte das Telefon. Ihre Freundin war am Apparat und fragte mit einer unmissverständlichen Dringlichkeit: »Gabriela, wann beginnen wir endlich, Veranstaltungen durchzuführen?« Die beiden hatten darüber gesprochen, in die Öffentlichkeit hinauszugehen, um einen breiteren Interessentenkreis mit ihrem Heilwissen anzusprechen. Normalerweise hätte Gabriela noch ein wenig gewartet, sich noch ein bisschen besser für einen Auftritt vorbereitet, noch ein paar Bücher mehr gelesen und wenn möglich die ganze Sache lieber auf das nächste Jahr verschoben. Doch an jenem Tag erwartete sie ein Geschenk, und ihre Freundin war der Glücksbringer. »Ja, das machen wir!«, rief Gabriela freudig aus. Sie war selbst über ihre Courage erstaunt, und die Freundin, die damit nicht gerechnet hatte, war nicht schlecht verdutzt.

Sie kam gleich zu Gabriela herüber, und die beiden erstellten ein Konzept. Sie planten ihre Veranstaltungen für das ganze Jahr und setzten für jeden Monat ein besonderes Gesundheitsthema fest. Beide waren Feuer und Flamme und nahmen sich vor, ihre Kunden und Freunde zu verständigen und sie zum ersten Termin einzuladen.

Als Gabriela am nächsten Morgen wieder in ihrer Yoga-Position – die Augen geschlossen, das Herz zum Himmel erhoben – saß und den *Duft des Erfolgs* einatmete, rollte eine Träne ihre Wange herunter. Es war eine Träne der Freude und Dankbarkeit. Sie hatte erkannt, wie *das Öl der Fülle und des Reichtums*, das aus dem Aroma-Diffuser leise Duftschwaden vor sich hin pustete, ihre Bedenken und Zweifel behutsam ausgeräumt und ihr Mut und Tatendrang eingeflößt hatte, um sie für dieses Geschenk bereit zu machen. Und ein Geschenk war es, denn Freunde und Kunden von nah und fern kamen zu den Veranstaltungen, um von Gabriela und ihrer Freundin zu lernen. Ein Füllhorn an Freude und Reichtum kam in Gabrielas Leben, und ihre Karriere erlebte einen steilen Aufstieg. Es war nicht so sehr die finanzielle Fülle, die dadurch in ihr Leben kam, die sie beglückte, sondern vor allem der Reichtum auf der Herzensebene, der all ihre Mühe reichlich belohnte.

»Ich habe meine Berufung gefunden«, sagte Gabriela beglückt, »und seitdem ist ***Reichtum und Fülle*** auf den verschiedensten Wegen in mein Leben gekommen. Ich liebe diese Mischung aus ganzem Herzen. Ich habe der Fülle in mir Raum gegeben.« Diese Fülle floss über, in die Welt hinaus, und beglückte jeden, den sie traf.

Aus der Sicht des Psychotherapeuten:

»Bitte, und du wirst erhalten« (wenn du es verdient hast). »Klopfe an, und es wird dir aufgetan.« Das Universum hört auf unsere Herzenswünsche und beeilt sich, sie uns zu erfüllen. Warum wünschen sich dann so viele Leute etwas, bitten und betteln, zum Beispiel um Gesundheit oder um einen Lottogewinn, und erhalten nichts? Der Psychotherapeut bemüht sich, seinem Klienten klarzumachen, dass **das Universum in uns liegt**, dass wir selber das Geschenk, nach dem wir verlangen, in uns tragen müssen, bevor wir es im Äußeren erhalten können.

Wir manifestieren unsere Wünsche und Erfahrungen von innen nach außen.

In der obigen Erzählung ist Gabriela in die Stille gegangen. Sie hat ein ätherisches Öl zu Hilfe genommen, um etwaige Blockaden oder unbewusste Prägungen zu löschen, die sie davon abhalten würden, die Geschenke des Lebens anzunehmen. Negativprogramme laufen in uns so lange ab, bis wir sie erkennen und bewusst die Verantwortung und Kontrolle übernehmen, etwas dagegen zu tun.

Das Problem vieler Menschen ist, dass sie oft nicht wissen, dass sie selbst tätig werden müssen. So viele Menschen sitzen und warten und hoffen auf die Erfüllung ihrer Wünsche. Aber das Leben funktioniert so nicht. Zuerst müssen wir alles in unserer Macht Stehende selber tun, um Vorkehrungen zu treffen, dass eine bestimmte Situation in unser Leben eintreten kann. Erst wenn wir alles getan haben, was wir selbst tun können, dann geben wir unsere Bemühungen an die *Macht der Liebe* ab mit der Bitte um Hilfe. Das heißt, **wir bereiten den Boden für die Ernte so gut wir können selber vor**.

Das ätherische *Öl der Fülle und des Reichtums* schenkt allein schon beim Riechen das Gefühl von Reichtum. Das wussten bereits die alten Kulturen der Antike. Die Öle in dieser Mischung repräsentierten einst Macht und Reichtum. Weihrauch und Myrrhe wurden im Altertum sogar aufgrund ihres hohen Wertes als Zahlungsmittel verwendet. Nach dem **Gesetz der Anziehung,** auch **Resonanz-Prinzip** genannt, ziehen unsere Gedanken und Gefühle mit magnetischer Kraft die Erfüllung unserer Wünsche an.

Unsere Gedanken haben eine magnetische Kraft, Dinge anzuziehen.

Wollen wir Gesundheit, dann beginnen wir damit, die einfachsten Gesundheitsregeln zu beachten und zu befolgen (gesund essen, nicht rauchen etc.) und achten auf einen gesunden Lebensstil oder nehmen uns einen Gesundheitsexperten zu Hilfe. Willst du ein gutgehendes Geschäft und Reichtum, dann beginne damit, die Biografien der hervorragendsten Persönlichkeiten aus der Wirtschaft zu studieren, denn der Grund, warum du noch nicht reich bist, ist der, dass du dieses Reichtumsbewusstsein noch nicht in jeder deiner Zellen verankert hast. Dieses Bewusstsein musst du erst in deine Zellen programmieren. Wie wir wissen, sind ätherische Öle geniale Zellprogrammierer. Sage ihnen einfach, was du willst!

Wir sind auf dieser Welt, um zu lernen. Die einen sitzen untätig und warten auf Hilfe, denn das haben sie in ihrer Jugend gelernt. Die anderen gehen zu ungestüm an eine Sache heran, sodass sie das Ziel verfehlen und darüber hinausschießen. Auch das ist eine Prägung, die wir von anderen übernommen haben. Leider entscheidest oft nicht du selbst darüber, was das Leben dir bringt, sondern deine Programme, die automatisch in dir ablaufen, entscheiden für dich. Hast du Angst, aktiv zu werden? Bist du schüchtern oder verschlossen? Auch das sind angestammte Prägungen. Mit all diesen unliebsamen Gedankenmustern können ätherische Öle, wenn du sie anwendest, also einatmest, fertig werden. Und daran arbeiten wir.

Nur wenn du tust, was du liebst, wirst du wirklich erfolgreich sein.

Sollte jemand also nach seiner Berufung Ausschau halten, wird der Psychotherapeut ihn anleiten, in die Stille zu gehen, ein ätherisches Öl zu Hilfe zu nehmen und seinem Herzen zu lauschen. Wenn dir das zu einfach erscheint, bedenke: Nur wenn du tust, was du liebst, wirst du erfolgreich sein. Das Geheimnis des Erfolgs liegt in deinem Herzen. Also horche auf dein Herz.

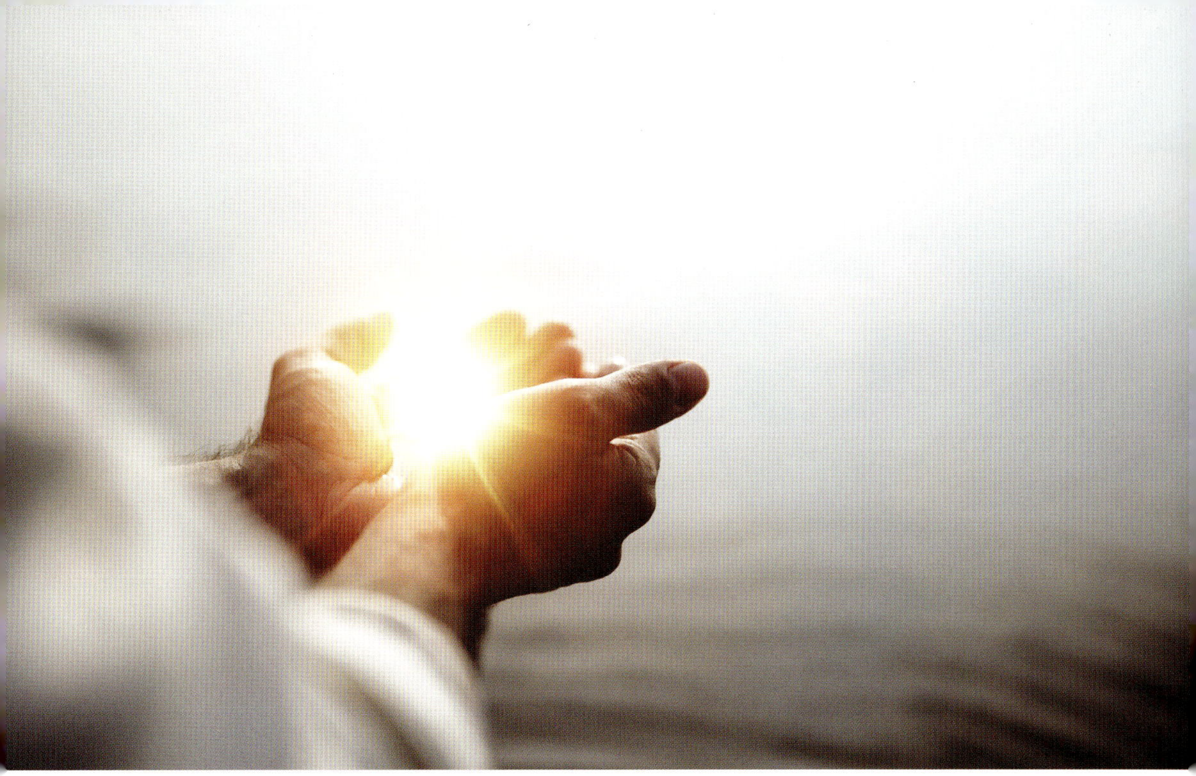

Die Arbeit mit ätherischen Ölen:

Reichtum vereint die magnetischen Düfte von Ingwer, Myrrhe, Nelke, Orange, Patschuli, Schwarzfichte, Weihrauch und Zimtrinde. Um Reichtum und Fülle anzuziehen, müssen wir zu einem Magneten der Fülle werden; und mit Reichtum und Fülle ist in letzter Konsequenz Reichtum und Fülle an *Liebe* gemeint. Die Ölmischung wird tief eingeatmet, und fünf Tropfen werden auf das Herz aufgetragen und eingerieben. Bei empfindlicher Haut wird das Öl auf die Fußsohlen aufgetragen.

Die magnetische Ölmischung ***Reichtum*** hält mit jedem Atemzug das *Gesetz der Anziehung* für dich bereit. Trage das Öl als Parfüm, verwende einen Lavastein-Anhänger, den du mit einem Tropfen Reichtum gesegnet hast, und lasse dich durch den Tag begleiten. Reibe die Ölmischung auf dein Herz. Ziehe die Fülle magnetisch an.

Eine spirituelle Übung:

Willst du den Duft des Öls und die Arbeit an dir selbst in spiritueller Hinsicht vertiefen, so kann die folgende Übung dir helfen, deine Schatzkammer der *Liebe* aufzufüllen. Sie sorgt aber auch gleichzeitig dafür, dass du alle Schätze dieser irdischen Welt, die dir zustehen, in reicher Fülle zu deiner Verfügung hast.

Die goldene Schatzkammer

Für eine Zeit lang gehe täglich in deine goldene Schatzkammer. Es ist ein Ort, der vor der Sicht der Menschen verborgen und nur dir selbst bekannt ist. In deiner Schatzkammer steht ein goldener Königsthron. Nimm Platz und genieße deine Würde. Langsam schaust du dich um. Was siehst du? Schaue genau. Achte auf alle Einzelheiten. Hier sind deine Schätze angehäuft. Sollte sich in einem Sektor deines Lebens Mangel zeigen – du hast keine Freunde, deine Finanzen sind geschrumpft oder deine Gesundheit braucht Unterstützung – dann sorge dafür, dass die Lager aufgefüllt werden. Fülle deine Schatzkammer in Gedanken auf, und sei dankbar für all das, was du in deinem Leben hast.

Nachdem du dich eine Weile an deinen Schätzen erfreut hast, schließe die goldene Kammer sorgfältig zu. Komme morgen wieder hierher, um die magnetischen Schwingungen von Reichtum und Fülle in jede deiner Zellen zu verankern. Eines Tages wirst du mit Staunen feststellen, dass du zwar nach Hilfen für dein tägliches Leben gesucht und sie auch gefunden hast; aber der *Schatz der Liebe*, den du angesammelt hast, macht dich um ein Vielfaches reicher.

Kennst du das Geheimnis der Dankbarkeit? Ein dankbares Herz ist stets ein glückliches Herz. Es scheint immer alles zu erhalten, was es braucht oder sich wünscht. Es ist wie ein Kind, das sich schon im Vorhinein überschwänglich für das Geburtstagsgeschenk bedankt und bereits so lebt, als hätte es das Geschenk erhalten. Können Eltern da Nein sagen? Sie werden wohl alles in ihrer Macht Stehende tun, um dem Kind seinen Herzenswunsch zu erfüllen. Genauso arbeitet das Universum. Das nächste »Seelenöl« hält Dankbarkeit für dich bereit.

30. »Seelenöl«: Dankbarkeit
Dein dankbares Herz zieht Wunder an

Das 30. »Seelenöl« ist eine aufmunternde, beflügelnde und beruhigende Mischung, die uns zugleich gelassen macht. Dadurch können wir das Gefühl der Dankbarkeit besser spüren. Das Neue Testament sagt uns, dass Christus einmal zehn Leprakranke heilte (Lukas 12:12-19), aber nur einer von ihnen kehrte zurück und bedankte sich. Diese Mischung verkörpert den Geist dieses einzigen dankbaren Leprakranken.

DANKBARKEIT: **Balsamtanne, Bergamotte, Geranie, Koriander, Myrrhe, Schwarzfichte, Vetiver, Weihrauch und Ylang Ylang**

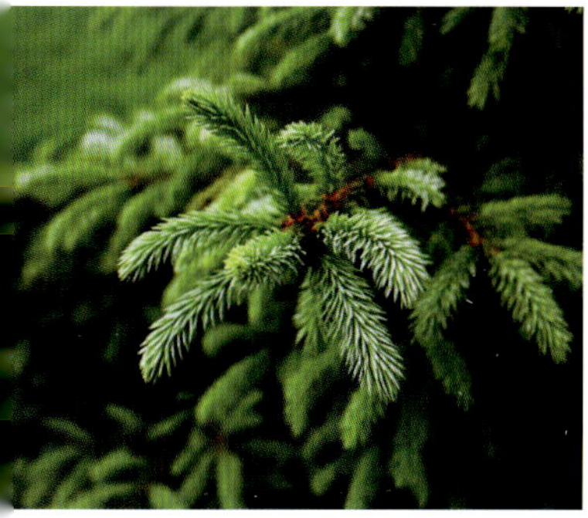

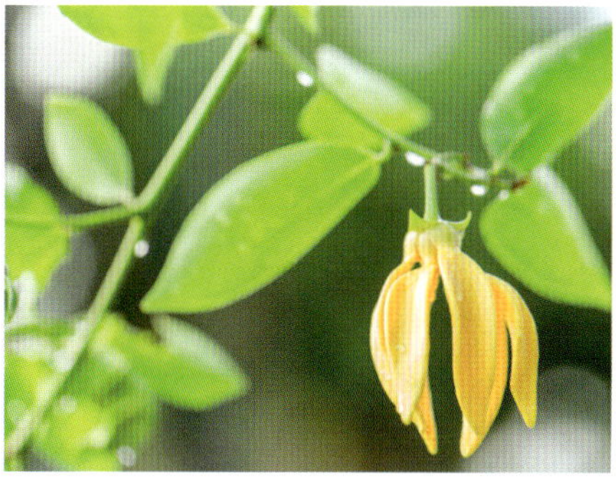

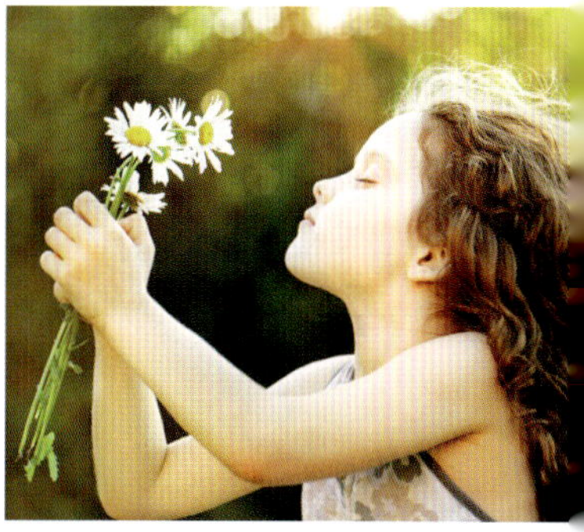

In dieser wunderbaren Ölmischung ***Dankbarkeit*** finden sich ätherische Öle, die das Herz anheben, das Bewusstsein dem Höheren zuwenden und die unbeachteten lebendigen Zellen gleichsam mit *Dankbarkeit und Liebe* bedenken. Diese werden in ihrer Schwingung angehoben und zur harmonischen Zusammenarbeit bewogen. So wie das Wasser, wenn es sich in Kristallform zeigt, wunderschöne harmonische Formen aufweist, weil es gelobt und mit Dankbarkeit bedacht wurde, so blühen auch ätherische Öle zu ihrer vollen Schönheit auf, wenn wir sie mit voller Absicht und mit dankbarem Herzen anwenden. Wenn wir unsere Billionen Zellen mit ätherischen Ölen segnen, danken wir ihnen dadurch für ihre unermüdliche Arbeit.

Das Ritual der Dankbarkeit

Kennst du Menschen, die immer wieder über ihre Probleme klagen? Das sind schwierige Zeitgenossen, die man lieber meidet. Obwohl Sybille aktiv an ihrem Problem arbeiten wollte und dazu sogar eine Selbsthilfegruppe besuchte, hatte sie Schwierigkeiten, Dinge so zu akzeptieren, wie sie sind. Trotzdem wollte sie dringend ihr Leben verbessern und suchte ernsthaft nach Wegen, aus dem ewigen Kreislauf ihrer Probleme auszubrechen, in dem sie wie im Hamsterrad gefangen war.

Die Gruppenleiterin kannte Sybille als eine Frau, die ständig für alle Verbesserungsvorschläge irgendwelche unbegründete Einwände parat hatte und bei jeder Gelegenheit das Klagelied ihres Leidens gebetsmühlenartig wiederholte. So ging sie in sich, suchte nach einer nachhaltigen Lösung und überlegte sich ein ganz besonderes Ritual für den kommenden Abend. Sybille war auch dazu angemeldet.

Die Leiterin wählte das Thema »*Dankbarkeit*«. Im Kreis der Frauen sprach jede über eine Sache in ihrem Leben, für die sie von Herzen dankbar war. Eine der Teilnehmerinnen berichtete: »Meine kleine Hündin Lissi wurde vom Nachbarshund angefallen und gebissen. Heute durfte ich sie vom Tierspital abholen und wieder nach Hause bringen.« Und nachdenklich fügte sie hinzu: »Man merkt erst, wie lieb man die Kleinen hat, wenn sie einmal nicht mehr da sind.« Die Frauen nickten verständnisvoll. Andere Teilnehmerinnen erzählten, wie dankbar sie darüber seien, dass sie gesund und leistungsfähig ihrer Arbeit nachgehen konnten, dass der Ehemann wieder reumütig nach Hause zurückgekehrt war, dass die Kinder gute Schüler wären und nicht durch schlechte Einflüsse vom rechten Weg abkommen würden. Jede Teilnehmerin erzählte von ihren Herzensangelegenheiten, die manchmal sogar unter Freudentränen von der Dankbarkeit in ihrem Leben Zeugnis gaben. Dann kam Sybille an die Reihe.

Sie sagte irritiert: »Nein, wirklich, ich wüsste nicht, wofür ich dankbar sein sollte, so schlecht, wie es mir geht!« Sie holte tief Luft, um wieder mit ihrer Klagelitanei zu beginnen. Da ergriff die Gruppenleiterin schnell das Wort und fragte Sybille: »Bist du einverstanden, mit mir ein kleines Experiment zu wagen?« Alle nickten Sybille aufmunternd zu. So willigte sie schließlich ein, obwohl sie doch gerade mit den unerbittlichen Schicksalschlägen ihres Lebens beginnen wollte.

Die Leiterin zog behutsam und geheimnisvoll ein kleines Fläschchen aus ihrer Tasche hervor und tropfte Sybille drei Tropfen davon in die Hand. »Verreibe das ätherische

Öl in deinen Händen, und dann nimm aus deinen Handflächen einen tiefen Atemzug«, sagte sie. Sybille roch und schloss bei diesem lieblichen Aroma die Augen. Die Leiterin bestärkte sie darin und sagte: »Schließe deine Augen und genieße den Duft. Gehe nun in Gedanken zu einem Ereignis in deinem Leben zurück, wo du in deinem Herzen tiefe Dankbarkeit gefühlt hast.«

Die Teilnehmer hielten den Atem an und beobachteten Sybille, deren Gesicht sich zusehends zu entspannen schien. Plötzlich umspielte ein kleines Lächeln ihren Mund. Die Teamleiterin bat: »Sybille, jetzt gehe noch ein Stückchen weiter zurück in deiner Erinnerung. Schau aus nach Dingen, Menschen oder Ereignissen, für die du damals tiefe Dankbarkeit empfunden hast.« Sie wiederholte diese Aufforderung noch ein paar Mal. Als Sybille aus dieser Übung herauskam, war sie still und nachdenklich. Sie wirkte zufrieden.

Nach jenem Abend kam Sybille nur noch ein einziges Mal in die Selbsthilfegruppe. Sie war wie ausgewechselt. Ihre Kolleginnen schauten verwundert zu ihr auf, und die ein oder andere muss sich wohl gedacht haben: »So geht Heilung. Das muss ich auch versuchen.« Andere fragten: »Wie hieß das Öl noch einmal, das du letztes Mal verwendet hast? Das will ich auch probieren.« Das Ritual der Dankbarkeit mit dem Ölfläschchen *Dankbarkeit* hat nicht nur Sybille das Jammern überwinden und loslassen geholfen. Es hat allen im Kreis sehr gut getan.

Aus der Sicht der Psychotherapeutin:

Tatsächlich ist es für den Therapeuten eine der schwierigsten Aufgaben, mit Klienten in einer Jammerdepression zu arbeiten. Das Leid und der Schmerz sind zu ihrem vertrauten Freund geworden, der immer da und auf den Verlass ist. Vertrauen in das Leben ist nicht möglich, und so klammert sich der Klient an diese fatale negative Abwärtsspirale der Gedanken. Der amerikanische Psychoanalytiker Irvin D. Yalom beschreibt in einer Geschichte in seinem Buch »*Die Liebe und ihr Henker*« diese Dynamik sehr eindrücklich.

Der schwerkranke ältere Herr stirbt lieber, als dass er Dankbarkeit empfinden wollte. Als er schließlich Dankbarkeit zulässt, sagt er am Sterbebett zu seinem Therapeuten: »You saved my life! – Sie haben mir das Leben gerettet!« Ohne diese Erkenntnis der Dankbarkeit wäre sein Leben im Rückblick für ihn wohl sehr arm und einseitig gewesen.

»Undank ist der Welten Lohn«, sagt ein altes Sprichwort und möchte darauf hinweisen, dass Dankbarkeit nicht von außen erhofft werden kann. Manchmal kommt sie vielleicht durch Lob oder Anerkennung. Doch in der Regel bleiben unsere »Heldentaten« unbesungen. Wahre Dankbarkeit kann nur im eigenen Herzen, im eigenen Selbst, gefunden werden. Sie öffnet die Schätze des

Lebens. Ein dankbares Herz empfängt immer mehr – und das größte Geschenk ist die *Liebe*.

Falls du vielleicht nur ein einziges Öl daheim hast, zum Beispiel Weihrauch, ist die folgende Geschichte der Dankbarkeit für dich.

Dankbarkeit für ein Weihrauchöl

Abrupt klappte Patrick die Zeitung zu und schob sie brüsk von sich. Er war im Begriff, Vater zu werden, und dieser Artikel über das Down-Syndrom und diese Zyste schürte unnötige Ängste. Seine Frau hatte ihm erzählt, dass der Arzt im Ultraschall bei ihr eine Zyste gesehen hatte. Verständlicherweise machte sie sich große Sorgen um ihr Baby. Sie hatte Angst. Doch Patrick glaubte an die Kraft der ätherischen Öle und begann sogleich in seinen Nachschlagewerken zu schmökern. Nach einer Weile rief er plötzlich aus: »Weihrauch! Du solltest Weihrauchöl nehmen, Liebling!«

Seine Frau, die gerade in der Küche beschäftigt war, drehte sich jäh zu ihm um. Ihr Mund stand offen, und sie sah ihn entgeistert an. Dann setzte sie sich an den Tisch und sagte stockend: »Weißt du, ich hatte nachts diesen Traum.« Patrick sah seine Frau mit großen Augen an, denn in ihrer Stimme schien ein Geheimnis zu liegen. »Ich hatte geträumt, ich suchte verzweifelt nach Weihrauch.«

Die Familie nahm dies als gutes Zeichen. Die werdende Mutter trug zweimal täglich ein paar Tropfen Weihrauchöl auf den Bauch auf. Fünf Wochen später zeigte der erneute Ultraschall keine Zyste mehr, und das Baby entwickelte sich ganz normal. Die Freude war unbeschreiblich.

Aus der Therapeuten-Sprechstunde:

Krankheiten oder Unregelmäßigkeiten in unserem Körper sind oft ein Mangel an Methylgruppen, diesen Schaltern, die auf unseren Genen sitzen. Ätherische Öle sind einzigartige Methylspender. Sie versorgen den Körper mit diesen lebenswichtigen Molekülen, ob wir nun das ätherische Öl einatmen, auf den Körper auftragen oder es als Nahrungsergänzung zu uns nehmen.

Die Arbeit mit ätherischen Ölen:

Dankbarkeit vereint die lieblichen Düfte von Balsamtanne, Bergamotte, Geranie, Koriander, Myrrhe, Schwarzfichte, Vetiver, Weihrauch und Ylang Ylang. Dankbarkeit ist oft nur einem Herzen eigen, das durch die harte Schule des Lebens gegangen ist und seine Lektionen gelernt hat. Die Ölmischung wird mit Dankbarkeit tief eingeatmet, und fünf Tropfen werden auf das Herz aufgetragen und eingerieben. Bei empfindlicher Haut wird das Öl auf die Fußsohlen aufgetragen.

Diese betörenden Düfte lassen dein Herz mit ***Dankbarkeit*** der vielen Geschenke des Lebens gedenken. Dankbarkeit ist das Geheimnis eines spirituellen Lebens. Kultiviere diese Tugend. Die ätherischen Öle dieser Ölmischung lassen dich die Tiefe und das Glücksgefühl wahrer Dankbarkeit erahnen. Umgib dich mit dem Duft der Dankbarkeit, damit du zu jeder Zeit an die Geschenke des Lebens erinnert wirst und dafür von Herzen dankbar sein kannst.

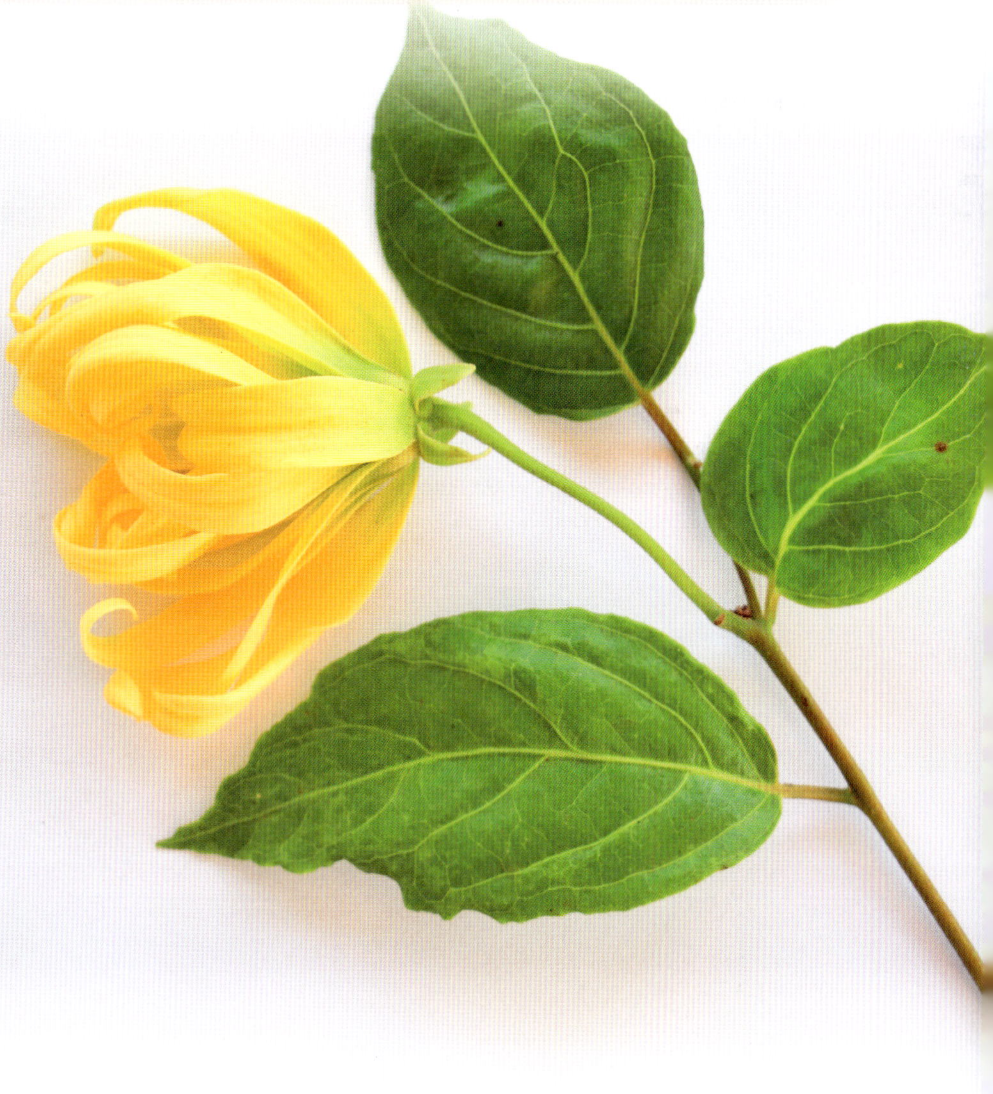

Eine spirituelle Übung:

Willst du den Duft des Öls und die Arbeit an dir selbst in spiritueller Hinsicht vertiefen, so kann die folgende Übung dir helfen, Dankbarkeit in reichem Maße in dein Leben zu bringen und ihre Schätze der Welt zurückzugeben.

Am Puls des Lebens

Du stehst am Ufer eines Sees, der von dem *»Wasserfall des Lebens«* gespeist wird. Du hörst das donnernde Rauschen der Wassermassen, wie sie – aus dem *Herzen Gottes* kommend – in deine Welt fließen. Du stimmst in den *Ton der Seele* ein.

»Diese Stimme, der schöpferische Tonstrom, der von Gott kommt, hat die niederen Welten erschaffen. Er breitet sich aus wie eine Radiowelle von einer zentralen Sendestation. Es ist wie mit einem Stein, der in einen ruhigen See geworfen wird und von dem kleine Wellen ausgehen. Diese Wellen laufen hinaus und ziehen große Kreise, aber sie müssen immer wieder ins Zentrum zurückkehren; wir sind an der rücklaufenden Welle interessiert. Das ist es, wonach die Seele sucht: In den Mittelpunkt Gottes zurückzukehren.«*

Betrachte das Spiel der Wellen im *»See des Lebens«*, und mit jeder rückkehrenden Welle fühle, wie dein Herz immer mehr mit Dankbarkeit erfüllt wird.
Dankbarkeit ist die natürliche Sprache der Seele.

Du trägst diese Dankbarkeit und Liebe, die dich erfüllt, nun in die Welt hinaus, so wie die Wellen, die hinauslaufen und große Kreise ziehen. *Dankbarkeit ist das Geheimnis des spirituellen Lebens.*

Das Geheimnis des Glücklichseins ist, in der Gegenwart zu leben, in der Realität des Hier und Jetzt; denn in der Gegenwart, und nur in der Gegenwart, sind wir in direkter Verbindung mit *Gott*. Die Vergangenheit ist verblasst und unserem Zugriff entglitten. Die Zukunft taucht in Nebelschwaden vor uns auf und verbirgt noch ihr Gesicht. Es ist die Gegenwart, in der wir als *unendlicher, ewiger Geist* leben. Im Jetzt. Davon erzählt das nächste »Seelenöl«.

* Harold Klemp, Wie man Gott findet

31. »Seelenöl«: Gegenwärtigkeit
Entdecke das Geheimnis des Glücklichseins

Diese Mischung ist eine kräftigende Duftmischung, die ein Gefühl von Gegenwärtigkeit schafft. Krankheiten entwickeln sich, wenn unser Verstand sich in der Vergangenheit in Hader und Groll befindet oder sich um die unsichere Zukunft sorgt. In der Gegenwart wohnt das Glück.

***GEGENWÄRTIGKEIT:* Bitterorange, Schwarzfichte und Ylang Ylang**

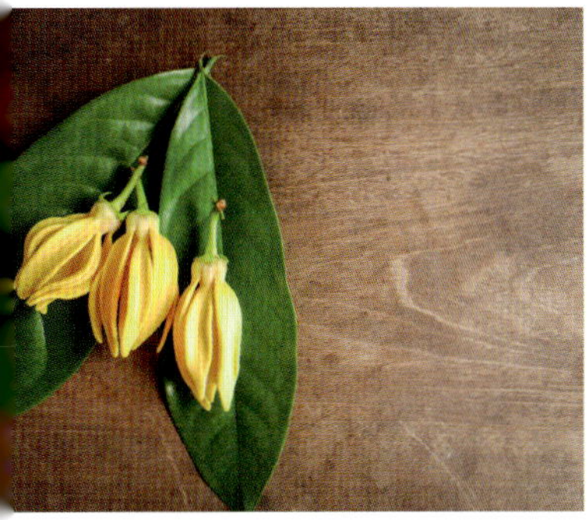

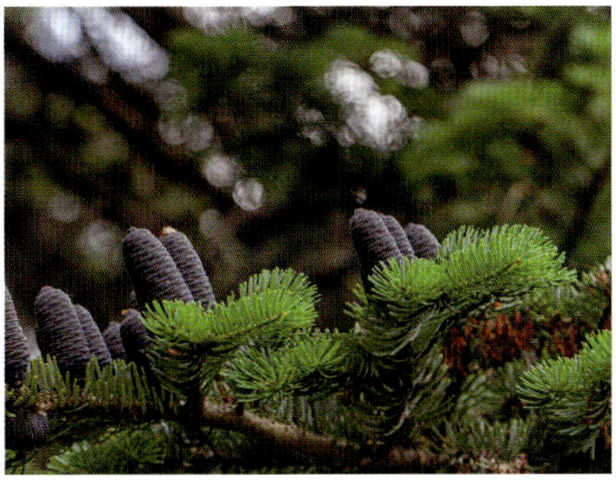

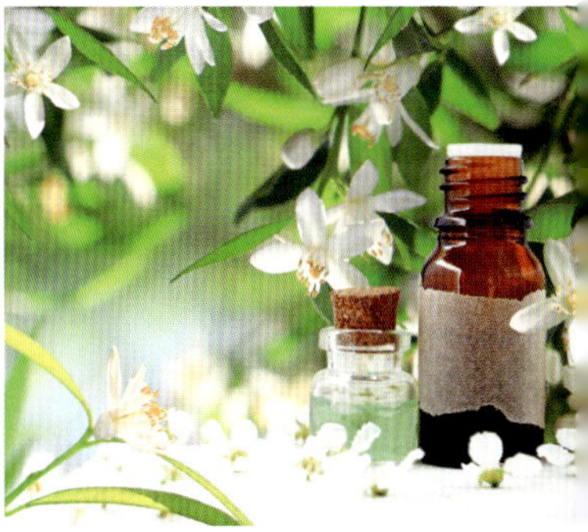

Stabil, stark und bewusst stehen wir in der Jetztzeit, und die ätherischen Öle dieser Ölmischung steuern ihre Wirkstoffe bei, um diese Stabilität und Stärke in Körper, Emotionen und Verstand zu unterstützen. Sie verstärken mit ihrem Duft das Gefühl von Frieden und Vertrauen und öffnen das Bewusstsein. Glück und Freude strömen aus diesem gegenwärtigen Moment in uns ein, wenn die Seele die Geschenke des Himmels empfängt. Dieser Moment ist jetzt ... und jetzt ... und jetzt. Wären wir uns dieses Wunders göttlicher Liebe bewusst, wir könnten so manche Sorgen und Ängste getrost loslassen und auf die Hilfe des Augenblicks vertrauen. Das 31. »Seelenöl« will uns dieses Geschenk der ***Gegenwärtigkeit*** näher bringen.

Gegenwart kommt von *Gegen*, gegenüber, und *wart* kommt von warten, pflegen, sorgen. Der *unendliche, ewige Geist* steht seinem Schöpfer gegenüber. Er steht zugleich auch seiner eigenen Schöpfung gegenüber und pflegt diese. Krankheiten entwickeln sich, wenn wir die Pflege vergessen, sie vernachlässigen und somit die harmonische Kommunikation zwischen den Zellen stören. Das heißt, Zellinformationen können nicht mehr richtig weitergegeben werden, und der Zellverband verfällt in Anarchie. Nur ständige Pflege garantiert ein optimales Leben aller Zellen im Körper und ist daher von größtem Interesse.

Die Arbeit mit ätherischen Ölen:

Gegenwärtigkeit vereint die lieblichen Düfte von Bitterorange, Schwarzfichte und Ylang Ylang in einer Ölbasis. Die Gegenwart ist von höchster Bedeutung, denn sie birgt den Brennpunkt und Fokus unseres Lebens. In der Gegenwart ist Glück und Freude unser Lohn. Fühlen wir keine Freude, dann ärgern wir uns wahrscheinlich entweder gerade über ein Ereignis aus der Vergangenheit oder hoffen und bangen einem zukünftigen Ereignis entgegen. Die Lösung:

Lebe im gegenwärtigen Augenblick, und du kannst gar nicht anders als glücklich zu sein.

Die Ölmischung wird tief eingeatmet, und fünf Tropfen werden auf das Herz aufgetragen und eingerieben. Bei empfindlicher Haut wird das Öl auf die Fußsohlen aufgetragen.

Dieser zarte, angenehme Duft der Ölmischung ***Gegenwärtigkeit*** kann eine kraftvolle Atmosphäre schaffen, die dich immer wieder in das Hier und Jetzt zurückbringt. Bist du oft in der Vergangenheit verhaftet oder sorgst dich um die Zukunft, nimm einen tiefen Atemzug von dieser Duftmischung und beobachte, wie dein Herz sich auf die Gegenwart fokussiert. Du wirst ruhig, gelassen und glücklich.

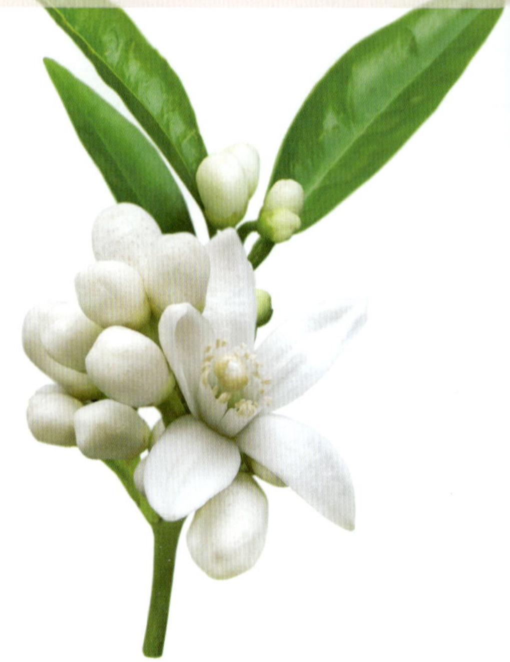

Eine spirituelle Übung:

Willst du den Duft des Öls und die Arbeit an dir selbst in spiritueller Hinsicht vertiefen, so kann die folgende Übung dir helfen, von einem Augenblick zum nächsten glücklichen Augenblick zu leben.

Von Augenblick zu Augenblick

Leben im Augenblick will trainiert sein.

Werde ruhig. Schließe die Augen und spüre dem gegenwärtigen Augenblick nach. Du wirst bald bemerken, dass das Leben im gegenwärtigen Augenblick leicht und mühelos erscheint und zutiefst glücklich macht. In diesem Moment gibt es keine Sorgen, keine unerfüllten Hoffnungen, kein Leid und keinen Schmerz. Fühle tief in den gegenwärtigen Augenblick hinein. Die Verbindung zum Himmel ist in diesem Augenblick weit offen. *Die einzige Absicht der Seele ist es, Gott zu verwirklichen.*

Lebe im gegenwärtigen Augenblick!

Das Licht der Berge! Wer schaut nicht auf zu den schneeweißen, in der Sonne gleißenden Berghängen, um Abstand zu gewinnen von dem Stress und der Hektik des Alltags. Schon immer haben Menschen sich im Schutz der Berge sicher gefühlt und ihre Gedanken wie auf Adlers Flügeln in die lichten Höhen hinaufgeschickt. Als Thron der Götter wurden die Berge einst verehrt, und auch heute steigen Bergsteiger mutig auf, um in der Stille der Natur Frieden und Einsicht zu finden. Das 32. »Seelenöl« begleitet dich auf den Gipfel.

32. »Seelenöl«: Heiliger Berg Komme bei dir zu Hause an

Diese kraftvolle Mischung strahlt mit dem erhabenen, heiligen Gefühl, das die Berge vermitteln, Stärke, Kraft, Erdung und Schutz aus.

HEILIGER BERG: **Balsamtanne, Schwarzfichte, Ylang Ylang und Zedernholz**

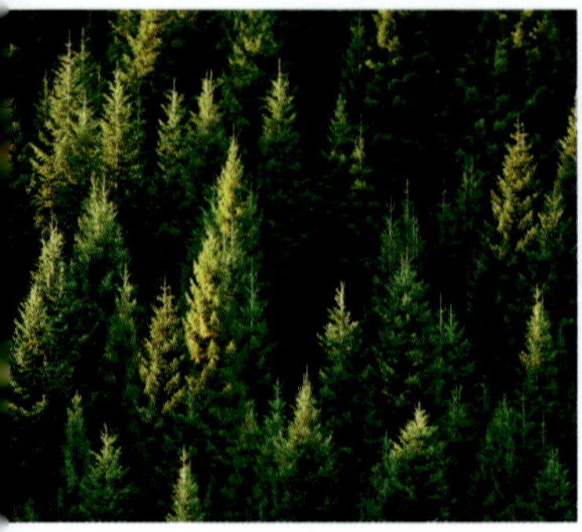

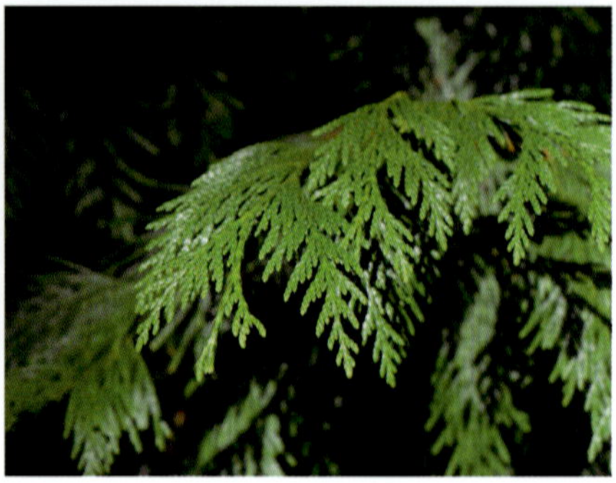

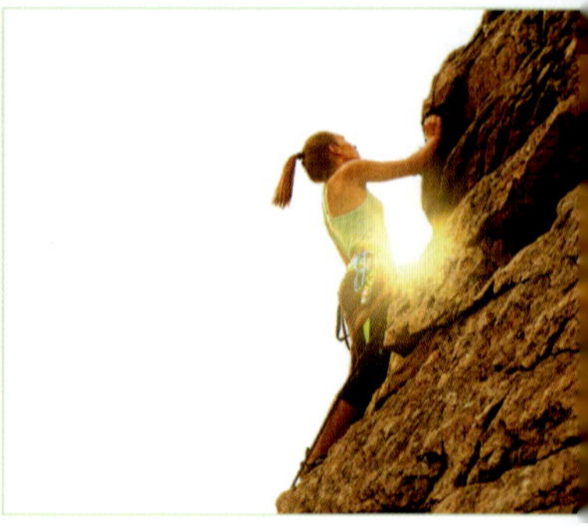

Die harzigen Duftnoten der Wälder – Fichten, Tannen und Zedern – legen sich beruhigend und schützend über unser Denken und Fühlen. Vereint mit einem lieblich hellen Blütenduft bringt diese Ölmischung eine heitere Gelassenheit und Ausgeglichenheit in unser Leben. Sie hebt das Bewusstsein an, und man fühlt, auf heiligem Boden zu stehen. Sind die Zellen unseres Körpers in einer heiligen (heilen) Umgebung, so sind sie in vollständiger Kommunikation miteinander harmonisch vereint. Die Informationswege fließen störungsfrei, und die Zellen können so ihre Arbeit mit voller Stärke und Kraft ausüben.

Die Ölmischung der ***Heiligen Berge*** wirkt ungemein entspannend auf uns. Berge, die allen Wetterbedingungen trotzen, lehren uns, mit beiden Beinen auf dem Boden der Wirklichkeit zu stehen und allen möglichen Gefahren zu trotzen. Wenn wir als *unendlicher, ewiger Geist* uns der Kraft unserer eigenen Schöpfung voll bewusst sind, werden wir für unsere Zellen eine »heilige«, eine heile Umgebung schaffen.

Die folgende Geschichte zur Ölmischung ***Heiliger Berg*** gibt aus tiefenpsychologischer Sicht Einblick in seine Wirkungsweise.

Das Abendbrot – Die fehlende Vater-Energie

»Warum isst du denn nichts?«, fragte die Mutter besorgt und blickte ihre Tochter »Tina« prüfend an. Doch die zuckte nur mit den Schultern und wusste auch nicht so recht, was los war. Abends saß die Mutter nachdenklich in ihrem Lehnstuhl und hielt ein duftendes Fläschchen unter die Nase. »Wie kommt es, dass Tina, die immer so einen guten Appetit hatte, plötzlich abends nichts essen will?«, überlegte sie. »Könnten es die Sorgen und der Stress sein, den der Vater abends immer von der Arbeit mit nach Hause und an den Abendtisch bringt?«, grübelte sie. Sie nahm sich vor, die Sache genauer zu beobachten.

Bei einer günstigen Gelegenheit sprach sie ihren Mann darauf an, aber der sagte abwertend: »Papperlapapp, du bildest dir das doch nur ein und dramatisierst wie immer alles. Tina hat eben abends keinen Hunger. Wahrscheinlich hat sie wieder zu viel genascht«, und er wischte diesen Gedanken energisch vom Tisch. Die Mutter beobachtete, dass Tina sich in der Gegenwart des Vaters nicht wohl fühlte. Sie wetzte am Stuhl hin und her und wollte auch nicht mehr mit dem Vater alleine sein. Mit ihren zehn Jahren war Tina ein sehr feinfühliges Mädchen.

Ratsuchend rief die Mutter ihre Freundin an. »Was soll ich tun?«, fragte sie schließlich, nachdem sie ihr von den Sorgen mit ihrer Tochter beim Abendtisch erzählte. Die Freundin meinte: »Du hast doch dieses Fläschchen, du weißt schon, das *Öl gegen Stress*. Verwende es einfach abends im Aroma-Diffuser, wenn dein Mann nach Hause kommt.« Lachend sagte die Mutter: »Das hätte mir aber auch einfallen können!«, und sie versprach, diesen guten Ratschlag sogleich umzusetzen.

Eine Stunde bevor ihr Mann also am Abend nach Hause kam, vernebelte die Mutter ein paar Tropfen des *Stressfrei-Öls* im Haus. Während des Abendbrotes gab sie dann die *Mischung des heiligen Berges* in den Diffuser und stellte ihn auf die Kommode ins Esszimmer. Gespannt wartete sie, ob dieses besondere Öl irgendeine Wirkung zeigen würde. Als der Vater ins Zimmer trat, blieb er verdutzt stehen: »Hier riecht es aber gut«, und nach einigem Überlegen sagte er: »Nach Tannen! Wie bei unserem letzten Urlaub in den Bergen!« Und seine Stimmung schien gleich entspannter und freier zu sein. Er hing seinen Urlaubsgedanken von den Wanderungen über die Almen und durch

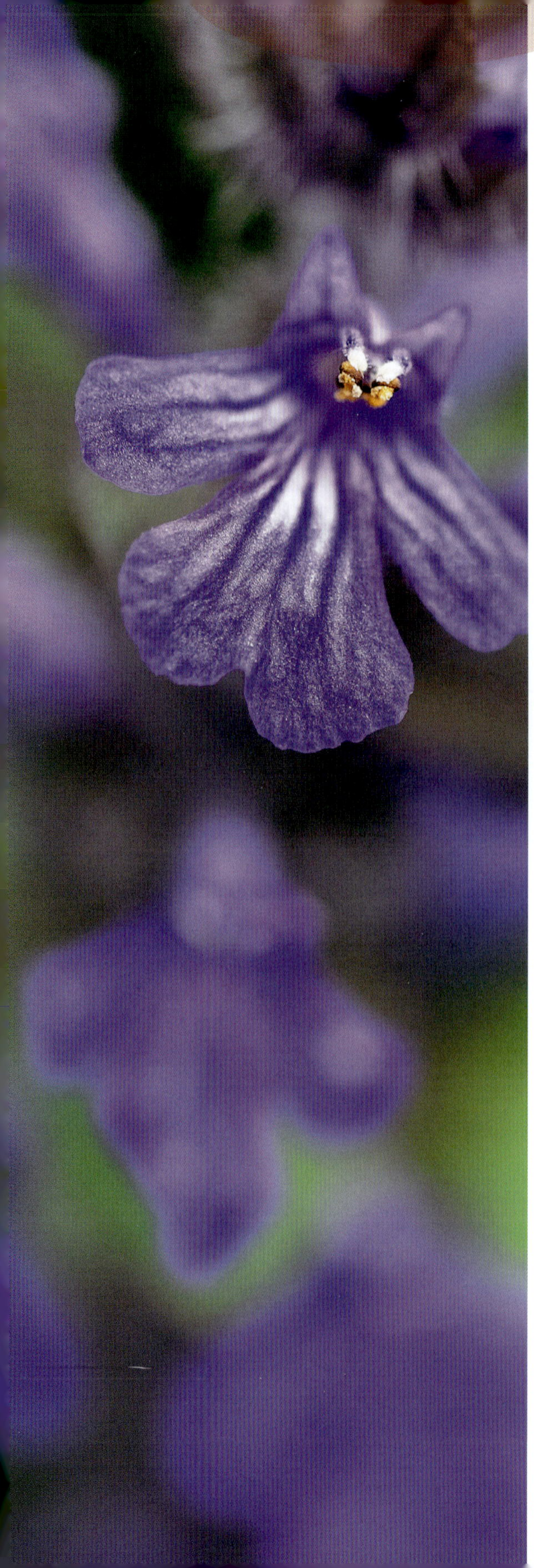

die Wälder nach und schien glücklich. Tina, die bereits am Tisch saß, nickte erleichtert und nahm sich ein Stück Brot.

Als sie eines abends, etwa drei Wochen nach Beginn dieses duftenden Abendrituals, alle beisammen saßen, sprudelte es nur so aus Tina hervor. Sie berichtete von ihren Erlebnissen des Tages und griff beim Abendbrot tüchtig zu. Der Vater dachte bei sich: »Vielleicht hatte sie ja doch recht mit dem Stress ...« und zwinkerte der Mutter zu. Er stellte nämlich erstaunt fest, dass er sich jetzt auf das Heimkommen freute. »Von nun an lasse ich meinen Arbeitsalltag in der Firma zurück und genieße die Zeit mit der Familie!«, hatte er sich vorgenommen. Dankbar lächelte die Mutter. Sie war glücklich über diese unerwartete Wendung und sagte still: »Danke, mein liebes Öl! Auf dich ist Verlass.«

Die Psychotherapeutin wusste:

Es war die fehlende Vater-Energie, die die Tochter instinktiv vermisste.

HOLOS – Ganz – Vollkommen
– An nichts fehlend.

Der Vater hatte diese erdende, behütende Energie selber als Kind nie erlebt. Er war als Waisenkind aufgewachsen. So konnte er auch nicht das Problem seiner Tochter verstehen, die nach der schützenden und behütenden väterlichen Hand verlangte. Stattdessen überschüttete er sie mit Griesgram und stressvollen Büro-Geschichten. Kein Wunder, dass das Mädchen sich vernachlässigt und unbehaglich fühlte und ihm der Appetit verging. Es zog sich ihr Magen zusammen, wenn sie die dunkle Bürowolke über dem Kopf ihres Vaters hängen sah. Das ätherische Öl hatte seine heilende Wirkung getan.

Die Arbeit mit ätherischen Ölen:

Heiliger Berg vereint die erdenden Düfte von Balsamtanne, Schwarzfichte und Zedernholz mit dem flüchtigen Blütenduft von Ylang Ylang. Die Sehnsucht nach den lichten Höhen schläft in jeder Menschenbrust. Da der Gipfel des Berges nur mit großer Mühe und Anstrengung erreicht werden kann, werden viele von uns vorzeitig müde und kehren um. Diese Ölmischung stärkt und ermuntert zum mutigen Aufstieg. Die Ölmischung wird tief eingeatmet, und fünf Tropfen werden auf das Herz aufgetragen und eingerieben. Bei empfindlicher Haut wird das Öl auf die Fußsohlen aufgetragen.

Diese erfrischende, luftige Duftmischung vermittelt die erhabene Kraft und Stärke der ***heiligen Berge***: Frische Luft auf Bergeshöhen, die Düfte der Wälder und die Nähe zum Himmel klären den Verstand und schenken Mut und Herzensfrieden. Alltagssorgen verblassen, und der Geist erhebt sich zu neuen Höhen. Dieses Gefühl der inneren Ruhe und Gelassenheit kannst du dir mit dem Einatmen des Duftes aus dem Fläschchen immer wieder nach Hause holen.

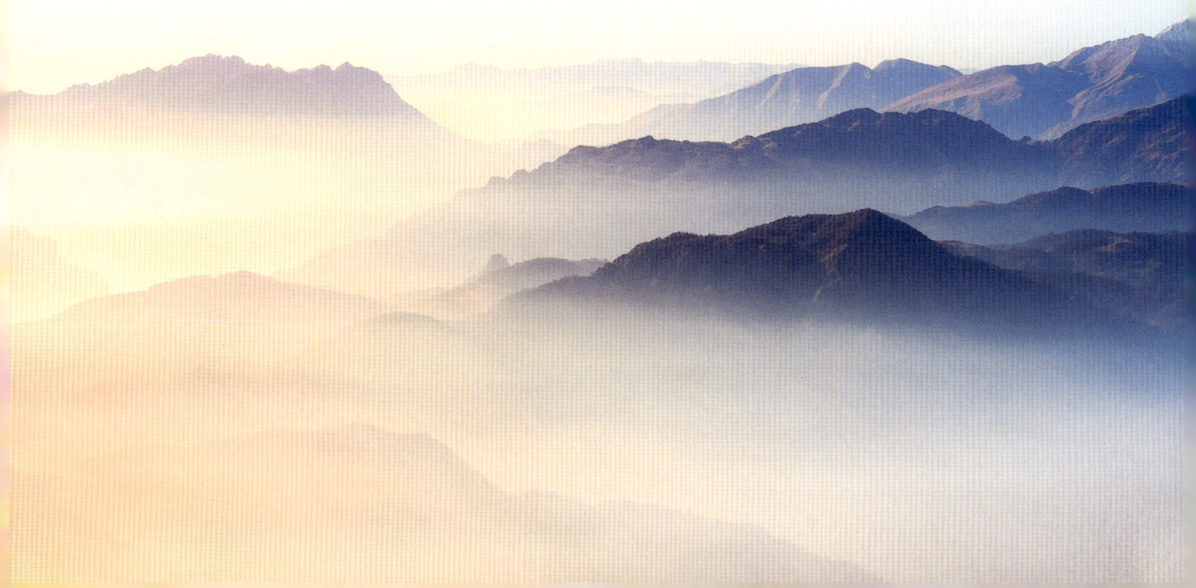

Eine spirituelle Übung:

Willst du den Duft des Öls und die Arbeit an dir selbst in spiritueller Hinsicht vertiefen, so kann die folgende Übung dir helfen, dich über alle Niederungen zu erheben, um in der reinen Höhenluft, die keine Schwere kennt, ungeahnte Einblicke zu erhalten.

Der 360-Grad-Rundumblick

Du bist angekommen! Du hast die Spitze des Berges erklommen und stehst nun hier oben – ein Sieger. Die Sonne lacht dir zu und krönt deine tapfere Stirn mit ihren goldenen Sonnenstrahlen. Der blaue Himmel, der nun zum Greifen nahe scheint, legt sich wie ein Siegesmantel um deine Schultern, und ein kühles Gebirgslüftchen schenkt angenehme Abkühlung. Du hast es geschafft. Du hast dein Ziel erreicht und die Gefahren des Aufstiegs gemeistert. Du bist angekommen. Dankbar lässt du deinen Blick über den weiten Horizont schweifen. Bergspitzen über Bergspitzen reihen sich zu einer starren Bergkette zusammen und säumen Täler und Wiesen. In der Ferne siehst du ein fremdes Land. Es fühlt sich dein Sein hier oben so frei und unbeschwert an.

Dann blickst du von deiner hohen Aussichtswarte plötzlich in das Tal hinunter. Es ist dunkel geworden dort unten. Die Sonne ist für jene Erdenbewohner längst hinter den hohen Bergspitzen untergegangen. Es dampft und brodelt im Talkessel. Stress und Hektik, die man hier oben nicht kennt, scheinen die einzige Lebensaufgabe der Menschen zu sein. Und dort drüben, in der Steilwand, hängt da nicht ein Bergsteiger? Oder sind es zwei oder drei? Sie klettern und klettern, aber scheinen nicht vorwärts zu kommen. Einer der Bergkameraden gibt auf. Seine Kräfte verlassen ihn, und er beginnt den Abstieg. Weiter unten siehst du andere Leute stehen. Sie werfen einen schnellen Blick auf die Steilwand und beschließen sogleich umzukehren. »Das ist viel zu gefährlich«, sagt der eine, und ein anderer bestätigt: »So eine Anstrengung, das schaffe ich nie.«

Du streckst mitfühlend deine Hand nach ihnen aus. Wehmütig blickst du zurück auf deine eigene Reise. »Mut, nur Mut!«, rufst du ihnen zu, aber niemand kann dich von hier oben aus hören. Viel zu weit bist du entfernt. Da beschließt du, die steile Bergwand wieder abzusteigen, um den Menschen, die sich abmühten und schließlich aufgeben müssen, Mut und Unterstützung anzubieten.

Aber du weißt, dass du durch deine von Gott gegebene Vorstellungskraft in einem einzigen Augenblick jederzeit wieder hierher zurückkehren kannst, um auf dem Heiligen Berg frei und unbeschwert zu verweilen.

Wie ein Engel steigst du vom hohen Berg hinab in die Tiefebene. Deine Stirn leuchtet. Deine dunklen Augen funkeln, und wer deinen Blick erhascht, fühlt sich berührt und geliebt. Du teilst die Freuden und Leiden mit denen, die dich aufsuchen und um Hilfe bitten. Du lebst in dieser Welt, aber bist nicht von ihr. Du bist ein Wanderer zwischen zwei Welten, wie ein Engel, ein Bote Gottes. Er kommt aus lichten Höhen und verrichtet seine Arbeit hier auf Erden, um unbemerkt wieder heimzukehren.

33. »Seelenöl«: Weißer Engel
Erstrahle im Licht der Stärke

Diese Ölmischung vergrößert die Aura und erzeugt ein hehres Gefühl von Stärke, Schutz und Ganzheit. Seine Schwingungsfrequenz neutralisiert die umgebenden Energien und vermittelt tiefe Sicherheit.

WEISSER ENGEL: **Bergamotte, Geranie, Koriander, Melisse, Myrrhe, Rose, Sandelholz, Schwarzfichte, Ylang Ylang, Ysop**

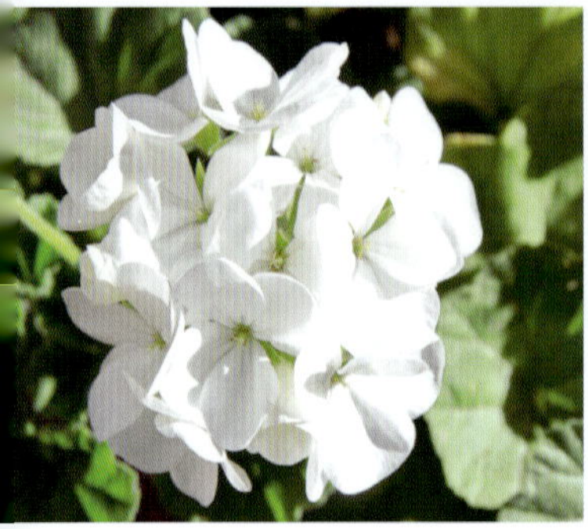

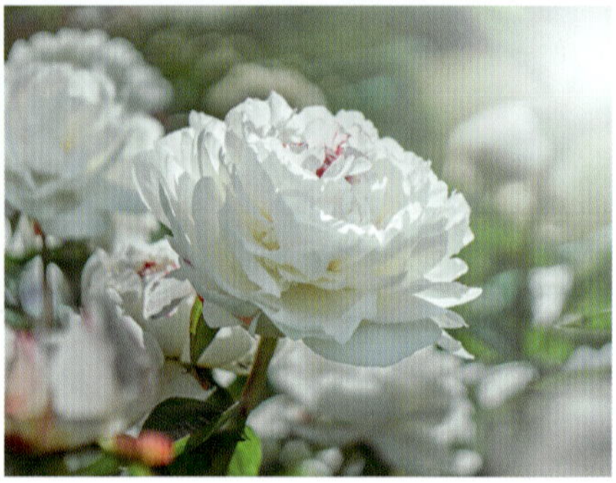

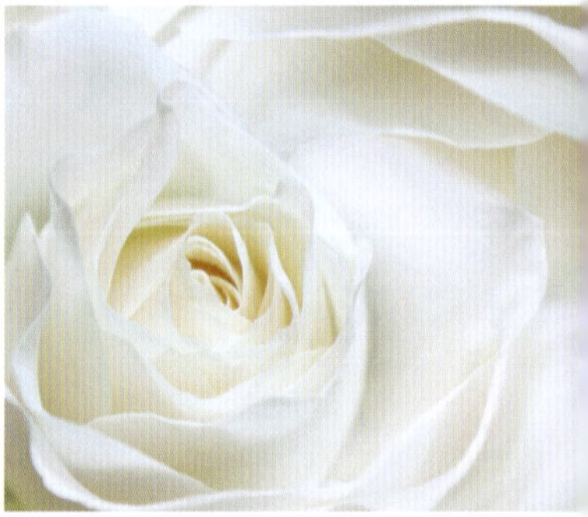

Der ***Weiße Engel*** ist ein Symbol für Reinheit, Harmonie und Vollkommenheit. Dieser Gleichklang zeigt sich in allen Facetten der herrlichen Schöpfung. Die Natur kündet von der Weisheit des Schöpfers in der Vielfalt und Schönheit ihrer Wiesen, Wälder und Felder und ihrer Erdenbewohner. Der *Weiße Engel* steht aber auch als Symbol für unsere geläuterten Ideen und die Schöpfung unseres Geistes. Nichts Fremdes überschattet mehr unser Selbst. Die Schwingungen unseres eigenen Seins werden immer höher und feiner. Die Freude über diese großartige Leistung ist unbeschreiblich.

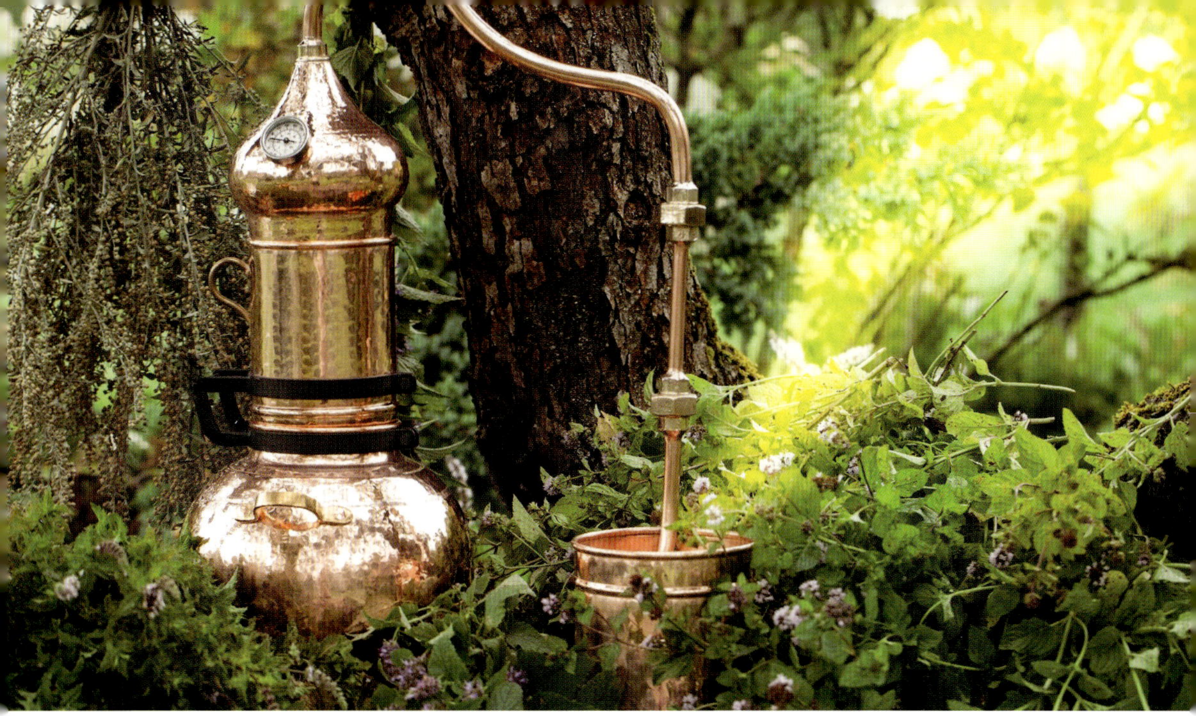

Himmlische Düfte heben das Herz in ungeahnte Höhen, wo Zweifel und Disharmonie keinen Raum finden. Entspannt und zuversichtlich sehen wir dem Leben entgegen und holen Inspiration und Wissen aus den uralten Bibliotheken der Weisheit, zu denen unser Geist nun Zutritt hat. Voll Vertrauen, mit der Himmelsgabe der Kreativität ausgestattet, mit Hingabe und Dankbarkeit erschaffen wir unsere Welt um uns herum. Tiefes Wohlbefinden hat den chaotischen Energien von einst Platz gemacht, und unser Wesen strahlt Liebe und Freude aus. Unser ureigenes Paradies ist wiederhergestellt.

Die Arbeit mit ätherischen Ölen:

Weißer Engel vereint die bezaubernden Düfte von Bergamotte, Geranie, Koriander, Melisse, Myrrhe, Rose, Sandelholz, Schwarzfichte, Ylang Ylang und Ysop in einer Ölbasis. In den Armen der *Liebe* geborgen, siehst du dem Leben mit Staunen und Freude entgegen. Die Ölmischung wird tief eingeatmet, und fünf Tropfen werden auf das Herz aufgetragen und eingerieben. Bei empfindlicher Haut wird das Öl auf die Fußsohlen aufgetragen.

Trage einen Tropfen ***Weißer Engel*** auf deine Handflächen auf und reibe sie aneinander. Streiche mit den Händen sanft über deinen Kopf, das Gesicht, die Schultern und den Körper, um deinen Geist zu erheben und deine Energien zu schützen. Die ätherischen Öle im *Weißen Engel* kommen zusammen, um eine positive Atmosphäre und das Gefühl von Sicherheit und Optimismus zu inspirieren.

Eine spirituelle Übung:

Willst du den Duft des Öls und die Arbeit an dir selbst in spiritueller Hinsicht vertiefen, so kann dir der folgende Brief von Albert Einstein an seine Tochter helfen, das Geheimnis der Liebe besser zu verstehen.

Albert Einstein über die Liebe
Ein Brief an seine Tochter

Liebe Lieserl!
Als ich die Relativitätstheorie vorschlug, verstanden mich nur sehr wenige Menschen, und was ich dir jetzt schreibe, wird ebenso auf Missverständnisse und Vorurteile in der Welt stoßen.

Ich bitte dich dennoch, dass du dies, die ganze Zeit die notwendig ist, beschützt. Jahre, Jahrzehnte, bis die Gesellschaft fortgeschritten genug ist, um das, was ich dir hier erklären werde, zu akzeptieren.

Es gibt eine extrem starke Kraft, für die die Wissenschaft bisher noch keine Formel gefunden hat. Es ist eine Kraft, die alle anderen beinhaltet, sie regelt und die sogar hinter jedem Phänomen steckt, das im Universum tätig ist und noch nicht von uns identifiziert wurde. Diese universelle Kraft ist *LIEBE*.

Wenn die Wissenschaftler nach einer einheitlichen Theorie des Universums suchten, vergaßen sie bisher diese unsichtbare und mächtigste aller Kräfte.

Liebe ist Licht, da sie denjenigen erleuchtet, der sie aussendet und empfängt. Liebe ist Schwerkraft, weil sie einige Leute dazu bringt, sich zu anderen hingezogen zu fühlen. Liebe ist Macht, weil sie das Beste, das wir haben, vermehrt und nicht zulässt, dass die Menschheit durch ihren blinden Egoismus ausgelöscht wird. Liebe zeigt und offenbart. Durch die Liebe lebt und stirbt man. *Liebe ist Gott und Gott ist die Liebe.*

Diese Kraft erklärt alles und gibt dem Leben einen SINN. Dies ist die Variable, die wir zu lange ignoriert haben, vielleicht, weil wir vor der Liebe Angst haben. Sie ist schließlich die einzige Macht im Universum, die der Mensch nicht nach seinem Willen steuern kann. Um die Liebe sichtbar zu machen, habe ich eine meiner berühmtesten Gleichungen genutzt. Wenn wir anstelle von $E = mc^2$ die Energie akzeptieren, um die Welt durch Liebe zu heilen, kann man durch die Liebe multipliziert mal Lichtgeschwindigkeit hoch Quadrat zu dem Schluss kommen, dass die Liebe die mächtigste Kraft ist, die es gibt. Denn sie hat keine Grenzen.

Nach dem Scheitern der Menschheit in der Nutzung und Kontrolle über die anderen Kräfte des Universums, die sich gegen uns gestellt haben, ist es unerlässlich, dass wir uns von einer anderen Art von Energie ernähren. Wenn wir wollen, dass unsere Art überleben soll, wenn wir einen Sinn im Leben finden wollen, wenn wir die Welt und alle fühlenden Wesen, die sie bewohnen, retten wollen, ist die Liebe die einzige und die letzte Antwort.

Vielleicht sind wir noch nicht bereit, eine Bombe der Liebe zu bauen, ein Artefakt, das mächtig genug ist, allen Hass, Selbstsucht und Gier, die den Planeten plagen, zu zerstören. Allerdings trägt jeder Einzelne in sich einen kleinen, aber leistungsstarken Generator der Liebe, dessen Energie darauf wartet, befreit zu werden.

Wenn wir lernen, liebe Lieserl, diese universelle Energie zu geben und zu empfangen, werden wir herausfinden, dass die Liebe alles überwindet, alles transzendiert und alles kann, ***denn die Liebe ist die Quintessenz des Lebens***.

Ich bedauere zutiefst, nicht in der Lage gewesen zu sein, das auszudrücken, was mein Herz enthält: mein ganzes Leben hat es leise für dich geschlagen. Vielleicht ist es nun zu spät, mich zu entschuldigen, aber da die Zeit relativ ist, muss ich dir wenigstens jetzt sagen, dass ich dich liebe und dass ich durch dich zur letzten Antwort gekommen bin.

Dein Vater,
Albert Einstein

Vereinfacht ausgedrückt, lautet die Mechanik der Liebe folgendermaßen:

Gesetz der Schwingung:

- »Der Gedanke ist ein Kanal der Emotionen und wird vom *Gesetz der Schwingung* getragen, genau wie das Licht und die Elektrizität.«

Gesetz der Liebe:

- »Durch das *Gesetz der Liebe* wird dem Gedanken durch die Gefühle Lebenskraft verliehen.«

Gesetz des Wachstums:

- »Durch das *Gesetz des Wachstums* nimmt der Gedanke Form und Ausdruck an; er ist ein Produkt der *Seele* und ist daher vom Wesen her göttlich, spirituell und kreativ.«*

Gedanken fließen uns aus dem unsichtbaren, immer gegenwärtigen *Meer der Liebe* zu, das uns immer und überall umgibt.

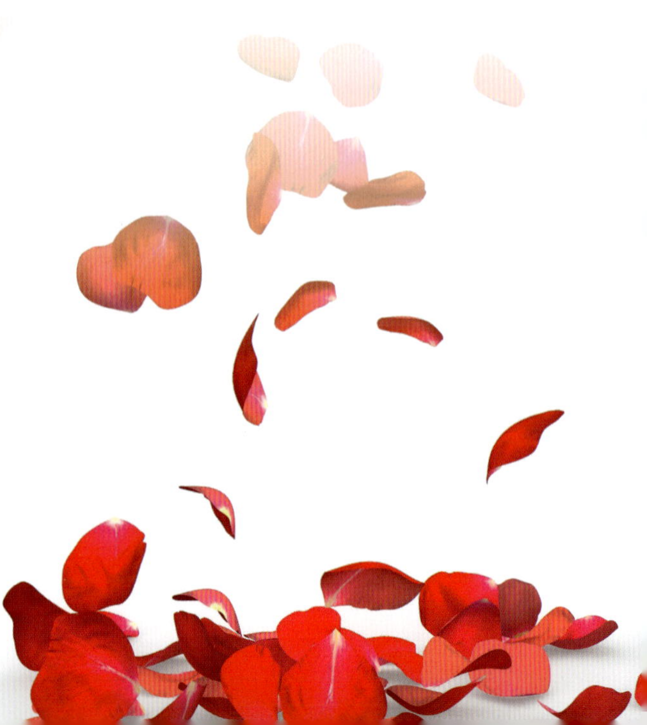

* Paul Twitchell, Dialoge mit dem Meister, Kapitel 24

Glücklich allein ist die Seele,
die liebt.»

Johann Wolfgang von Goethe

Liebe ist der *Ton der Seele*, **HU**, der hörbare Lebensstrom, der aus dem *Herzen Gottes* in alle Himmel, Welten und Universen fließt und allem Leben Leben gibt. Dieser *Tonstrom* ruft die Seele, um ihr den Weg nach Hause zu zeigen. Jede Seele hat einst den *Ruf der Seele gehört* und sucht auf ihrem Weg durch die Zeit seither unermüdlich nach dem Zugang zum Himmel.

Der *Himmel der Liebe* ist so hoch über dem Verstand des Menschen, dass er mit menschlichen Sinnen und mit Worten nicht geschildert werden kann. Er kann nur mit dem Herzen erahnt werden. Himmlische Düfte mögen eine Ahnung in unser oft trauriges, einsames Leben weben und von Ferne, leise und lockend, an unsere wahre Heimat erinnern. Ätherische Öle sind solche *Boten der Liebe*.

Die »33 Seelenöle« haben uns einen Blick werfen lassen auf die königliche Tapisserie unseres Lebens – aus *Liebe* einst gewoben, durch die Jahrhunderte vergilbt und zerrissen, doch nun wieder zu ihrer vollen Schönheit transformiert.

Möge die Liebe der »33 Seelenöle« dich begleiten auf deinem *Lebensweg zum Glück*.

Das wünschen Gabriela und ich dir von Herzen,

Deine Maria

Sind wir aus dem Meer der Liebe
geboren, müssen wir eines Tages
zu dieser Liebe zurückkehren,
um selbst Liebe zu sein.

Richtlinien zur sicheren Anwendung ätherischer Öle

Ätherische Öle und die Haut

Bei der Verwendung ätherischer Öle sollte immer eine Flasche mit reinem Pflanzenöl griffbereit sein. Bei Hautirritationen können somit sofort die ätherischen Öle mit Pflanzenöl verdünnt und gemildert werden. Im Notfall verwendet man Speiseöl aus der Küche.

Es genügen 1-2 Tropfen eines ätherischen Öls für eine Anwendung. Je mehr es verdünnt wird, desto milder und für die empfindliche Haut verträglicher ist es. Man vermeidet das direkte Auftragen sogenannter ›heißer‹ Öle wie Oregano, Zimt und Nelke auf die Haut oder verdünnt diese Öle besonders stark.

Wie bekommt man ½ Tropfen ätherisches Öl? Man steckt einen Zahnstocher in das Ölfläschchen und rührt ihn in das reine Pflanzenöl oder in Speisen ein.

Augen und Ohren schützen

Man vermeidet den Kontakt mit den Augen oder empfindlichen Hautstellen. Wenn ein ätherisches Öl in die Augen gelangt, sollte es nicht mit Wasser, sondern mit reinem Pflanzenöl behandelt werden. Ätherische Öle werden nicht direkt in den Ohrkanal gegeben.

Richtlinien zur Verdünnung ätherischer Öle für Babys, Kinder und empfindliche Personen			
Milliliter		Esslöffel	
0,5%	3 Tropfen ÄÖ per 30 ml Pflanzenöl	0,5%	1 ½ Tropfen ÄÖ per EL Pflanzenöl
1%	6 Tropfen ÄÖ per 30 ml Pflanzenöl	1%	3 Tropfen ÄÖ per EL Pflanzenöl

Auf Allergieanfälligkeit testen

Bei Neigung zu allergischen Reaktionen sollte man immer zuerst eine geringe Menge eines ätherischen Öls an der Innenseite des Unterarmes oder in der Armbeuge austesten, bevor die Öle auf andere Körperstellen großflächig aufgetragen werden.

Die sicherste Anwendung: Fußsohlen

Die Fußsohlen sind eine der sichersten und effektivsten Körperstellen, an denen Öle aufgetragen werden können. Wenn man nicht weiß, wo ein ätherisches Öl angewandt werden soll, dann bieten sich immer die Fußsohlen an. Das Öl, auf die Fußsohlen aufgetragen, geht direkt über die Blutbahn zu der Stelle im Körper, wo es gebraucht wird.

Direkte Sonnenbestrahlung und Zitrusöle

Zitrone, Bergamotte, Limette und andere Zitrusöle können eine Hautreaktion oder Pigmentierung hervorrufen, wenn die Haut nach dem Auftragen dieser ätherischen Öle dem Sonnenlicht oder UV-Bestrahlung ausgesetzt wird. Daher sollte man die Haut mindestens vierundzwanzig Stunden lang nach dem Auftragen vor direkter Bestrahlung schützen. Um diese Öle dennoch zu nützen, könnte man sie auf die Fußsohlen auftragen, oder man verwendet das nicht photosensitive Orangenöl.

Photosensitive ätherische Öle:		
Angelika	Bergamotte	Bitterorange
Grapefruit	Kümmel	Limette
Petitgrain	Raute	Zitrone

Kinder und ätherische Öle

Man bewahrt ätherische Öle außerhalb der Reichweite von Kindern auf. Obwohl und weil Kinder ätherische Öle lieben, sollten wir bei der Anwendung besondere Aufmerksamkeit walten lassen. Für Kinder sollten ätherische Öle immer mit reinem Pflanzenöl stark verdünnt werden. Öle, die einen hohen Mentholgehalt aufweisen, wie etwa Pfefferminze, dürfen bei Kindern unter sieben Jahren nicht im Halsbereich angewendet werden, damit es nicht zu Atemnot kommt. Besonders milde Öle für Kinder sind Teebaum und Elemi. Mandarine ist ein Öl, das Kinder absolut lieben.

In der Schwangerschaft

Frauen, die ätherische Öle gerade erst kennenlernen, sollten während der Schwangerschaft keine Experimente mit ätherischen Öle machen. Ätherische Öle wirken mitunter reinigend, eine Eigenschaft, die man während der Schwangerschaft nicht unbedingt wünscht.

Außerdem besitzen sie eine hormonähnliche Wirkung, wie unter anderem Muskatellersalbei, Salbei, Rainfarn, Wacholder und Fenchel. In der Schwangerschaft sollte man prinzipiell immer vor der Anwendung ätherischer Öle mit dem behandelnden Arzt sprechen.

Körperliche Beschwerden

Bei Krampfanfällen, Epilepsie und hohem Blutdruck sollte man vor der Anwendung ätherischer Öle immer mit dem behandelnden Arzt sprechen. Ysop, Fenchel, Rainfarn oder Salbei sollten nicht verwendet werden.

Ein Emulgator für ätherische Öle

Ätherische Öle sollten nicht unverdünnt direkt ins Badewasser gegeben, sondern immer vorher mit einem natürlichen Badegel, mit Salz, Honig oder Sahne zum Emulgieren vermischt und so verwendet werden. Dabei setzt man das ätherische Öl erst kurz vor dem Baden dem Badewasser zu, damit durch die Wärme das ätherische Öl seine volle Wirkung entfalten kann und nicht vorzeitig verdampft. Das Emulgieren ist deshalb notwendig, weil sich die ätherischen Öle mit Wasser nicht verbinden und deshalb an der Oberfläche schwimmen würden und Hautreizungen verursachen könnten.

Ätherische Öle und unsere Haustiere

Mensch, Tier und Pflanze sind »aus demselben Stoff« gemacht. Daher profitieren auch Haustiere von ätherischen Ölen. Weil Tiere einen viel ausgeprägteren Geruchssinn haben, müssen ätherische Öle, je nach Größe des Tieres, extrem stark verdünnt werden. Synthetisches Teebaumöl kann für Katzen tödlich sein. Daher achtet man unbedingt auf die Qualität der verwendeten Öle.

Aufbewahrung ätherischer Öle

Die Öle sollten immer fest verschlossen und lichtgeschützt in dunklen Glasfläschchen bei Zimmertemperatur aufbewahrt werden. So können ätherische Öle ihre Kraft über viele Jahre bewahren. Wurde ein Ölfläschchen einmal im heißen Auto vergessen, sollte es nicht geöffnet werden. Die kostbaren Lebensessenzen würden sich dadurch verflüchtigen. Man lässt es vor dem Öffnen auf Raumtemperatur abkühlen.

Während dampfdestillierte Öle nahezu unbegrenzt haltbar sind, haben Ölmischungen mit einem Pflanzenölanteil eine kürzere Lebensdauer, obwohl die ätherischen Öle die Lebensdauer des Pflanzenöls stark verlängern. Kaltgepresste Zitrusöle sind nach dem Öffnen des Fläschchens etwa ein Jahr lang haltbar und werden dann ranzig.

Wichtig ist die Qualität ätherischer Öle

ACHTUNG: Es gibt viele ätherische Öle am Markt. Manche sind gesundheitsschädigend, weil sie mit synthetischen Zusätzen verfälscht oder gar 100% synthetisch hergestellt werden. Manche sind wohlmeinend destilliert, werden aber ohne den wissenschaftlichen Hintergrund und die notwendigen Analysen, die chemische Rückstände im fertigen Öl aufdecken würden, hergestellt. Daher sind diese ätherischen Öle für den bewussten Öle-Anwender wertlos. Suche nach ätherischen Ölen, die nach therapeutischem Standard hergestellt und die »Natur pur« sind! Im Zweifelsfall frage nach.

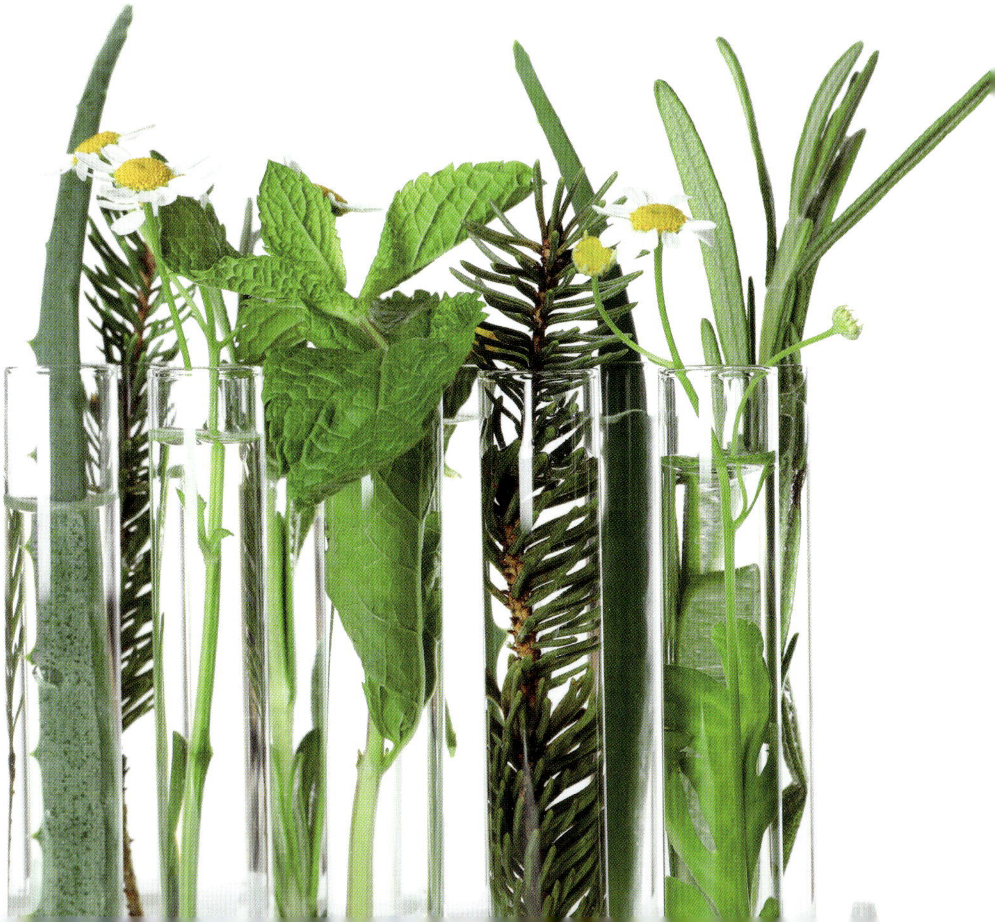

Die Autorinnen

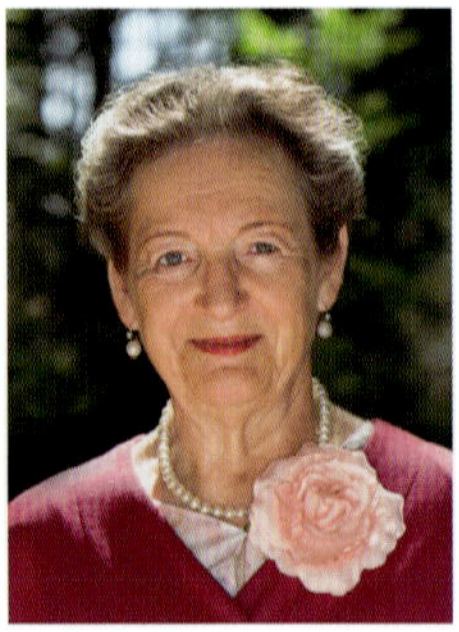

Maria L. Schasteen ist ärztlich geprüfte Aromapraktikerin und schaut auf eine über fünfundzwanzigjährige Erfahrung mit ätherischen Ölen zurück. Sie ist Autorin der Bestseller-Trilogie *Duftmedizin* und anderer Bücher und Publikationen und trainiert weltweit ein Team von Gleichgesinnten in der Anwendung hochwirksamer ätherischer Öle. Sie ist Gründerin der Firma *Secrets of Nature* und bringt auf ihrer Autorenseite regelmäßig inspirierende Artikel zum Thema *Aromatherapie*, Salutogenese und Prävention.
www.mariaschasteen.com

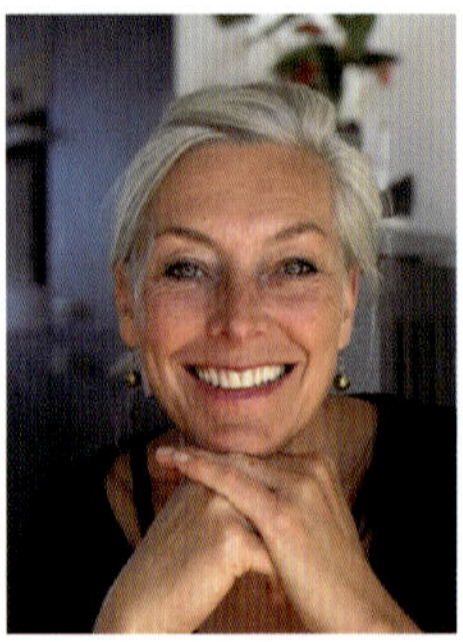

Gabriela Ristow-Leetz ist Heilpraktikerin für Psychotherapie, Ernährungsberaterin und Entspannungstherapeutin sowie Unternehmerin. Der Schwerpunkt ihrer Arbeit liegt darin, Frauen in ihrer Weiblichkeit zu stärken und den Sprung in die Selbstständigkeit und Selbstverantwortung zu erleichtern. Gabriela lebt in Frankfurt am Main und an der Ostsee. Sie ist verheiratet, hat zwei Kinder und ein Enkelkind.
www.eintropfenglueck.de

RESSOURCEN

Wissenschaft der ätherischen Öle:
Aromatherapie und Epigenetik – wissenschaftliche Grundlagenforschung
Helmuth Matzner
www.helmuthmatzner.com

Online Kurs »33 Seelenöle«:
www.tinyurl.com/33-seelenoele
€50 Gutscheincode:
Auf-zum-eigenen-Selbst
Dr. Marcus Hölzl
www.marcushoelzl.com

Audioprogramm – Binaurale Beats »Universalschlüssel für fast jedes Problem«
https://bit.ly/gelungen
www.secretsofnature.org/dm-harmonics

»33 Seelenöle« Heilpraktiker-Beratung:
Gabriela Ristow-Leetz
www.eintropfenglueck.de

Der Ton der Seele:
Audio, Video, Veranstaltungen
www.eckankar.org/experience/hu-the-sound-of-soul
www.eckankar.at/ton_der_seele.html

Beratung in Herzensangelegenheiten:
Maria L. Schasteen,
www.mariaschasteen.com

Schnell und einfach das richtige ätherische Öl finden und gezielt einsetzen.

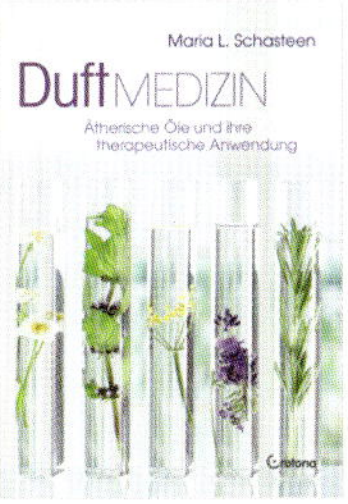

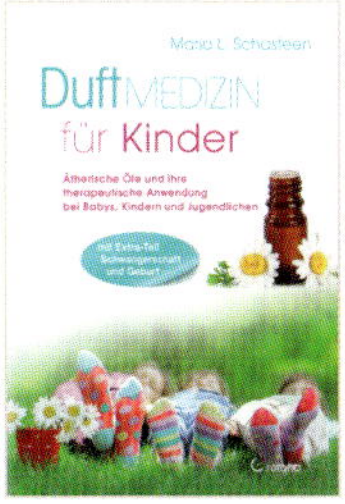

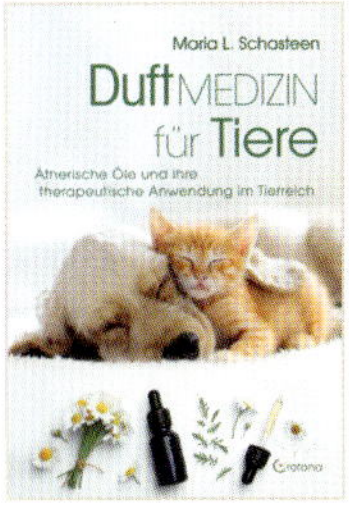

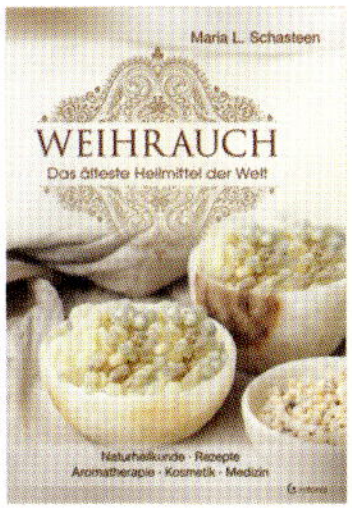

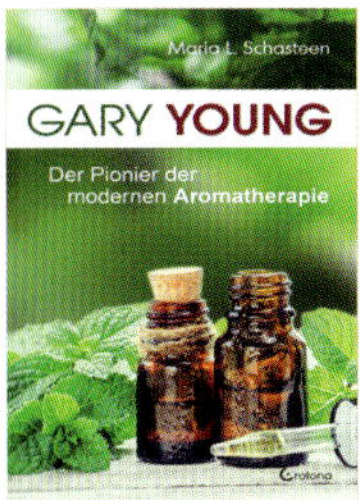

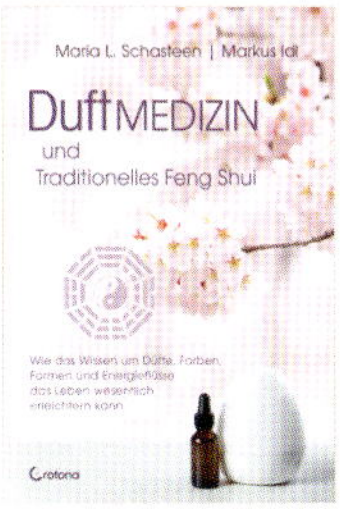

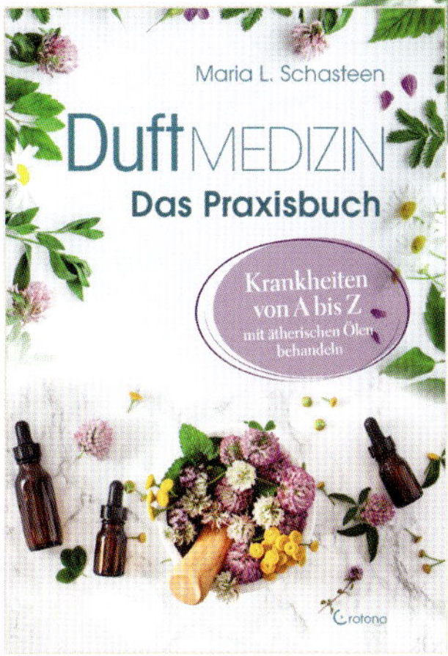

Maria L. Schasteen
Duftmedizin – Das Praxisbuch
Krankheiten von A bis Z mit ätherischen Ölen behandeln

Duftessenzen, richtig eingesetzt, können bei fast allen Erkrankungen zur Linderung oder Heilung beitragen. In der Praxis verwendet man die ätherischen Öle der Aromatherapie vor allem bei psychosomatischen Beschwerden wie Schlafstörungen, Verstimmung, Nervosität oder Stress. Auch als unterstützende Heilmittel bei Erkältungskrankheiten, Wechseljahrbeschwerden oder nervösen Magen-Darm-Beschwerden sind die ätherischen Öle bereits anerkannt. Wenn Sie auf der Suche nach natürlichen Heilmitteln sind, ist dieses Buch genau das richtige. Als Nachschlagewerk der ätherischen Öle, weist das Praxisbuch von Maria Schasteen den Weg zu einem natürlichen Umgang mit Krankheiten. Dabei legt die Autorin und langjährige Aromapraktikerin ihr Augenmerk auf einen einfachen und nachvollziehbaren Weg, um mit der Kraft der Aromatherapie Krankheiten zu begegnen und diese auf natürliche Weise zu lindern.

Von Allergien bis Zahnschmerzen werden die Krankheiten dargestellt und das entsprechende Öl dazu aufgeführt.
Das Nachschlagewerk, um schnell und sicher das richtige Öl für die entsprechenden Befindlichkeiten auszuwählen.
ISBN: 978-3-86191-259-0

Duftmedizin
Ätherische Öle und ihre therapeutische Anwendung, ISBN 978-3-86191-074-9

Duftmedizin für Kinder
Ätherische Öle und ihre therapeutische Anwendung bei Babys, Kindern und Jugendlichen, ISBN 978-3-86191-085-5

Duftmedizin für Tiere
Ätherische Öle und ihre Anwendung im Tierreich, ISBN 978-3-86191-079-4

Weihrauch
Das älteste Heilmittel der Welt
ISBN 978-3-86191-107-4

Duftmedizin und Traditionelles Feng Shui
ISBN 978-3-86191-121-0

Gary Young
Der Pionier der modernen Aromatherapie
ISBN 978-3-86191-109-8